# 杨淑莲 血液病辨治传承录

主编　杨淑莲　王茂生

副主编　邸海侠　王会朋　孙长勇　周振环

编委（按姓氏笔画排序）

王会朋　王茂生　王国姿　王海南　王雪梅　吕春颖
刘希赞　汤久慧　孙　浩　孙长勇　孙艳舫　李　君
李迎巧　李海潮　杨志玲　杨淑莲　邸海侠　范　华
周玉才　周振环　赵　勇　赵小华　赵朋敏　赵蒙军
高海峰　韩冰洁　潘秋双

人民卫生出版社
·北京·

图书在版编目（CIP）数据

杨淑莲血液病辨治传承录 / 杨淑莲，王茂生主编 .
北京：人民卫生出版社，2025. 6. -- ISBN 978-7-117
-38031-7

Ⅰ. R255. 7

中国国家版本馆 CIP 数据核字第 20258LK306 号

| 人卫智网 | www.ipmph.com | 医学教育、学术、考试、健康， |
| | | 购书智慧智能综合服务平台 |
| 人卫官网 | www.pmph.com | 人卫官方资讯发布平台 |

杨淑莲血液病辨治传承录

Yang Shulian Xueyebing Bianzhi Chuanchenglu

主　　编：杨淑莲　　王茂生
出版发行：人民卫生出版社（中继线 010-59780011）
地　　址：北京市朝阳区潘家园南里 19 号
邮　　编：100021
E - mail：pmph @ pmph.com
购书热线：010-59787592　　010-59787584　　010-65264830
印　　刷：北京盛通印刷股份有限公司
经　　销：新华书店
开　　本：710×1000　　1/16　　印张：13　　插页：4
字　　数：227 千字
版　　次：2025 年 6 月第 1 版
印　　次：2025 年 7 月第 1 次印刷
标准书号：ISBN 978-7-117-38031-7
定　　价：58.00 元

打击盗版举报电话：010-59787491　　E-mail：WQ @ pmph.com
质量问题联系电话：010-59787234　　E-mail：zhiliang @ pmph.com
数字融合服务电话：4001118166　　E-mail：zengzhi @ pmph.com

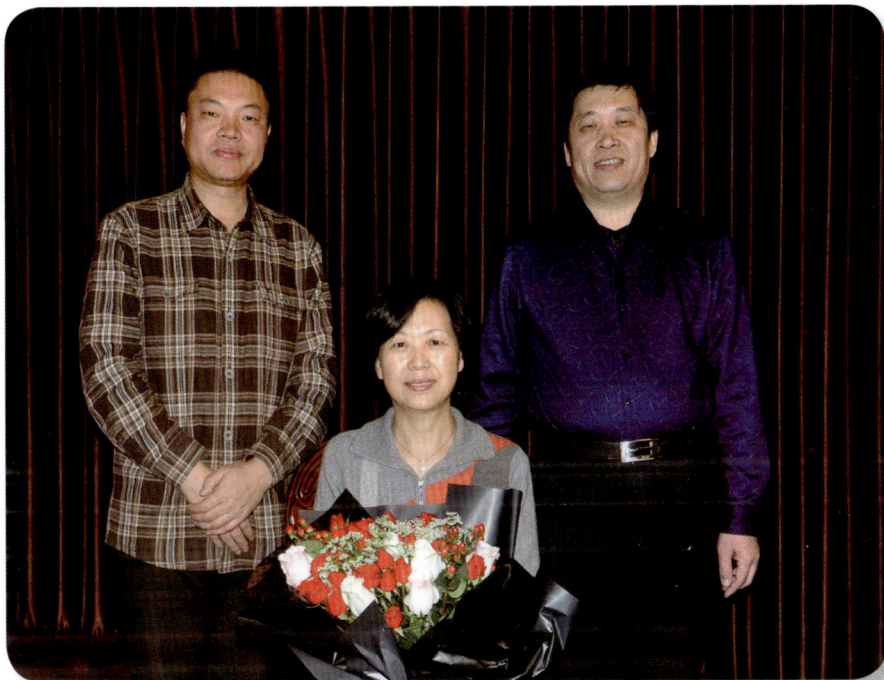

图1　第六批全国老中医药专家学术经验继承工作继承人拜师合影

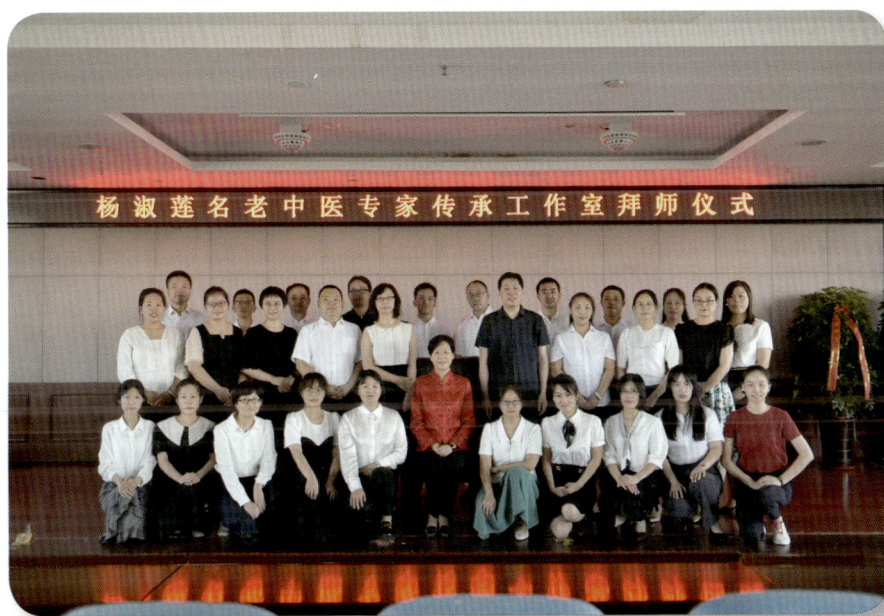

图2　杨淑莲全国名老中医药专家传承工作室拜师全体合影

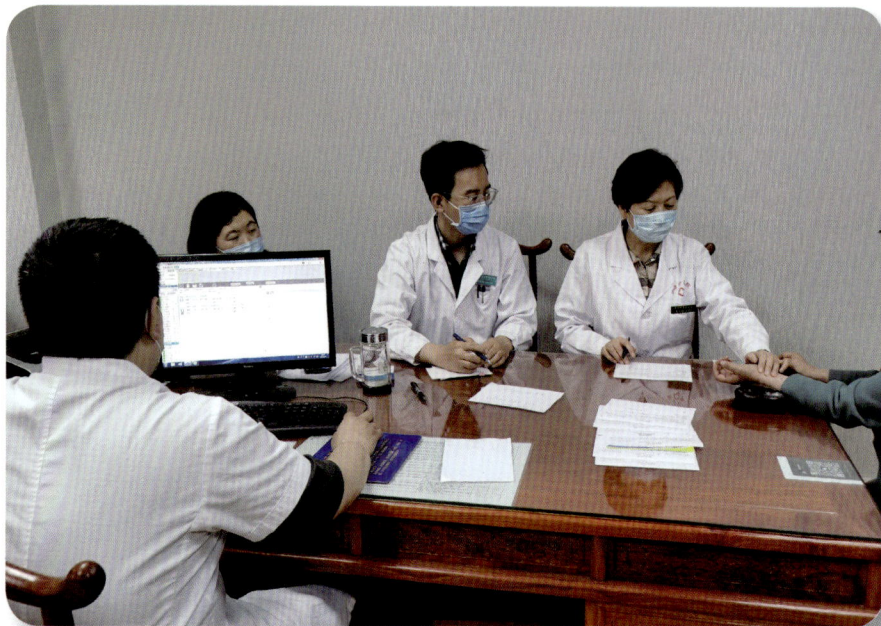

图3　门诊带教

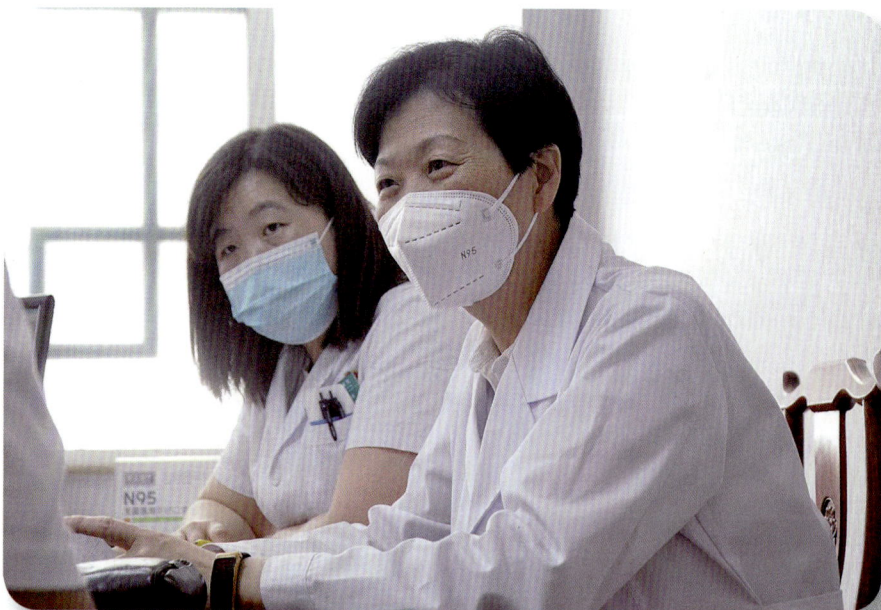

图4　门诊教学

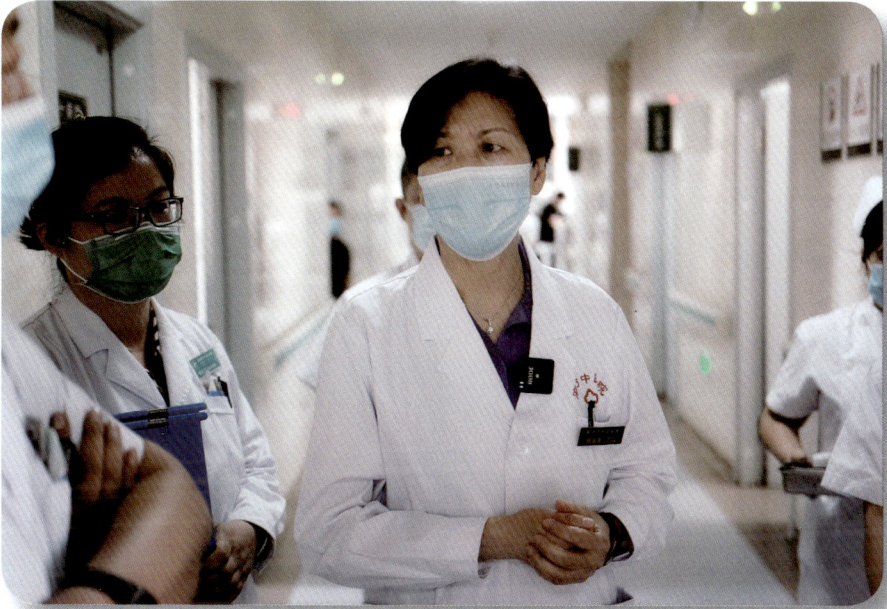

图 5　教学查房

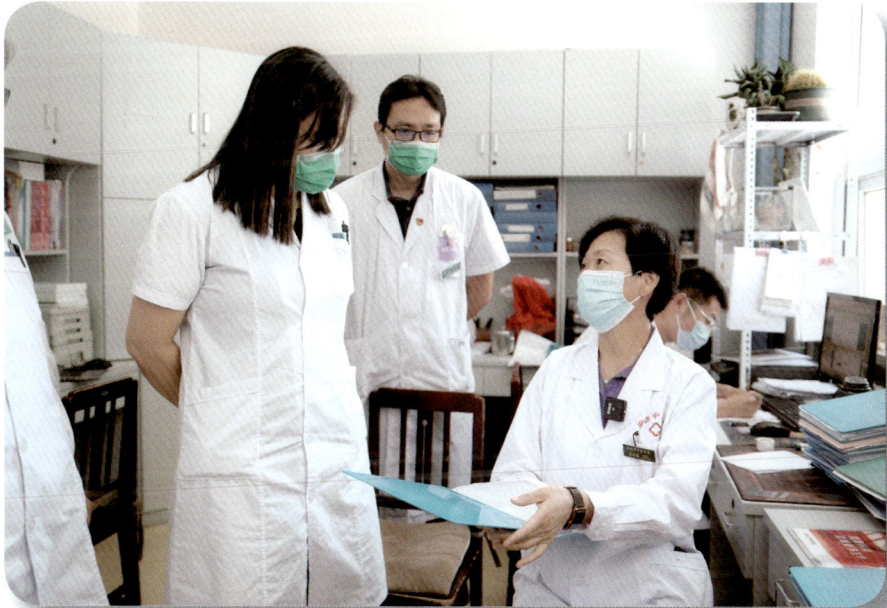

图 6　住院病案讨论

经过长期的研究与实践验证，中医药在血液系统疾病的诊疗中展现出了独特的优势和巨大的潜力。廊坊市中医医院血液科自20世纪70年代起，在血液科学术带头人、第二批全国老中医药专家学术经验继承工作指导老师梁冰教授的引领下，致力于血液病的中医及中西医结合诊疗工作，为再生障碍性贫血的中医分型及治疗方案规范化作出了重要贡献。梁教授首倡以清热解毒、凉血止血为治疗原则，针对急性（重型）再生障碍性贫血，自拟凉血解毒汤，其疗效达到了当时国际药物治疗的先进水平。1996年，本科室荣获国家中医药管理局首批"中国中医血液专病医疗中心"认证。

血液科的第二代学术带头人杨淑莲教授，作为河北省首届名中医、天津中医药大学硕士研究生导师及第六批全国老中医药专家学术经验继承工作指导老师，她继承了梁冰教授的医学精髓，通过深入研究与实践，总结出了中医诊治血液病的"临证五法"，即"温、清、消、补、和"，并在临床应用中取得了显著效果。杨教授在慢性再生障碍性贫血的诊疗中，基于"瘀血不去，新血不生"的理论，创新性地提出"髓海瘀阻"说，通过补肾与活血化瘀的联合治疗，取得了显著疗效。对急性（重型）再生障碍性贫血，她进一步丰富了梁教授的"急劳髓枯"理论，并确立了以"清"为主，"清、补"结合的治疗原则。此外，杨教授还在白血病、原发免疫性血小板减少症、淋巴瘤及骨髓增生异常综合征等领域提出了多项理论创新，为中医血液病学科的发展作出了重要贡献。

在传承与发展方面，杨淑莲教授注重人才培养与学术传承。她不仅承担了天津中医药大学、河北中医药大学本科及研究生的教学任务，自2012年起先后担任了第四批河北省老中医药专家学术经验继承工作指导老师、河北省高层次人才帮带工作导师及第六批全国老中医药专家学术经验继承工作指导老师等职务。2022年，国家中医药管理局正式批准成立"杨淑莲全国名老中医药专家传承工作室"。经过严格考核，21名中青年骨干成为该工作室的传承人。杨教授通过门诊带教、临床查房、集中学习、多学科会诊及科研实践等多种方式积极培养,打造了一支专注于血液系统疾病临床研究的专家团队,积累了丰富的临床经验。因此,廊坊市中医医院血液科荣获国家中医药管理局"十五"至"十三五"中医血液病重点专科认证,并于2012年被批准为"国家临床重点专科(中医专业)",2017年入选国家"区域中医(专科)诊疗中心",2020年入选河北省中医药重点学科建设单位。

本书围绕当前血液病诊疗的热点与难点,结合杨淑莲教授40余年的临床经验,分为学术思想及临证经验、中医理论创新、学术经验传承录、验案集萃四部分,系统介绍了杨教授在常见及疑难血液病领域的中医理论创新、学术思想及临床实践经验,并精选了多则临证验案,供读者阅读参考。

本书在编写过程中得到了众多同仁的关心与支持,在此表示衷心的感谢!

由于时间紧迫及编者水平有限,书中存在不足之处,恳请广大读者和同仁批评指正。

编者

癸卯年冬至

# 目录

# 名 医 传 记

## 一、初入医海，勤学苦练

杨淑莲教授于1962年出生于天津市静海县（现静海区），1971年随父母来到廊坊。从小学到高中，她一直是班干部，年年被评为"三好学生"或优秀学生干部。1979年在老师的极力推荐下，本来想当老师的她报考了张家口医学专科学校。因敬畏死亡，选择了中医专业。干一行就要爱一行，她没有因医学不是自己最初喜欢的专业而有丝毫放松。在学校里，她严格要求自己，除了认真学好每一门规定的课程外，还利用课余时间学习和背诵古典医籍，汲取着中医学的营养。

1982年她以优异的成绩毕业，同年被分配到廊坊市人民医院血液科病房工作，师从国内知名血液病学中医专家梁冰教授（梁冰，男，主任医师，教授，博士研究生导师，第二批全国老中医药专家学术经验继承工作指导老师），开启了中西医结合治疗血液病的征程。由于工作出色、勤勉好学，1987年4月她被单位派往中国医学科学院血液学研究所（天津）进修学习。进修期间，她不仅接触到了大量的疑难罕见病例，同时也得到了储榆林、钱林生、卞寿庚等多位全国知名血液病学专家的指点和教学。她非常珍惜这来之不易的学习机会，白天认真聆听各位专家查房时的分析讲解，用心牢记专家们的临床诊疗思路和方案，细心体会，虚心学习；晚上分析骨髓涂片，梳理一天的工作，对存在的疑问，翻阅书籍进行研究，直到释然为止。通过一年进修学习，加之勤奋刻苦，她不仅对常见血液病有了系统的掌握，而且对少见疑难病也有了一定了解，并学到了很多宝贵的经验，为以后工作的顺利开展打下了扎实的基础。

## 二、忘我工作，硕果累累

从1988年3月至1993年4月，杨淑莲任血液科科室主任。在此期间，她随梁冰教授接触到了许多国内血液病中西医结合大家，如张之南教授、周霭祥教授、邓成珊教授、黄世林教授等，其理论水平及临证能力也不断提高。由于工作突出,杨淑莲于1991年被破格晋升为中级职称,1995年晋升为副主任中医师,并被提拔任副院长职务;2000年又晋升为主任中医师,是当时全省晋升正高职称人员中年龄最小者。

作为科室主任,她深感肩上的责任重大,不敢有一丝一毫的懈怠,白天工作,晚上看书,遇有重症患者随叫随到。为使更多的患者早日解除病痛,最大限度地提高治疗效果,减轻患者的经济负担,她积极探索、寻求中西医结合治疗血液病的最佳途径和方法,充分发挥中医药特色优势,并开展科研攻关。1993年,她参与的国家“七五”攻关项目“再障肾虚证型的临床及实验研究”获河北省卫生厅一等奖。1994年,她参与的“再生障碍性贫血微量元素测定与临床的关系”及“丹参复兴液治疗再生障碍性贫血的临床研究”分别获廊坊市科技进步奖二等奖及三等奖。

时间穿梭,转眼40余年过去了,杨淑莲从一名年轻医师成长为医院的国家级重点专科带头人。她时刻牢记“医生需要终身学习”,常常挤出别人可能忽略的时间研读医学典籍,查阅文献资料,了解血液病的治疗进展,及时与同道、同仁交流心得体会,借鉴成功的经验,吸取失败的教训,受益颇多。功夫不负有心人,在她的带领下,经过血液科全体同仁共同努力,终于发现了中医治疗血液病的优势所在,取得了血液病治疗的重点突破。

再生障碍性贫血,简称“再障”,是血液病中发病率较高的一组疾病,治疗时间长,病情重,尤其是重型再障,症状重、进展快、病死率高。早在20世纪70年代,老一辈专家梁冰教授就提出以补肾法为主治疗慢性再障,联合西药治疗,有效率达80%以上,并提出再障“从肾论治”的中医分型特点,得到国内同行专家认可并采纳;针对急性再障首创中医清热解毒、凉血止血方法,取得了可喜成果,相关“七五”攻关课题经专家鉴定为当时药物治疗的最佳水平。为了探讨其有效机制,杨教授带领团队开展了中药对其造血负调控因子调变作用的研究,发现中药在改善症状的同时,可以调节造血因子的变化,为再障的治疗找到了有效的理论依据。其主持完成的河北省攻关课题“中药对再障患者造血负调控因子调变作用的研究”,获市科技进步奖一等奖、省科技进步奖三等奖。此外,她根据临床观察及用药总结,提出慢性再障治疗后期,以补肾为主合用补气血中药,疗效最佳,诠释了医院经典方剂“参芪仙补汤”治疗有效的关键所在。针对再障患者易并发上消化道出血的特点,杨教授主持研制了四味止血散,有效地防治了血液病患者合并消化道出血。该项科研获河北省卫生厅科技进步奖二等奖。近年来,为提高再障的整体治疗水平,杨淑莲教授又将国内大中心抗胸腺细胞球蛋白(antithymocyte globulin, ATG)

治疗及造血干细胞移植引入专科,完成了对再障全程诊疗体系的构建。

白血病是血液病中病死率较高的疾病,其治疗达到疾病的缓解是治愈的第一步,也是最关键的一步。许多患者因为多药耐药而失去缓解的机会甚至丧失了生命。针对这一难题,她反复查阅文献,一次偶然的治疗,使她迸发灵感。当时有一位 36 岁的男性急性粒细胞白血病患者,治疗前检测显示明显耐药,为了缓解化疗药造成心肌损害,在化疗之前应用中药生脉注射液和丹参注射液给患者静脉输注预防,直到化疗结束为止。一个疗程下来,患者不仅未出现心肌损害,而且耐药指数明显下降,临床各指标均得到改善。这一效果,让她兴奋,更让她深思,这是偶然的巧合,还是必然的结果?她反复研究白血病的病例,并查阅中医书籍,认为白血病的发病是本虚而标实,生脉注射液、丹参注射液既能预防化疗药的心脏毒性,又可起到益气养阴、活血化瘀的治本效果。在此基础上,她完成了采用中药丹参注射液、生脉注射液辅助化疗治疗难治、耐药白血病的相关研究,不仅提高了白血病的临床缓解率,而且改善了患者的生存质量。

急性早幼粒细胞白血病最常见的并发症是弥散性血管内凝血(disseminated intravascular coagulation, DIC)。其症状特点是发病急、进展快、病死率高,表现为出血、栓塞、溶血、休克四大症状。1996 年有一位中年女性患者,临床诊断为急性早幼粒细胞白血病合并 DIC。当时情况危急,化疗会加重 DIC,不治疗则本病得不到控制也会加重病情,一时陷入两难境地。身为医生不能眼看着患者痛苦而无动于衷,她仔细检查、分析后,认为尽管患者出血明显,但其应归属于中医"瘀血"的范畴,治疗应以活血化瘀为主,为了安全,在化疗的同时,先给予小剂量复方丹参注射液静脉滴注,以活血化瘀。开始剂量 2ml,3 天无不良反应,改为 4ml、6ml、10ml,最后增加到 60ml,患者病情逐渐缓解。此后,杨教师应用此法治疗白血病并发 DIC 均获良效。该课题"大剂量复方丹参注射液治疗急性白血病并发 DIC 的临床研究",荣获廊坊市科技进步奖二等奖,填补了中医治疗的空白,为国内首创。

对慢性、难治性免疫性血小板减少症,西医束手无策,许多患者辗转国内的大医院后,慕名来找杨教授诊疗。但因长期应用激素等,很多患者的不良反应明显,出血症状严重,加之经济拮据,情绪不稳定,使得病情更加复杂难治。针对这一难题,她从"肝"论治,采用疏肝解郁、滋阴清热、凉血止血方法治疗,取得了满意疗效,并完成了省科委计划课题,总有效率达 93%,居国内先进水平,获市科技进步奖三等奖。例如,一女孩,12 岁,随父母来到廊坊,曾应用过丙种球蛋白、环孢素、激素等治疗,效果欠佳,家庭已无力再支撑输注血小板的费用，患者的母亲跪在杨教授面前，声泪俱下地恳求其救救孩子。杨教授搀扶起患者的母亲，详细地询问患儿的病情及治疗经过后，并给予患儿单纯的中药治疗。可喜的是，患儿1个月后病情趋于稳定，1年后血小板升至正常。这样的例子不胜枚举。

在临床实践、科研的基础上，杨教授凭着对中医药的独特领悟，研制开发了专科中药制剂10余种。这些药不仅临床疗效显著，而且方便患者服用。在她的带领下，医院血液科捷报频传，由原来的重点专病中心发展为具有多种优势病种的重点专科，并成为"十二五"国家临床重点专科（中医专业），建成省级重点中医"血症"研究室、成立省级名中医工作室，2017年又入围区域中医（专科）诊疗中心，2022年成功申报河北省中医药重点学科建设单位，国家中医药管理局批准成立杨淑莲全国名老中医药专家传承工作室等。《2022年度中医医院学科（专科）学术影响力评价研究报告》中医血液病学科年度影响力排名，廊坊市中医医院升至全国第8位，走在了全国的前列。

杨淑莲教授在业内的名气越来越大，影响力也逐渐升高。作为国家临床重点专科的牵头人，她还先后担任中华中医药学会血液病分会副主任委员，中国民族医药学会血液病分会副会长、中国中西医结合学会血液学专业委员会常务委员，河北省中西医结合学会副会长，河北省中西医结合学会血液学专业委员会主任委员，河北省医学会血液病学分会常务委员、河北省医师协会血液学分会常务委员，河北省高级职称评审专家，廊坊市医学会血液病专业委员会主任委员等职务。

### 三、无私传承，诲人不倦

传承是一个团队发展壮大的关键。作为重点专科带头人，杨淑莲教授深知人才的重要，从不吝惜把自己的所有所学传授给年轻人。她是天津中医药大学、河北中医药大学硕士研究生导师，第六批全国老中医药专家学术经验继承工作指导老师、第四批河北省老中医药专家学术经验继承工作指导老师，河北中医药大学兼职教授。除了承担临床和行政工作，她把心思全部花在带教学生上。

她为人和蔼，但治学严谨，对学生和徒弟要求严格。学生们必须聚精会神听课，并熟练掌握她讲解的要点，否则过不了关。她把带教贯穿在临床工作中，通过示教、耐心讲解、悉心指导，从望闻问切到疾病的诊断、分型，并结合自己的临床经验，毫不保留地传授给学生。有时门诊患者很多，她接诊完最后一个患者，早已过了下班时间，但只要跟诊医师或学员有疑问，她都认真聆听，结合临床病例耐心解答，直到学生了然为止。作为教学负责人，她主动承担本科生的部分教学工作，尽管对课本上的知识都烂熟于胸，但她每次授课前仍认真准备课件，从不因工作忙而少授一次课、少准备一次课件。在讲课过程中，她坚持理论联系实践，充分调动学生学习兴趣，受到学生欢迎。在每年的评教活动中，她都被评为优秀教师。

经她指导的学员，理论知识扎实、临床功底深厚。近年来她指导的天津中医药大学硕士研究生，均以优异成绩毕业。老中医药专家学术经验继承工作学术继承人已成为医院学科骨干力量，更是有多名徒弟在出血、凝血、恶性血液病、贫血、淋巴瘤及造血干细胞移植亚专业担任学科带头人并担任多所高校的硕士研究生导师。王茂生主任医师入选第五批全国中医临床优秀人才、河北中医药大学"扁鹊计划"师承导师；邸海侠主任医师入选河北省第六批老中医药专家学术经验继承工作指导老师；王会朋、王茂生、孙长勇主任医师荣获廊坊市"首届青年名中医"称号。在她的带领下，廊坊市中医医院血液科形成了"传、帮、带"的良好学习生态。

### 四、倾心为患，德技双馨

作为国内知名专家，每年慕名前来就诊、咨询的外地患者较多。杨教授经常需要外出参加学术会议、疑难病会诊、交流讲学。曾经一位吉林省的患者不远千里前来求诊，正赶上她外出开会，为了当面求诊，患者一直在医院附近宾馆住了3天。杨教授知道此事之后，为了减少患者等候，保证按时出诊，她尽量把各种外出安排与出诊时间错开。有时差旅路途遥远，杨教授赶回来已是深夜，但仍然坚持第二天按时出诊，即使身体不适也从不影响工作。记得有一次她因病做了手术，术后正赶上专家门诊日，为了不让患者白白等待，她坚持站着给患者诊治，出诊过程中因身体疼痛，不得不服用止痛药支撑。许多患者及家属看到后都感动得流下泪水。后来，一位小患者在复诊时还专门带来了亲手做的椅垫以表谢意。

她对患者总是平易近人、面带微笑，不摆专家的架子，让患者感到亲切。为了方便患者联系，她给远道的患者留下联系电话、开设微信聊天群，只要是患者的电话预约、寻求指导的事情，她从来没有推诿搪塞过，也从来没让人失望过。不论白天、晚上，只要患者咨询，她都会不厌其烦地进行耐心的解答和指导，一年义务咨询多达上万人次，坚持了二十多年。

她对患者总是一视同仁，对有困难的患者更是倍加关心。血液病是个花费较大的疾病，而且需要长期治疗，她总是千方百计为患者设计最好、最省钱的治疗方案，并及时为他们治疗。对一些经济特别困难或无助的患者，她不但为他们治病，还经常把自己和家人的衣物赠与患者，有时还要自己掏腰包，为他们垫付医药费。有一位农村的再生障碍性贫血女性患者，生活十分困难，父亲在车祸中丧生，家中还有两个哥哥上学，为了治病，家中的房子都卖了，患者病情严重，思想负担也重，对治疗一度失去了信心。她接诊后，耐心细致地给患者做思想工作，精心治疗，并把自己的衣服送给患者穿，使患者重新树立了战胜疾病的信心，病情也很快得到了缓解。类似这样的例子还很多，经她治疗的很多患者都把她当成自己的亲人和朋友，有了高兴的事和烦恼的事都愿意和她说说。

她把全部精力倾注到医疗卫生事业上，用她自己的话说就是："为患者解除病痛是我最大的快乐与幸福。"从医 40 余年，尤其是当科主任期间，她的每一个节假日都是与住院的患者度过的，几乎每天要工作 10 小时以上，休假更是奢望。她白天在医院忙碌，回家后还要抽时间查阅资料，很少有时间陪家人聊天、谈心，更无法照顾孩子。因此，她对家人经常感到愧疚。

由于她的辛勤付出，杨教授获得了一项又一项荣誉头衔，如"享受国务院政府特殊津贴专家""全国优秀科技工作者""河北省首届名中医""河北省有突出贡献中青年专家""河北省优秀科技工作者""河北省卫生厅抗击非典斗争先进个人""廊坊市劳动模范""廊坊市有突出贡献的中青年优秀人才""廊坊市首届优秀科技工作者""市管优秀专家""廊坊名医"等。面对荣誉，她总是一笑置之。在她心中，患者永远最重要。在医学的殿堂里，她永远不会止步。

# 第一章 学术思想及临证经验

杨淑莲教授从事中西医结合治疗血液病 40 余年，遵经典，广涉猎，勤临床，善思辨，治学严谨有序，推崇求实精神，强调理论联系实际；学习循序渐进、博览求深、持之以恒、学以致用，总结出较为完整的血液病中医治疗体系。她强调整体观念、辨证与辨病相结合，治疗中提倡四诊合参，精确辨证，因人、因时、因地制宜，针对不同的病种进行理论创新和系列经验方的创制，其学术思想现总结如下。

## 一、崇尚经典，兼学各家

中医药经典著作是本学科创新和发展的源泉。研读经典，以此为基础，采用多种灵活有效的治疗方法，成为中医血液病学理论体系必不可少的部分。通过精研中医四大经典及多年的临证，杨淑莲教授认为对血液病的诊治，需依脏腑结合八纲辨证，参《医学心悟》八法，总结出"临证五法"，即温、清、消、补、和，对不同病证，区别以对，用于临床，每获良效。

### （一）补中有消，分期论治

慢性再生障碍性贫血（简称"再障"）和低危骨髓增生异常综合征（myelodysplastic syndromes，MDS）的治疗，依据"肾主骨生髓"理论，从肾论治，以"补"为主，或滋补肾阴，或温补肾阳，或滋阴济阳，按病程分为初、中、后、末四期，遵循凉、平、温、热独特用药规律序贯治疗而疗效卓著。杨教授注重五行生克乘侮，在从肾论治的同时，兼治他脏，互生互化，整体调整阴阳、调补气血。

### （二）清中兼透，勿妄苦寒

急性再生障碍性贫血患者多起病急，进展迅速，出血感染重，病死率高，脉象多洪、大、数、疾。其治疗需依"温热毒邪、耗伤肾精"病机，以"清"为主，清补结合，给予清热解毒，凉血止血兼滋补肾阴（精）之凉血解毒汤治疗，遵叶桂（字天士）"入营犹可透热转气，入血就恐耗血动血，直须凉血散血"之说，注意用药以凉，但切勿过于苦寒，因苦能燥而伤阴，寒能清更易冰伏其邪。临证多选水牛角、羚羊角等以清热凉血,透邪于外,可明显降低早期病死率。

### (三)从肝论治,调和气血

原发免疫性血小板减少症(primary immune thrombocytopenia,ITP)患者的治疗,依据血热、血虚、血瘀之不同,采用清热凉血、益气补脾、滋补肝肾、化瘀止血等治则,同时注重"和"法,遵《黄帝内经》之"肝主藏血"理论,从肝论治,调和肝脾、气血,对长期应用激素治疗的慢性、难治性患者疗效突出。

### (四)多法并用,攻补兼施

高危 MDS 及急性白血病等恶性血液病患者的治疗,依据"毒、瘀、虚"搏结之病机特点,以"清、消、补"相结合,给予清热解毒、消瘀散结,兼补肾健脾、益气养阴之方药治疗。临证强调抓证候要素,选方精良,执简驭繁,很好地诠释了中医血液病的辨治特色。

## 二、重视临床,强调辨证

血液病虽多属临床疑难危重症,但也有其可遵循的辨治规律,只有坚持临床一线工作,从临床中汲取经验,广采各家之长,善于总结归纳才能形成自己的学术观点,进而发挥中医药的独特疗效。

血液系统常见疾病中 ITP 的治疗需综合考虑患者的年龄和并发疾病、药物不良反应、依从性等因素。对新诊断的 ITP 患者,常用清热凉血、益气摄血、养阴清热治法,而针对部分慢性、难治性以及长期应用激素的 ITP 患者,杨淑莲教授提倡从"肝"论治,往往临床分三型(肝胆火旺、肝郁脾虚、肝肾阴虚),结合五行生克乘侮,辨证论治,以小柴胡汤为基础方加减治疗。肝胆火旺之内火(热)起病者,多伴见口苦咽干、急躁易怒、胸胁满闷等,杨教授自拟柴黄生血方以疏肝清热、凉血止血,少佐沙参、麦冬、百合、石斛等以强金制木。久病不愈者,多属虚证或虚实夹杂,可出现乏力、气短等气虚表现,辨为肝郁脾虚证,杨教授自拟柴术生血方,用参、术、苓、莲子等培土以荣木。由于患者长期使用激素导致阴虚内热,表现五心烦热、夜寐盗汗,复因反复出血,致心情紧张,担心出血严重危及生命,从而导致肝气郁结、郁而化火、燔灼肾水而致阴虚内热加重,主要病机为肝经郁热、肝肾阴虚,此时采用滋水涵木之法,滋阴疏肝清热,杨教授自拟滋肾疏肝清热方,可稳定病情,逐渐减撤激素,逐步升高血小板数量。另外,有些患者常用驱虫药左旋咪唑,可显著促进外周血 T 淋巴细胞增生,但对 B 淋巴细胞无明显影响,可使 $CD4^+/CD8^+$ 淋巴细胞比值明显升高。杨教授经多年临证发现,左旋咪唑联合中药针对部分复发难治的慢性 ITP 患者疗效显著。

杨教授强调,临证时应注意调情志,慎起居,避外邪,注重提高患者的生活质量,并据此制订了一整套紫癜病治疗方案,研制柴莲、柴术、柴黄生血颗粒系列院内制剂,通过对ITP的免疫调节作用机制研究,发现柴莲生血颗粒具有恢复T细胞亚群比例平衡、降低白细胞介素(IL)-4分泌水平、降低血小板抗体的作用,解释了柴莲生血颗粒可能是通过调节机体的免疫功能,抑制血小板相关抗体的产生,减少血小板的破坏而达到临床治疗效果。

### 三、衷中参西,取长补短

随着现代医学诊断治疗研究的不断深入,运用中医理论,针对不同疾病或疾病的不同阶段、不同时期,中西医优势并举,最大限度地为患者解除病痛,已经成为当今血液病专家普遍关注的治病方式。临证时,医生除遵循传统中医整体观念、辨证论治原则外,还需兼顾辨证与辨病相结合以及患者的耐受度,对疾病进行干预,以期达到减毒增效,提高缓解率和生存质量的目的。

如对急性白血病的治疗可分化疗期和化疗后两期干预治疗。化疗期患者多为热毒内盛、痰瘀蕴结、热迫血行,兼有气阴受损,治宜清热解毒、化痰活血、软坚散结、凉血止血、益气养阴。针对其"毒、瘀、虚"的证候特点,按其证候要素不同而有侧重。

一是,善治"毒":在辨证论治基础上佐以清热解毒、化痰散结之品,如白花蛇舌草、半枝莲、浙贝母等,协同化疗药强化抗肿瘤效应。针对白血病化疗药物的不良反应选用生脉、丹参注射液治疗,发现在预防化疗心肌损害基础上,可逆转白血病多药耐药,从而提高难治性白血病的疗效。

二是,善治"瘀":首创以活血化瘀为基础,应用复方丹参注射液纠正急性白血病伴发的弥散性血管内凝血,效果显著,可有效降低病死率,并总结了安全有效的量效关系。

三是,善治"虚":通过益气养阴、解毒活血法治疗急性白血病,提高了缓解率,降低了化疗(蒽环类药物)相关心肌毒性。针对白血病微小残留病亦可根据其发病机制是由于机体正气不足,温热毒邪入血伤髓所引起的一派邪实正虚、虚实夹杂之证,正邪相争贯穿其始终的特点,组方治疗,无须辨证论治。

杨教授自拟益气解毒活血方预防及治疗微小残留白血病,无进展生存患者比例明显提高,微小残留白血病检出率与完全缓解维持时间呈负相关,并随完全缓解维持时间延长而降低;患者生存质量明显改善,耐受性良好。此与近年肿瘤细胞免疫治疗机制不谋而合。杨淑莲教授认为,白血病的治疗必须以邪毒内蕴、气阴两虚为其根本,正邪相争贯穿其始终;既坚持清解邪毒,又要时刻顾护正气;既不忘辨证论治,又要结合辨病治疗;必须清醒地认识到现代医学化疗的长处及中医治疗的短处,扬长避短,重视联合现代医学,发挥中医中药减毒增效的优势,终以提高治愈率,延长无病生存期为要,不必在意争中西之短长。

真性红细胞增多症(polycythemia vera,PV)是一种克隆性的,以红系细胞异常增生为主的慢性骨髓增生性疾病。临床常见症状和体征为面红如醉酒状,头痛、眩晕、耳鸣、皮下出血等血液循环障碍表现,甚者可出现精神改变或脑出血、脑血栓等脑血管意外,肝脾大,还可有全身瘙痒、血压升高等症状,后期常继发骨髓纤维化。

杨教授对本病的治疗,往往可分早、中、晚期进行干预,在疾病初期红细胞增多不甚明显,栓塞并发症发生可能性较小的情况下,可采用红细胞单采或静脉放血并加用中药巩固疗效,此法无不良反应且不会诱发白血病,患者易于接受。因血瘀气虚多见,中药治疗当以祛邪为主,以活血化瘀为基本治法,多配用疏肝行气和益气补气之品以增强活血化瘀之力。但益气补气之物不可多用,否则犯实实之戒,致气血有余。若临床症状突出,外周血红细胞升高明显,骨髓增生旺盛,因中药起效较缓,宜先选用羟基脲、雷公藤多苷、高三尖杉酯碱或干扰素等西药直折病势,尽快抑制红系增生,减少并发症的出现。由于部分化疗药物有致癌性,有诱发白血病的可能,不宜长期应用,应配合中药尽量减少细胞毒性药物的使用剂量和缩短使用时间,待病情平稳后应以活血化瘀之中药为主,在辨证基础上可加用虫类破血之品,如水蛭、土鳖虫等,以化积消癥,维持疗效。本病后期易产生骨髓纤维化,脾大明显,骨髓造血功能呈现衰竭的表现,可出现贫血。从中医脏腑证型转归上来看,属于肝肾阴虚者多见,表现为正气损伤、瘀血邪毒未尽。此期西药可选用中小剂量司坦唑醇片刺激造血以加强支持疗法,中医治疗应祛邪与扶正相结合,以培补为主,不可一味攻逐,否则更加耗损正气。此时扶正重点在养肝滋肾填精,常用药物有生地黄、熟地黄、山茱萸、女贞子、墨旱莲、桑椹、玄参、石斛等。杨教授参考近年来骨髓增殖性肿瘤总症状评估量表(MPN-10),提倡依据中医四诊进行证候评分,系统评价中药治疗此类疾病的疗效。

原发性血小板增多症(essential thrombocythemia,ET)患者具有较好的生存期,疾病管理主要是血栓事件的预防和及时监测和干预ET后骨髓纤维化,主要依据年龄分层的中医辨证治疗。相比真性红细胞增多症多血的本质,ET患者很少见到洪大数疾的脉象,血瘀热盛者少见。对年龄小于60岁且无血栓事件及心脑血管高危因素的患者，多以气虚血瘀或气滞血瘀证为主；而年老者以肝肾阴虚及脾肾阳虚者多见，亦可见到肝经湿热者。对低危年轻患者应用纯中药治疗，依据"因虚致瘀"理论，通过益气、养阴、补肝、固肾之法，佐水蛭等虫药，达到降低血小板目的，收效较好。而对年龄大于 60 岁且血小板计数在 1 000×10⁹/L 以上的高危患者，不适合应用阿司匹林抗血小板聚集治疗，往往采用羟基脲联合中药治疗。在 ET 的治疗过程中，虫类药的应用尤为关键。《神农本草经》载水蛭："味咸平。主逐恶血瘀血、月闭，破血瘕积聚……生池泽。"水蛭广泛用于瘀血停滞引起的经闭、肿瘤包块以及跌打肿痛等病症，对于血小板增多症引发的血液淤滞运行受阻尤为对症，临床收效较好。

#### 四、见微知著，独具特色

注重临床细节，辨证独到精准。慢性再生障碍性贫血经中西医药物治疗，病情稳定后，部分患者虽血红蛋白恢复正常，但长期血小板、白细胞低下难以恢复，仔细观察患者，发现其面色及舌下系带多紫暗，根据"瘀血不去，新血不生"的理论，遵从"髓海瘀阻"之说，结合病史提出久病久虚兼瘀之说，故在原治疗基础上加用活血化瘀药品，如鸡血藤、当归、丹参等，往往收获奇效。

临证诊法善辨齿龈，齿龈白者，多是血虚，为血少不能充于龈络所致；龈肉萎缩且色淡，多属胃阴不足或肾气虚乏；牙龈溃烂，多为脏腑蕴热；齿龈红肿者，多是胃火上炎；牙床漫肿可为服用环孢素等药所致；再障病程中，如见到齿衄，出血如涌，伴口臭，属胃经实热者可选清胃汤加减；对肾经虚者，血点滴而出，牙微痛口不臭者，宜六味地黄丸加减。对于应用环孢素后牙龈漫肿，增生明显者采用羚黄凉血颗粒口服，配合冰硼散及锡类散溶于生理盐水中含漱，解毒消肿，止血，疗效突出。

#### 五、重调脾胃，既病防变

有一分胃气便有一分生气。血液病患者大多病史较长，病程较久，病邪深伏骨髓，药效难以快速直达病位，患者往往沉疴未起又复感新邪或被药石所伤，致营卫失和或胃气溃败，如此则病难愈。因此，临床治本同时，兼防未然，方能不失所治。

慢性再生障碍性贫血应用补肾法治疗效果确切，已成为中医治疗的根本大法，常用的补肾滋阴养血药物，如阿胶、黄精、熟地黄之品，久服多滋腻，易伤及脾胃，而"脾胃为后天之本，气血生化之源""有胃气则生"，脾气不行，补肾罔然。后天之本在脾，转机观乎胃气，胃气复而转机至，故切勿苦寒伤胃，滋腻伤脾,宜药食并进,精心调配,胃气好转,则血之源充沛。对病久脾气呆滞的患者,少佐陈皮、砂仁、焦三仙(焦神曲、焦山楂、焦麦芽)以助和胃消食之效,确保后天水谷之源可化为精血。对阴精耗损的患者,须滋阴补肾同时少佐清解之剂,不可过施滋腻之品,以免滋腻敛邪。因此,对疾病的不同阶段,以及兼证的有无,四诊详参,严守病机,精准辨证,在补肾填精之时,兼顾气血,不断调整肾之阴阳,灵活加用活血、理气、化湿、解毒、止血之味,如此防治相合,方能治病求本,不为兼证所累。

## 六、融会新知,创新拓展

### (一)提出白血病中医"髓毒"理论

杨淑莲教授认为白血病临床以面色苍白,乏力短气,反复低热或壮热口渴,肌肤灼热,皮现紫癜,齿鼻衄血,颌下、颈部、腋窝可触及痰核瘰疬或胁下癥块(肝脾大),按之坚硬,时有胀痛为主症,具有起病急、变化快、症状重、病死率高的特点,传变与温病类似,初起即见血分证及营分证,以邪毒内蕴骨髓为标,耗伤肝肾阴精气血为本,故"髓毒"这一命名最能体现其邪毒内蕴的发病机制。

### (二)丰富骨髓增生异常综合征"髓毒劳"内涵

现代医学中的 MDS 是一组临床综合征,疾病特点包括 3 个要素,即:①血细胞计数减少导致的贫血、出血和感染;②造血细胞发育异常导致的"无效造血";③克隆性造血导致向白血病转化的高风险。中医学古代文献对本病尚无专业命名及详细阐述,现代中医多从气血阴阳不足、精亏髓枯等角度来寻找理论依据,根据其贫血、出血、发热、肝脾大的临床特点,多归属于中医学的"虚劳""血证""癥积""热劳""内伤发热"等范畴。2012 年国家中医药管理局制定的《中医优势病种诊疗方案》采用了"髓毒劳"的命名。杨淑莲教授认为此命名可更好地涵盖 MDS 的本质,"髓"代表病位,与 MDS 的起源骨髓造血干细胞异常的特点吻合,《灵枢·根结》曰:"形气不足,病气不足,此阴阳气俱不足也……重不足则阴阳俱竭,血气皆尽,五脏空虚,筋骨髓枯,老者绝灭,壮者不复矣。""劳"即"虚劳",为本病之本,代表病情与病性。《医碥·虚损痨瘵》说:"虚者,血气不足也,久则肌肤脏腑亦渐消损,故曰虚损。劳者,久为病苦,不得安息,如劳苦不息者然。"指出虚损或虚劳以五脏气血阴阳的亏虚损耗为基本病机。MDS 常见的难治性的贫血、出血等症状即为劳之症,起病多因患者素体正气亏虚,复因后天失于调养,导致气阴不足,精血亏虚;或病久体虚,积劳内伤,久虚不复等多种原因致脏腑虚损。"毒"为标,符合 MDS 多伴感染、发热、肝脾淋巴结肿大等热毒内蕴、瘀毒内生的特点，也代表了 MDS 易向白血病转化、难以根治的特性。

### （三）重视学科发展，探索中医血液病学科延伸

20 世纪 90 年代初，杨淑莲教授在全国较早开展中医疗法参与恶性血液病患者造血干细胞移植，为中西医结合治疗恶性血液病积累经验提供了有益的参考。杨教授对复发难治白血病行中药联合异基因、自体干细胞移植进行了有益的探索，也因此扩大了中西医之间的交流。如针对造血干细胞采集期，依据"益气生血"理论，促进干细胞由骨髓向外周血释放；辨证使用中药及中药静脉制剂预防及治疗预处理"毒"性引起的不良反应及移植相关并发症；自拟抗排异系列方治疗移植后移植物抗宿主病等，改善了患者生存质量。在应用凉血解毒汤治疗急性再障疗效确定的基础上，杨教授开展了对造血负调控因子调变作用的研究，发现凉血解毒汤在改善症状的同时可下调造血负调控因子的含量，为治疗有效找到了可靠依据。

## 第二章 中医理论创新

## 第一节 "脾肾同治"理论辨治营养性贫血

杨淑莲教授主导提出的营养性贫血"重调脾胃，脾肾同治"中医诊疗理论，包含了以缺铁性贫血、巨幼细胞贫血等萎黄病为核心的营养性贫血的病因学、病机学、辨证学以及治疗和预防等多方面，学术特点清晰，可有效地指导临床诊疗。

### 一、"脾肾同治"理论的形成与发展

以缺铁性贫血、巨幼细胞贫血为主的营养性贫血患者发病率较新中国成立初期已经大大减少，但是目前在特定人群中仍然是门诊最常见的疾病之一。例如育龄期女性缺铁性贫血的发病率接近 30%，而在门诊的老年人中，巨幼细胞贫血在 75 岁以上人群中的发病人数逐渐增多，中医在治疗上多采用健脾益肾、益气养血的治疗原则，临证分为脾胃虚弱、心脾两虚、肝胃不和、气血衰竭等分型论治，分别采用异功散、归脾汤、一贯煎合香砂养胃丸、当归补血汤等方剂治疗。杨淑莲教授团队针对营养性贫血女性多血虚、老年人多肾虚的特点，提出脾不统血、肾不生血亦是主要病理机制，采用我院自制中成药乌梅消食颗粒配合治疗，取得良好疗效，提出了营养性贫血提高吸收运化功能和补益精微物质同等重要的治疗思路。其后，杨教授团队更进一步在中医药促进铁剂吸收、营养物质缺乏与免疫功能紊乱的关系、中医药介导铁调素指标改善、减轻铁剂不良反应等方面进行了深入的观察，并在 20 世纪 90 年代初形成了脾肾同治为主的营养性贫血治疗系列方剂，提出了以缺铁性贫血、巨幼细胞贫血等为核心的萎黄病"脾肾同治"理论辨治的初步构想。杨淑莲教授团队在此基础上，进一步挖掘历代文献，完善萎黄病的病因病机、证治分型，形成了分型论治、审因论治、愈后防复等医护养结合的"萎黄病"辨治理论体系。近年，更进一步把"萎黄病"理论拓展应用到慢性病贫血、肾性贫血等多种类血液系统疾病的多个治疗环节，基本完善了"萎黄病"理论的内涵与外延。

### 二、萎黄病"脾肾同治"理论内涵

中医脾肾相关理论萌芽于秦汉,发端于晋唐,兴盛于宋元,深化于明清,至现代发展为一门理、法、方、药俱备的完整理论,对中医病因病机学说及脏腑辨证理论的发展具有深远的影响。历代医家对脾肾之间关系的论述,归纳起来可分为以下几点。

**(一)脾肾相关之生理**

**1. 先、后天关系**　肾为先天之本,脾为后天之本。先天济后天,后天助先天。后天赖先天为之主,先天赖后天为之资。临床上最典型的例子是长期素食的女性罹患缺铁性贫血后月经量少,颜色变淡,而老年人一旦牙齿脱落,肾气衰败,则食欲缺乏、面色苍白的情况也随之增多。

**2. 精血互源关系**　脾主运化,肾主藏精。脾之化生气血,有赖肾阳的温煦,故有"脾阳根于肾阳"之说;肾所藏精气,亦有赖于后天水谷精微所化生气血的充养,才不致匮乏。精血互源,脾肾相互滋生。

**(二)脾肾为病之病性**

中医脾肾相关理论是中医脏腑学说的重要组成部分,是五脏相关学说的子系统,有其丰富的理论内涵和实质内容。中医脾肾相关理论是虚证的主要病机之一,是中医虚证病机理论的高度概括。

**1. 脾之为病**　多为虚证,尤其是阳虚。脾病变主要以运化、升清功能失职,致使水谷、水湿不运,消化功能减退,水湿潴留,化源不足,以及脾不统血,清阳不升为主要病理改变。因此,临床以口淡不和,食欲异常,恶心、呕吐,嗳气、吞酸、嘈杂,腹胀或痛,消瘦或肥胖,疲乏困倦,出血,大便异常,面色不华,舌质淡胖或边有齿印,脉缓弱无力等为脾病常见症状。

脾胃为仓廪之官,气血生化之源。若脾胃气衰、元气不足、营血亏乏、心火独盛,则生心病;若脾胃虚弱、不能散精于肝,或土壅木郁,可致肝病;若土不生金,肺失所养,则生肺病;若土不制水、水湿泛滥,则生肾病。故脾胃一虚,则脏腑皆无以受其气而诸病遂生,因此治脾胃可调五脏;反之,他脏有病亦可影响于脾,因此调五脏又可治脾病。正如《景岳全书·脾胃》说:"然脾为土脏,灌溉四傍,是以五脏中皆有脾气,而脾胃中亦皆有五脏之气,此其互为相使,有可分而不可分者在焉,故善治脾者能调五脏即所以治脾胃也,能治脾胃而使食进胃强即所以安五脏也。"

**2. 肾之为病**　亦以虚证为多,其病主要以人体生长、发育和生殖功能障碍、水液代谢失常、呼吸功能减退以及脑、髓、骨、发、耳及二便异常为主要病理变化。所以,临床以腰膝酸软或痛,齿摇发脱,五心烦热,阳痿、早泄、精冷、耳鸣、耳聋,女子经少、经闭不孕,健忘痴呆,小便异常,舌淡苔白或舌红少苔,脉沉无力,尺部尤甚等为肾病的常见症状。

肾为水火之宅,肾阴肾阳为人体一身阴阳之根本,因此,全身各脏腑组织的功能活动均与肾关系密切。在病理情况下,他脏之病久则及肾,累及肾阴肾阳。肾脏常为诸脏腑各种疾病的最后转归。《景岳全书·虚损》云:"五脏之伤,穷必归肾。"多种疾病久延不愈,常是导致肾脏发病的主要原因,此时多为邪盛正衰的严重阶段。同时,肾阴阳失调,发生病理变化,不仅会耗散本脏精气,而且影响其他各脏受损。故肾病多虚,肾病宜补,应根据阴阳互根的原理,调整肾之阴阳。阳虚者温之于阳,阴虚者补之于阴,阴阳两虚者则双补之,资其化源,填其不足。其他各脏之病,亦可通过补肾来达到治疗目的。

**(三)脾肾同病之病因病机**

脾肾间的关系密切远胜其他各脏,既有生理上的相互资助,又有病理上的相互影响、互为因果。其中任何一脏发生病理改变,都势必影响到另一脏正常生理功能的充分发挥。正如《景岳全书·杂证谟·虚损》所说:"或先伤于气,气伤必及于精;或先伤其精,精伤必及于气。"

**1. 脾病传肾** 按照五行生克规律,土克水,肾受脾制,脾为肾之所不胜。在正常情况下,肾水受脾土的制约,开合有度,其主水的功能正常。脏气有余或不足,则产生的乘侮的病变。《医碥》云:"脾过湿,则肾水为其所壅而不流;脾过燥,则肾水为其所涸而失润。"

(1)土不制水:脾主运化,肾司开阖,两者共同参与津液的生成、输布、排泄。若脾气不足,健运失司,失其对肾的制约作用,导致开合失常。合多开少,寒水内盛,土不制水,水湿泛滥,溢于肌肤,可致水肿、小便不利等症。张介宾(号景岳)说:"水为至阴,故其本在肾,水惟畏土,故其制在脾。"治宜培土制水。

(2)土旺乘水:脾土乘克肾水,即胃实耗伤肾阴,常见于胃有实热,即《伤寒论》少阴病急下存阴的证候。但临床上习惯称邪热伤阴,很少用五行生克学说,治脾病则肾病自愈。

同时,根据精气互生理论,脾失健运,化生气血不足,则肾亦不能正常地"受五脏六腑之精而藏之",以致肾中精气匮乏,而见腰酸膝软、骨痿无力、精清、精冷、不育等症。

**2. 肾病传脾** 肾病不愈可累及脾,引起脾功能失调而发生各种病理改变。

(1)子盗母气:肾阳式微,可致脾阳不振。肾主一身之阳,是全身阳气之根本,脾阳根于肾阳,脾依靠肾阳的温煦才能正常运化水谷精微,运化水湿。

若先天不足，或肾阳虚衰，肾的温煦、蒸腾作用不足，肾阳衰微则脾土不运，肾关不固则脾不升清，若脾阳久虚，进而损及肾阳，可使肾阳亦虚，造成子虚盗其母气的病理改变，最终导致脾肾阳虚的共同病理结局。症见面色㿠白，畏寒肢冷，腰膝酸软，腹中冷痛，久泻久痢，甚至五更泻，下利清谷，小便不利，面浮肢肿，或见小便频数，余沥不尽，舌质淡胖有齿痕，苔白滑，脉沉迟细弱等。治宜温补肾命，病久则脾肾同补。

（2）水反侮土：又称水泛土崩，肾水反侮脾土。由于肾阳不足，肾病水无所主，不能化气行水，聚而为患，湿困脾土，致使脾阳不运，出现水肿，胀满，食欲缺乏，四肢不温，舌胖而润，脉象沉细等。治宜温补肾阳，兼以培土制水，治肾则脾自愈。

3. **脾肾同病**　由于脾肾各自的生理病理特点，脾肾同病仍以虚证为主，尤以脾肾阳虚为多见。脾肾气虚与脾肾阳虚是两个密切相关的病理阶段，在临证中常由气虚至阳虚，由脾阳伤及肾阳。在脾肾气虚阶段，病变主要以脾气虚为主，发展到脾肾阳虚阶段，则脾肾并重；阳虚久则导致阴虚，到了阴虚的阶段，实为阴阳两虚，此时以脾肾虚衰，尤以肾阴阳两虚表现得较为突出。

除主要表现为虚的一面外，脾肾为病尚可见水湿、痰饮、阴火等相对实的病理表现。如脾主运化，为胃行其津液，以灌溉内外四旁；肾者主水，主蒸腾气化，司开阖。脾肾均为调节水液代谢的重要脏器，主持、调节和维持人体水液代谢的平衡。若脾肾气化功能失调，水液之输布、通调紊乱，水湿、痰饮因之而生。阴火学说是李东垣脾胃学说的一个重要组成部分，贯穿于《脾胃论》的始终。《内外伤辨惑论·辨寒热》说："是热也，非表伤寒邪皮毛间发热也，乃肾间受脾胃下流之湿气，闭塞其下，致阴火上冲……"东垣所言之阴火，是由于饮食劳倦，损伤脾胃，脾胃中元气下陷，导致肝肾相火离位而上乘脾胃，干扰心包所致。其标为实，本仍为脾肾虚所为。

历代医家多主张虚当温补。温补脾肾理论是明清时期温补学派理论学说的核心，对虚损病症的治疗有很大的指导意义。李中梓将一切虚证多归于脾、肾，而治脾肾又多从温补入手。《医宗必读》多次提到治疗一切虚证的关键在于抓"根本"。这不是泛指一般的扶正和补虚，而是指抓脾肾二脏。

**（四）萎黄病"脾肾同治"的辨治策略**

本病的治疗以补益中焦脾胃为纲，以调理心肝肾脏腑功能为目，侧重补虚培本，兼顾畅达六腑。针对主证补益气血阴阳，针对兼证或调理脾胃，或养血安神，或疏肝和胃，或回阳固脱。根据病情轻重缓急，急则图存阴精阳气以保其命;缓则培补五脏、条达六腑以固其本。此外本病治疗侧重食疗相辅,诚如《素问·五常政大论》所说:"虚则补之,药以祛之,食以随之。"治疗原则以脾肾同补,分型侧重,各有不同,现分别叙述如下。

1. **脾胃不和证**

【主症】面黄乏力,纳呆腹胀,大便稀溏。兼呕恶反酸,脘腹胀满,呃逆频作,嗜食异物。舌淡,少苔,脉细弱。

【治则】健脾和胃,益气生血。

【方药】异功散合半夏泻心汤。

| | | | |
|---|---|---|---|
| 白术 15g | 人参 15g<sup>先煎</sup> | 茯苓 15g | 陈皮 10g |
| 炙甘草 6g | 清半夏 9g | 干姜 9g | 黄连 6g |
| 黄芩 9g | 大枣 6枚 | | |

【加减】若自觉呕吐痞闷,胃脘痛,或有腹痛泄泻等症状时,为胃虚有寒,加入木香、砂仁温胃化滞;乏力较重,反复外感者为气血不足,卫外不固,可加用当归、黄芪益气补血,固表卫外。

【方药阐述】方中用人参、炙甘草、白术、茯苓为四君子,药性平和,有助阳补气之功,适用于一切阳虚气弱,脾虚气损之证;陈皮理气和胃健脾,协同上药,发挥中焦化生之力,滋生气血;合半夏泻心汤交通阴阳,恢复脾升胃降之功。该证日久可见大便稀溏,甚至滑脱不禁,是脾阳不足累及肾阳之象,早期补脾则阳气自复,迁延日久,则需要温补肾阳,利湿燥脾。

【中成药】

(1)乌梅消食颗粒:(廊坊市中医医院方:枳实、鸡内金、白术、焦山楂、太子参、蒲公英、乌梅、木瓜、莪术、焦神曲)每次 12g,每日 3 次,口服。

(2)补中益气颗粒:每次 2 袋,每日 3 次,口服。

2. **脾不生血证**

【主症】面黄乏力,头晕气短,少气懒言。兼虚弱自汗,肤色萎黄,唇甲色淡。舌淡而嫩,边有齿痕,少苔,脉细弱。

【治则】补益气血。

【方药】血萎回春方(验方)。

| | | | |
|---|---|---|---|
| 黄芪 30g | 炒白术 15g | 当归 15g | 陈皮 10g |
| 升麻 15g | 柴胡 10g | 炙甘草 6g | 鸡血藤 10g |
| 浮小麦 30g | 鸡内金 10g | 黄精 15g | 麦冬 10g |
| 补骨脂 10g | 女贞子 10g | 牛肚 30g | 焦三仙<sub>各</sub>30g |

【加减】气虚明显者重用黄芪,加白扁豆、山药;如在服用补气药物后反

而出现胸闷呕恶、腹胀食欲缺乏症状，为虚不受补，使"浊气在上，则生䐜胀"，可加用理气而不伤阴之品如香橼、佛手等；血虚为主者，除大量使用黄芪、当归以益气生血外，可加用何首乌、阿胶滋阴养血。此时，应防止过补滋腻，阻遏中焦气化功能，更益其虚，可于方中适量加入焦三仙、鸡内金、茯苓健脾助运，使药物更好地发挥作用。

【方药阐述】此证是本病的基本证型，血萎回春方是我院经验方，以补中益气汤加减变化而来。本方紧紧抓住血萎病以脾胃虚弱为主证的临床特点，重视顾护脾胃，补气生血，适用于绝大部分血萎病患者，对于各个亚型的血萎病患者，可以单独应用，也可配合相应的中成药物辅助治疗。方中重用黄芪为君药，伍以当归、牛肚益气养血；白术健脾渗湿；鸡血藤、女贞子、黄精、补骨脂、麦冬生精养血；升麻、柴胡、浮小麦、陈皮共为佐使，升阳行气以消滋腻；以鸡内金、焦三仙助运化；炙甘草调和诸药。

【中成药】

（1）生脉注射液：40~60ml，每日 1 次，静脉滴注。

（2）十全大补丸：每次 1~2 丸，每日 2 次，口服。

### 3. 脾虚湿盛证

【主症】除气血亏虚证临床表现以外，出现腹胀、腹泻，大便稀溏等。兼四肢乏力，痿软，步态不稳等。舌淡胖嫩，边有齿痕，苔薄白或少苔，甚者地图舌，脉濡细。

【治则】健脾利湿养血。

【方药】参苓白术散加减。

| | | | |
|---|---|---|---|
| 党参 20g | 白扁豆 20g | 茯苓 20g | 白术 10g |
| 山药 15g | 炙甘草 10g | 砂仁 6g | 莲子 10g |
| 薏苡仁 20g | 桔梗 10g | 大枣 6 枚 | |

【加减】如伴见口气恶臭，便溏臭秽，为湿热内停，可酌加苍术、陈皮、鸡内金除湿化积。

【方药阐述】方中重用党参为君；臣以白术、茯苓，伍以山药、莲子、大枣共奏健脾益气养血之功；以桔梗宣肺健脾，引药入位；佐以白扁豆、薏苡仁健脾渗湿，行气化滞；砂仁醒脾和胃；炙甘草健脾和中，调和诸药。全方药性平和，补而不滞。

【中成药】参苓白术丸：每次 2 袋，每日 3 次，口服。

### 4. 心脾两虚证

【主症】心悸怔忡，失眠健忘，神疲乏力，面色少华，舌体烧灼感。兼食少纳呆,腹胀便溏,头痛眩晕。舌淡,苔薄白,脉细无力。

【治则】健脾益气,养血安神。

【方药】归脾汤加减。

| | | | |
|---|---|---|---|
| 人参 9g<sup>先煎</sup> | 黄芪 30g | 当归 10g | 白术 10g |
| 茯神 15g | 生甘草 6g | 远志 10g | 木香 6g |
| 生姜 5g | 龙眼肉 10g | 酸枣仁 6g | 大枣 6 枚 |

【加减】如以脾虚不运,气机不畅,腹胀纳呆为主要表现者,加莱菔子、焦三仙行气健脾,消积化滞;如以心悸怔忡,头痛眩晕为主症者,为血不养心,不可用重镇安神之品,否则伤脾败胃,更益其虚,可增加龙眼肉用量至20g,并加用柏子仁、天冬、麦冬、生地黄养血安神。

【方药阐述】《古今名医方论》载:"罗东逸曰:方中龙眼、枣仁、当归,所以补心也;参、芪、术、苓、草,所以补脾也。立斋加入远志,又以肾药之通乎心者补之,是两经兼肾合治矣。"以木香调畅诸气,输化药力,共奏健脾养心之功。虽然心脾两虚者未提及肾脏,但往往因心火、肾水不能济济,导致心肾不交者众。笔者团队临床进行缺铁性贫血患者的焦虑抑郁评分提示,约有35.7%的女性患者和14%的男性患者存在焦虑抑郁评分升高,这部分患者多数伴有肾阴不足,精亏血少表现。因此,临证对存在心肾不交的患者可以合用增液汤启肾水上济于心。

【中成药】

(1)人参归脾丸:每次 9g,每日 2 次,口服。

(2)参麦注射液:50~100ml,每日 1 次,静脉滴注。

**5. 肝脾不和证**

【主症】急躁易怒,两胁胀痛,口苦目眩,乏力面黄。兼月经不调,纳食不馨,视觉倒错,头痛,寒热往来。舌淡红,苔薄白,脉弦细。

【治则】疏肝养血,理脾调中。

【方药】逍遥散加减。

| | | | |
|---|---|---|---|
| 当归 15g | 白芍 20g | 柴胡 10g | 茯苓 10g |
| 白术 15g | 炙甘草 6g | 生姜 6g | 薄荷 5g<sup>后下</sup> |

【加减】本证是该病的少见类型,常见于部分酗酒或罹患慢性肝病以及出现精神神经系统疾病的患者。部分患者有 MRI 证实的神经系统损伤改变。如患者目眩剧烈、视觉倒错,为重症,可于方中加入菊花、决明子、石决明、钩藤等平肝息风;如嗳气反酸、呕恶腹胀,可加用黄连、吴茱萸和胃止呕。

【方药阐述】木旺克脾,肝脾不和,中焦脾胃受损,气血化生障碍为本病的主要病机。方中重用当归、白芍以养血柔肝；白术、茯苓助土得以生木；柴胡既有升发诸阳之用，又有为厥阴报使之功；生姜、薄荷味辛发散，解肝气之郁；炙甘草和胃调中，又可调和诸药。全方共奏疏肝养血，理脾和胃之用。

#### 6. 肝胃不和证

【主症】面色苍白，乏力，头晕目眩，反酸呃逆，食欲缺乏，呕恶，急躁易怒。兼月经不调，口苦咽干，两胁胀痛，或见黑便，失眠多梦。舌淡，苔腻，脉弦细数。

【治则】疏肝和胃，滋阴养血。

【方药】一贯煎合香砂养胃丸加减。

| | | | |
|---|---|---|---|
| 沙参 10g | 黄芪 50g | 生地黄 15g | 枸杞子 10g |
| 麦冬 10g | 当归 10g | 川楝子 10g | 砂仁 10g |
| 陈皮 10g | 茯苓 10g | 炒白术 15g | 香附 10g |
| 藿香 10g | 枳实 10g | 肉豆蔻 10g | 甘草 10g |

【加减】该方阴阳平和，以调理肝胃为治则。若伴心悸怔忡、失眠多梦为肝胃不和，导致气血化生障碍，血虚则心脾失养，加酸枣仁、茯神、知母；若情绪急躁、口苦目涩、两胁胀痛明显，为肝郁气滞，经气不畅，去生地黄、沙参，加柴胡、党参、半夏和解少阳。

【方药阐述】方中黄芪益中气；沙参、生地黄、当归、麦冬、枸杞子滋阴养血柔肝；川楝子、香附、陈皮行气解郁；白术、肉豆蔻、茯苓、甘草健脾和中；藿香、砂仁、枳实行气化湿。全方共奏疏肝和胃，滋阴养血之功。若寒热互结，心下痞满者，可选半夏泻心汤加减治疗。

【中成药】

（1）柴胡舒肝丸：每次 1 丸，每日 2 次，口服。本药不可久服，中病即止。

（2）龙胆泻肝丸：每次 1 袋，每日 2 次，口服。该方苦寒伤胃，仅能短期服用，需注意防止过用伤及脾胃，影响本病后续治疗。

（3）加味逍遥丸：每次 1 丸，每日 2 次，口服。

#### 7. 脾肾两虚证

【主症】形寒肢冷，腹痛隐隐，腰膝酸软，大便溏泄，完谷不化。兼面目虚浮，爪甲不泽，质脆易碎，或伴反甲，五更泄泻，小便癃闭或夜尿频多，下肢水肿，易患外感等。舌淡胖，边有齿痕，脉微弱。

【治则】健脾益肾。

【方药】右归饮加减或真武汤加减。

| | | | |
|---|---|---|---|
| 熟地黄 30g | 山药 10g | 山萸肉 6g | 肉桂 6g |

杜仲 10g   枸杞子 10g   炙甘草 6g   炮附子 6g<sup>先煎</sup>

焦三仙<sub>各</sub>10g  炒白术 10g   茯苓 10g   鸡内金 10g

【加减】本证多为合并消化吸收障碍的患者,临床治疗难度较大,以大便溏泄、完谷不化为主。脾虚较甚者,加山药、党参健脾助运;以爪甲不泽,甚至反甲,水肿腰痛为主的肾精不足者,加血肉有情之品,如紫河车、鹿角胶、阿胶、桑螵蛸补肾固精;服用本方后自觉烦热者,以肉苁蓉、巴戟天代替附子、肉桂,减少温补之力,以防壮火食气。阳虚水泛者,可予真武汤加减。

【方药阐述】本证病因为久病及肾,肾阳不足影响脾之运化,临床多为慢性疾病影响脾肾功能,导致铁吸收障碍,治疗强调脾肾双补。本方为肾气丸去茯苓、牡丹皮、泽泻治水之药,加入枸杞子、杜仲、甘草等扶阳之品,使水火平补之方,化为专门补火之剂,温肾阳以补脾阳,脾肾双补,是益火之源,以消阴翳之法;白术、茯苓健脾益气,焦三仙、鸡内金助运化,防诸药滋腻碍胃。

【中成药】金匮肾气丸:每次 1 丸,每日 3 次,口服。

**8. 气血衰竭证**

【主症】面色苍白,视物模糊,心悸气促,大汗淋漓。兼嗜睡昏迷,神识不清,头昏耳鸣,口渴引饮。舌淡白,无苔或少苔,脉大而虚。

【治则】补气生血。

【方药】当归补血汤。

黄芪 30g   当归 6g

【加减】此型临床少见,为危重类型。心悸气促,怔忡健忘者为阴血虚甚,血不养心,加炙甘草、人参温补心阳;视物模糊,容易激惹者为血虚已极,肝不藏血,加白芍、熟地黄、鸡血藤养血柔肝明目;肌热面赤,大汗淋漓者为气随血脱,阳气将竭,加鹿茸、人参、麦冬、五味子回阳固脱,敛汗除热;神识昏迷,手足抽动者为气血衰竭,神明失守,需分清闭证或脱证,先给予开窍醒神,再给予参附注射液静脉滴注,回阳益气补血。

【方药阐述】李东垣认为"血实则身凉,血虚则身热",当归味甘而厚,能滋阴养血,黄芪味甘而薄,能补益阳气。然而有形之血不能自生,必须得阳气的温煦而后才能生,即所谓"阳生阴长",本方黄芪五倍于当归,即为此理。

【中成药】

(1)参麦注射液:50~100ml,每日 1 次,静脉滴注。

(2)参附注射液:20~100ml,每日 1 次,静脉滴注。

**(五)并发症**

1. **胃纳失常** 部分常伴胃肠道吸收不良、消化道溃疡或胃肠手术的病史,这类患者往往对铁剂治疗反应较好。然而在铁剂治疗过程中,不但吸收利用较难,同时往往伤脾败胃,加重脾胃负担。相当部分的患者会出现程度不同的消化道反应,具体的症状包括胃脘部胀满、疼痛、反酸、恶心、呕吐、食欲减退、呃逆、嗳气等,此时应加用足量的消导和胃药物,如鸡内金、焦山楂,同时尽量将富含铁剂的药食放在进食中或进食后服用,以减少金石药物对脾胃的克伐。

2. **异食癖**　中医学很早就有关于异食癖的描述。该症儿童多见,成年人也有发病者。异食癖属于中医"疳症""积滞""厌食症"范畴,患者嗜食异物,喜进食如泥土、冰块、纸板、毛发,甚至铁屑、玻璃等。中医认为该病系调理失宜,损伤脾胃,运化失司所致,主要证型包括积滞伤脾型、气血两亏型。积滞伤脾型主要表现嗜食异物伴有面黄肌瘦,毛发稀疏,神疲乏力,少气懒言,腹胀纳呆,食则呕吐,五心烦热,急躁不安,夜啼不寐,大便溏薄不成形或干结如球不易解,舌苔浊腻,脉细滑。治疗以健脾消积为原则。除辨证治疗外,可给予山楂内金饼:鸡内金 10g,焦山楂 10g,小麦粉 50g。将鸡内金、焦山楂用搅拌器打成细粉,与小麦粉混匀,温水调成糊状,放少许植物油摊成薄饼,可在铁剂之前服用。同时治疗可采用揉板门、推四横纹、运内八卦益补脾经,揉中脘穴、天枢穴、足三里穴健胃消食。气血两亏者主要表现嗜食异物伴有面色晦暗无华,形体枯瘦,发如结穗,精神萎靡,目暗睛迷,腹胀纳呆,睡卧露睛,大便完谷不化,尿如米泔,舌质淡,少苔或地图舌,脉细弱。在辨证论治基础上,采用三棱针挑四缝穴方法消疳化滞,并可采用补脾经、运内八卦、掐揉四横纹方法。揉捏外劳宫穴、推三关、揉中脘、按揉足三里,配合捏脊疗法。

3. **黄疸**　中焦脾胃受气取汁,变化而赤,是为血,而脾胃气血化生不足,胆汁疏泄失常,泛溢于肌肤,发为黄疸。本病黄疸与湿聚中焦,疏泄异常虽有关联,但主因为气血化生不足,中焦不能化生气血,故黄疸较轻。医者应能从此着眼,知其然及其所以然。此时在调理脾胃基础上,辅以利湿退黄治疗。常用的药物如茵栀黄胶囊口服,疗效颇佳。但该药药性偏凉,需要注意顾护脾胃,以防伤及正气,影响气血化生。

4. **精神神经系统损害**　精神神经症状是本病常见的并发症,是相当危险的一种并发症。因其可以单独发生,甚可不出现巨幼细胞贫血,且当其病情进展到一定程度后不能被治疗所逆转,故见微知著、及时处理就尤为重要。李东垣认为脾胃为元气之本,升降枢纽,脾胃气虚,升降失常,百病由生。本病变证虽多,但仍以脾肾为本调治。笔者在临床发现,很多伴有神经系统症状的患者存在不可逆转的神经系统后遗症,最常见的包括长期的手指、脚趾末梢麻木感,以及运动觉的丧失,临床治疗采取了内调脾胃,外治经络的方法。内调脾胃的方法除前文所述的口服汤剂以外,对于肢体麻木较甚的患者,往往加用虫蚁搜剔之药,例如全蝎、蜈蚣、蝉蜕等,以剔除因脾胃气虚导致的邪气内客经络之证。外治经络,笔者采用针灸配合院内自制中药汤剂外洗的方法,以川乌、草乌、白芷、当归、木瓜、川牛膝、乌梅、独活、羌活、蕲蛇各15g,煎浓汤外洗,每日1次,同时配合针刺足三里、中脘、合谷,灸关元、气海。这与单纯补充叶酸、维生素B₁₂、钾盐相比,患者的神经症状恢复速度明显加快,罕有遗留后遗症状者。

### 三、证治心悟

#### (一)药食结合,增其化源

脾为后天之本,为气血生化之源。中焦受气取汁,变化而赤,是谓血也。可见影响本病的关键在于中焦脾胃功能是否正常,水谷精微是否充足,二者缺一,则发为萎黄病,久之影响他脏,迁延缠绵,可进展为虚劳。倘若治疗中仅执一端,如一味地补充水谷精微,可致脾胃虚不受补,更益其虚,甚至变证迭出,脏腑功能紊乱。倘若单纯健脾助运,而不增加水谷精微的补充,则化生乏源,仍不得效。

#### (二)重调脾胃,促其运化

脾胃为气血生化之源,饮食依靠脾胃的腐熟运化成为水谷精微,然后化生成血液。故促进饮食,增其化源尤为重要。杨淑莲教授结合多年临床经验,研制院内制剂乌梅消食颗粒作为本病在辨证论治基础上的辅助用药,疗效甚佳。本方由枳实、鸡内金、白术、焦山楂、太子参、蒲公英、乌梅、木瓜、莪术等组成,功能健脾理气,消食导滞,用于脾虚气滞所致的食欲缺乏、食后胀满、倦怠乏力、脘腹满闷等症。

#### (三)重视病因,审因论治

本病病因多端,病机繁复,临证必须细审病因,四诊合参。因寒者,温阳健脾;因热者,实热清热泻火,虚热滋阴清热,切忌苦寒伤胃;因湿者,健脾渗湿;因气虚者,补中益气;因气郁者,疏肝理气;因血虚者,养血生血;因血瘀者,活血化瘀;因邪毒者,扶正祛邪。

#### (四)辨证与辨病相结合

临证应需辨证与辨病相结合,辨病须以辨证为核心。慢性胃炎者,多伴胃胀、纳果等症,宜加焦三仙、鸡内金等促进运化;胃肠溃疡者,多伴烧心、反酸、饥饿时胃脘疼痛等症,宜重用海螵蛸、瓦楞子、川楝子等抑酸止痛;癌肿者,宜加用半枝莲、黄药子等清热解毒抗癌之品;癥瘕(肝、脾大)者,宜加龟甲、鳖甲、牡蛎等软坚散结;溃疡黑便者,加用蒲黄炭、白及粉、阿胶珠、汉三七(验方:四味止血散),以收敛、凉血、止血而不留瘀,且阿胶珠、藕粉冲调后呈黏稠膏状,服用后可敷布于胃肠黏膜,既有利于药物缓慢排空,更好地发挥疗效,又可保护黏膜创面,利于止血。临证切忌一味堆砌中药。

**(五)圆机活法**

本病的临床表现复杂,症状不一,有的症状具有隐匿性,容易与其他疾病混淆,临床上该病不乏与 MDS、恶性肿瘤、溶血性贫血误诊误治的报道。我们也常见到,很多患者往往是以他脏功能失衡来就医。临床变证则不可胜数,在处理各种临床变证时要时刻注意以补脾肾为先,但也要注意兼顾兼证。例如对患者腹胀、恶心、呕吐等脾胃失调症状明显者,重用炒白术、陈皮,配伍半夏、炒黄连,健脾和胃止呕;对心脾两虚证,患者苦于失眠健忘、焦虑不安的,给予当归、茯神、酸枣仁、浮小麦健脾养心,安神定志;对急躁易怒,胁胀口苦者,给予龙胆草、黄芩、柴胡、苍术清泻肝胆湿热,同时以炒白术、山药、茯苓、炙甘草充实脾土,以防肝病传脾;对完谷不化,药食不能奏效,形寒肢冷的患者,要循序渐进,温补脾肾,防止病情骤变,祸不旋踵,常用参附注射液静脉滴注,急回其阳,再以真武汤温阳化气行水。在各种复杂的变证之下,要能够随时调整用药,给患者最合理的治疗。

# 第二节　"髓劳"理论辨治再生障碍性贫血

再生障碍性贫血,简称"再障",是由多种原因引起的造血组织减少,造血功能衰竭,以全血细胞减少和贫血、出血、感染为主要临床特征的一组综合征。根据临床表现、外周血象、骨髓象及预后,将其分为极重型、重型和慢性。急性再障也称为重型再障Ⅰ型,慢性再障进展为急性再障表现的称为重型再障Ⅱ型。

## 一、"髓劳"理论的形成与发展

中医学认为再障可归属于中医"虚劳""血枯""血证"等范畴。《黄帝内经》(简称《内经》)云:"精气内夺则积虚成损,积损成劳。"临床中发现再障病程长,多表现为神疲体倦,心悸气短,面容憔悴,脉虚无力等虚损症状。结合《中医内科学》"虚劳"的定义:以五脏虚证为主要临床表现的多种慢性虚弱的证候总称,故在 20 世纪 90 年代以前我院将再障命名为"虚劳"。然而在"七五"期间,通过我院主持完成的"七五"攻关课题"再障肾虚证型的临床及实验研究",发现再障患者除表现为面色苍白、唇甲色淡、周身乏力、皮肤散见瘀点瘀斑外,尚伴有五心烦热、虚烦失眠、潮热盗汗、形寒肢冷、腰膝酸软等肾脏虚损的症状。清代张璐在《张氏医通·诸伤门·虚损》中云"血之源头在于肾",说明肾为先天之本,血与肾关系密切。《景岳全书·虚损》云:"肾水亏,则肝失所滋而血燥生;肾水亏,则水不归源而脾痰起;肾水亏,则心肾不交而神色败;肾水亏,则盗伤肺气而喘嗽频……故曰:虚邪之至,害必归肾,五脏之伤,穷必归肾",故认为再障以肾虚为本,脾肾虚损为主。《医学正传·医学或问》指出:"盖虚劳之证,必始于肾",分析再障其病机为肾虚在先,气血亏虚在后。而《素问·痿论》曰:"肾主身之骨髓",说明肾气之强弱,直接影响到骨髓生精造血的功能。《素问·阴阳应象大论》云:"肾生骨髓",肾精亏虚,则化生骨髓乏源。基于此,自90年代末将再障中医病名命名为"髓劳",不仅能够反映出再障的证候表现,还体现了再障的中医病因病机,而且也与西医再障发病于骨髓相吻合。2011年国家中医药管理局"十一五"重点专科血液病协作组成立后,借鉴了我院对再障的中医命名,将慢性再生障碍性贫血(简称"慢性再障")正式统一命名为"髓劳病"。杨淑莲教授团队在此基础上进一步挖掘历代文献,完善"髓劳病"病因病机、证治分型,形成了分期论治、序贯治疗、医护养结合的"髓劳病"理论体系。从肾论治慢性髓劳,已成为标准与规范。而对急性再生障碍性贫血(简称"急性再障")的治疗,临床中如用传统的补肾法治疗,疗效较差,常会"补阳热更炽,滋阴血不生"。我院依据中医经典理论,采用《济生方》的苍耳子散合《备急千金要方》的犀角地黄汤合《卫生宝鉴》补肾泻火之三才封髓丹,组成了具有滋阴补肾、凉血止血、散风清热功效的"凉血解毒汤",开创了以清热解毒凉血法治疗急性再障的先河,后经大量的临床实践及基础研究等,证实了凉血解毒法治疗急性再障的有效性,并逐渐被业界所认可,近年来更是被再障中医、中西医结合专家共识所采纳。随着髓劳体系内涵的不断形成与完善,与髓劳证候及辨治相似的病症也在临床中得到了拓展应用。

## 二、"髓劳"理论的内涵

"髓劳"理论的内涵包括髓之生理、劳之含义、髓劳之定义、病因病机、病位及累及脏腑、规范诊疗等。

### (一)"髓"之生理

"髓"的中医概念最早见于《内经》,如《素问·五脏别论》云:"脑、髓、骨、脉、胆、女子胞,此六者,地气之所生也,皆藏于阴而象于地,故藏而不泻,名曰奇恒之腑",《说文解字》云:"髓,骨中脂也"。髓为奇恒之腑之一,是一种存在于骨腔中的液态膏状精微物质。

《素问·六节藏象论》云："肾生骨髓",《圣济总录·诸痹门》云："髓者,精之所充也"。可见,髓主要由肾精所化生。《素问·经脉别论》云："饮入于胃,游溢精气,上输于脾,脾气散精",《灵枢·五癃津液别》云："五谷之津液,和合而为膏者,内渗入于骨空,补益脑髓",说明水谷精微,通过脾气散精的方式,渗于骨空,化生为髓。宋代邵雍《皇极经世书》云："胃生髓……坎为髓",提出胃能生髓。隋代巢元方《诸病源候论》云："五谷五味之津液悉归于膀胱,气化分入血脉,以成骨髓也",指出骨髓的生成与膀胱的气化密切相关。唐代孙思邈《千金要方》在《内经》"髓生肝"的基础上,提出了"髓虚实主于肝胆"的观点。《素问·四时刺逆从论》云："血气在中,内著骨髓",说明了血气可以濡养润泽骨髓。从脏象学说来看,髓主要由肾所藏先天之精所化,由脾胃运化的后天水谷精微补益,与肝的藏血、疏泄功能及膀胱气化功能密切相关;从气血精津液角度而言,髓是一种精微物质,气、血、精、津液均能生髓化脂。

**（二）"劳"之含义**

"劳"在《说文解字》里的解释为："剧也,……用力者劳。"在《内经》中,"劳"字共出现 30 余处,其含义为劳作,根据劳作强度的不同,分为正常劳作和过度劳作两种。

**1. 指正常劳作**　如《素问·上古天真论》所言"起居有常,不妄作劳""形劳而不倦"即是此义,意在告诫人体劳作时不可过度。此外,"劳宫穴"中"劳"亦为此义,如《灵枢·本输》所说的"溜于劳宫,劳宫,掌中中指本节之内间也,为荥"。劳宫穴属手厥阴心包经穴,是心包经之"荥穴",因"手任劳作,穴在掌心"而命名,"劳"即劳作之义。

**2. 指过度劳作**　即劳伤,如《素问·宣明五气》和《灵枢·禁服》里所说的"五劳",即久视伤血、久卧伤气、久坐伤肉、久立伤骨、久行伤筋,就是指人体过度劳作会损伤形体并损耗五脏。再如《素问·举痛论》指出："劳则喘息汗出,外内皆越,故气耗矣",是指过度劳作导致人体耗伤阳气和津液。这种含义下的"劳"活用为动词,引申为过度损耗的含义。如《素问·上古天真论》告诫的"外不劳形于事"是指不可因繁重的事务损耗形体;又如《灵枢·大惑论》所言的"余唯独为东苑劳神乎",是指在东苑游玩耗伤心神。

《内经》论述的劳伤之"劳"涉及了形劳、房劳、心劳等三个方面。形劳又称劳力过度,是指超过人体承受限度的过度劳力。由《素问·痿论》中"有所远行劳倦,逢大热而渴,渴则阳气内伐"及《素问·举痛论》所言"劳则气耗,……劳则喘息汗出,外内皆越,故气耗矣",可见:劳力过度在短时间内即可造成人体阳气的大量耗损,还会导致过度汗出而造成津液的大量流失,阳气不能固摄津液,又可进一步加重汗出。如若长期形劳,则会积劳成疾,最终损耗脏腑精气。如《素问·宣明五气》和《灵枢·九针论》提到的"久视伤血,久卧伤气,久坐伤肉,久立伤骨,久行伤筋",就是说久视、久卧、久坐、久立、久行等五劳导致形体组织的损伤,最终分别耗伤了心、肺、脾、肾、肝等五脏精气。

房劳是指房室过度。《素问·水热穴论》所言"勇而劳甚则肾汗出"里的"勇而劳甚"即是指房劳。《灵枢·邪气脏腑病形》指出:"入房过度则伤肾",房劳损耗肾之精气,《素问·六节藏象论》阐述肾的功能时认为:"肾者,主蛰,封藏之本,精之处也。"肾为先天之本,主藏人体之精。若肾精耗损,一方面不能化生髓,另一方面阴不制阳,水不能胜火,又会耗伤阴精,造成髓虚,出现"肾气热,则腰脊不举,骨枯而髓减"(《素问·痿论》)及"髓海不足,则……胫酸"(《灵枢·海论》)等表现。

心劳,概言情志过度。《素问·阴阳应象大论》指出:"暴怒伤阴,暴喜伤阳",《素问·举痛论》:"怒则气上,喜则气缓,悲则气消,恐则气下,……惊则气乱,……思则气结",《灵枢·本神》:"恐惧而不解则伤精,精伤则骨酸、痿厥、精时自下"等,都是指情志活动过度导致的疾病。中医认为心主藏神,情志活动发于心而应于五脏,五脏气血是情志变化产生的物质基础,情志活动过度则伤五脏气血,久则气血耗伤,精气不藏。若情绪过激,甚至持续不缓解,可直接影响相关脏腑,损耗脏腑精气,造成脏腑精气失调,影响脏腑气机,进而导致疾病的产生。

除此之外,从病程长短来看,《内经》论述的劳伤包含了新劳和久劳两个方面。

新劳可以认为是具有偶发性质或短期内的过度劳伤,如"有所远行劳倦,逢大热而渴"(《素问·痿论》)、"新劳勿刺,已刺勿劳"(《灵枢·始终》)、"阳气者,烦劳则张"(《素问·生气通天论》)等论述明显指新劳。久劳可以认为是长期的过度劳作,积劳而成疾,正如《灵枢·九针论》提出的五劳:"久视伤血,久卧伤气,久坐伤肉,久立伤骨,久行伤筋,此五久劳所病也",即指长期形劳导致的形体组织损伤,最终分别耗伤五脏精气。

无论是形劳、房劳、心劳的哪一类劳伤,都可耗伤精、气、神等人体正气,造成人体阴阳失调、正气亏虚:形劳主要耗伤阳气、阴津,房劳主要耗伤肾精,心劳主要损耗脏腑精气,影响脏腑气机。

杨淑莲教授在临床中发现再障病程长,多表现为神疲体倦,心悸气短,面容憔悴,脉虚无力等虚损症状,符合"劳"之特点。

### （三）"髓劳"之定义

"髓劳"一词首见于《本草求真》，谈及胡黄连效用之时有云："大伐脏腑骨髓淫火热邪，凡骨髓劳热，五心烦热……等症，皆得以治。"《素问·阴阳应象大论》曰："肾生骨髓"，《素问·生气通天论》亦有记载"骨髓坚固，气血皆从"，精生髓，髓化血，而肾藏精生髓，因此血液生成与肾脏密切相关。"髓劳"之"劳"在于肾精亏虚，髓不生血，从"肾"论治再障有其丰富的理论依据。

2008年，再生障碍性贫血的中医病名经中国中西医结合学会血液学专业委员会与中华中医药学会内科分会血液病专业组讨论后暂定为"髓劳"。2010年，国家中医药管理局颁布的《22个专业95个病种中医诊疗方案》明确慢性再生障碍性贫血中医病名为"慢性髓劳"。如此命名，打破了既往将再生障碍性贫血归为"虚劳""血虚"的混乱现象。

虚劳乃五脏或气血亏虚所致，病情浅，多从脾胃论治；髓劳乃肾脏亏虚，难以主骨生髓所致，病位深。髓劳难复，常伴随出血及发热，此为正虚所致而非实证，多从肾论治。若仅因髓劳过程中常见并发症如出血将其归类于"血证"范畴，则难以揭示其"髓极"之本质，不能体现病势。中医"髓劳"之病名，详细阐释了其病位所在以及病情特性，继承了中医血证临床表现的同时，又与现代疾病诊疗实践相结合，丰富了再障之中医理论所在，形象地描绘出了髓劳病之中医内涵。因此，现阶段广大中医工作者将"髓劳"作为再生障碍性贫血的中医病名广泛采用，认为肾虚为本，气血亏虚为标。急性再障为"急髓劳"，慢性再障为"慢髓劳"。急性再障发病急，进展快，贫血呈进行性加剧，常伴有严重的感染和内脏出血，造血组织短期内广泛破坏，造血功能极度衰竭，治疗难度大。慢性再障起病缓慢，贫血、出血及造血组织的破坏程度相对较轻。

### （四）"髓劳"之病位

再障病程长，"虚"证贯穿疾病过程始终，病位在五脏，临床表现气血亏虚在前，肾虚精亏多在后期，即所谓"五脏之病，穷必及肾"。所以再障的发病虽与心、肝、脾、肾等脏有关，但与肾的关系最为密切，病机关键在于"肾虚"。血液亏虚所致之五脏六腑四肢百脉失于濡养而出现的诸虚劳损之症，其根本在于肾虚髓亏。

### （五）"髓劳"之病因病机

髓劳之发病，不外乎正气虚、邪气盛两个方面。邪毒入侵人体，可自口鼻皮毛而入，由卫分、气分传入营分、血分，从而波及骨髓，也可直中骨髓，骨髓受损，以至造血之源枯竭，发为髓劳。《素问·痿论》曰："肾主身之骨髓。"肾精亏虚，则化生骨髓乏源，而致"髓劳"。《医学正传·医学或问》曰："盖虚劳之征，必始于肾。"这里可以得出,骨髓为肾精所化,骨髓的充盈,主要依赖于肾精的充足。《素问·生气通天论》曰:"骨髓坚固,气血皆从。"肾为先天之本,也是一身元气之根本。肾精亏损,则气血化生障碍,进而身体各脏腑功能异常,成虚劳之症。肾精亏虚,为再障发病的根本。再障作为一种骨髓造血异常的血液病,其病位主要在骨髓。肾主骨,生髓,肾精也是化生骨髓的根本。患者由于七情内伤、房事久劳、饮食不节等,日久均可致肾精亏虚,进而形成虚劳。患者素体易急易怒,肝郁日久化火,中医讲"肝肾同源",火邪伤精耗气,易致肝肾阴虚,肾精耗损而致虚劳。肾精的充盈,也需要后天之本脾运化水谷中的精微来补充。脾气充足,才能源源不断地为肾精提供营养物质,助其维护人体之精及化生血液。因此,再障患者病位在肾,同时与肝、脾密切联系。

**（六）"髓劳"之病性**

《内经》有云:"精气内夺则积虚成损,积损成劳。"杨淑莲教授在临床中发现再障患者病程长,多表现为神疲体倦,心悸气短,面容憔悴,脉虚无力等虚损症状,或伴有五心烦热、虚烦失眠、潮热盗汗、腰膝酸软、齿鼻衄血、咽干耳鸣等肾阴虚之症;或伴有形寒肢冷、腰膝酸懒、食少便溏、面目虚浮、小便清长、虚汗自出等肾阳虚衰,温煦失司,命门火衰之症;或以阴虚、阳虚症状同时存在或不典型的阴虚症状与阳虚症状交替出现的肾阴阳两虚证者;或药毒、疫毒直中骨髓而成。肾主骨,生髓,藏精,化血,因先天不足,久病劳伤,房事过度,损伤肾脏,精不化血,精亏血少,阴阳失衡发为髓劳;心主血脉,脾主生血,肝主藏血,或因忧郁思虑,损伤心脾,或因情志不遂,肝郁脾虚,均可致气血阴阳虚衰而发为髓劳;热毒、疫毒、药毒等原因直中骨髓,导致骨髓受损,脏腑虚衰,气血阴阳亏虚发为髓劳。在诸多病因之中,先天不足、药毒、疫毒为主要病因。本病之根在肾,病位在骨髓。而肾虚火衰,温养他脏失职,累及心、肝、脾,其主血、藏血、统血功能亦相受损。且病程漫长,病久不复,以肾虚为本,脾肾虚损为主。

**（七）"髓劳"之中医辨治方略**

髓劳的临床辨证重点在"辨",《说文解字》所谓的"判"也。对患者确诊后进行诊治,需辨病情轻重、辨发病缓急、辨病程长短、辨体质强弱、辨药前药后、辨进展分期、辨气血阴阳……万变不离其宗,先"辨"而后"判",判断清楚病情后,给予对症治疗方可事半功倍、药到病除。

**1. 髓劳"首辨"轻重缓急**　髓劳临床分为急髓劳(急性再障)与慢髓劳(慢性再障)。急髓劳发病急,进展快,贫血呈进行性加剧,常伴有严重的感染和内脏出血,造血组织短期内广泛破坏,造血功能极度衰竭,治疗难度大,极其凶险。慢髓劳起病缓慢,发热、贫血、出血等症状相对较轻,属于中医学"虚劳""血虚""虚损"等范畴。慢髓劳多以面色苍白、唇甲色淡、耳鸣、心慌、气短、乏力、腰膝酸软、皮肤散见瘀点瘀斑等为主要证候特点,相对留有治疗时间。早期分清急髓劳、慢髓劳可以最大限度地挽救患者的生命。精准辨证,轻重缓急至关重要。

2. "**再辨**"病因病机 急髓劳核心病机为外感邪毒,内伤骨髓,致气血亏虚、阴阳失调,临证多见髓枯温热证,以面色苍白、壮热不退或低热持续、皮肤大片瘀斑瘀点、斑色红紫、鼻衄齿衄、口腔血疱、烦躁口渴、便干尿黄、头晕乏力等为证候特点。慢髓劳的核心病机为以肾虚为本,脾肾虚损,气血不足。临证多分为肾阴虚证、肾阳虚证、肾阴阳两虚证。肾阴虚证兼见五心烦热、虚烦失眠、潮热盗汗、腰膝酸软、齿鼻衄血、咽干耳鸣等阴虚内热之证候特点;肾阳虚证兼见温煦失司、命门火衰之症;肾阴阳两虚证者以阴虚、阳虚症状同时存在或不典型的阴虚症状与阳虚症状交替出现为证候特点。

3. "**重辨**"理法方药

(1)法随证变,方随法出:急髓劳的临床证型为髓枯温热证,治疗以清热解毒、凉血止血为宗旨,重在祛热毒之燔灼以防髓枯精竭,应用我院自拟凉血解毒汤以凉中兼散。叶天士云:"入营犹可透热转气,入血就恐耗血动血,直须凉血散血。"急性再障多见热盛动血,治疗以清热凉血为要,多选水牛角、羚羊角等以清热凉血,透邪于外。慢髓劳治疗以补肾填精、益气养血为主。应用我院参芪仙补汤加减。慢髓劳病程分为初、中、后、末四期,治疗用药分别为凉、平、温、热。即病之初常以肾阴虚为主,以滋阴补肾,稳定病情;中期常见肾阴阳两虚型,当滋阴济阳,缓解症状,巩固疗效;后、末期以肾阳虚最为常见,应温补肾阳,填精益髓,促进生血,恢复造血功能。

(2)证变法亦变:在治疗急髓劳的过程中,随证调整肾之阴阳是治疗成功的关键。但急性再障,并非千篇一律"髓枯温热证",少部分急性再障患病之初,就诊较早,病变程度尚轻,但血象、骨髓象呈典型表现,治疗应辨证论治,不可一味清热解毒。在治疗过程中,部分急性再障经清热凉血解毒法治疗后热退血止,亦可出现典型慢性再障证型,此时应按慢性再障辨证加以治疗,且可遵循凉、平、温、热之用药规律。慢性再障治疗切不可一概而论,单从"肾"论治亦不能完全覆盖患者的所有证型,部分患者合并肝瘀、肝火、脾虚等表现,需从临床出发辨证治之。

杨淑莲教授带领科研团队进行了一次大规模回顾性研究:统计廊坊市中医医院 2000—2009 年 1 427 例再生障碍性贫血患者资料,调查慢性再障中医辨证分型情况,得出结果为肾阴虚型 856 例(约 59.99%),肾阴阳两虚型 424 例(约 29.71%),肾阳虚型 147 例(约 10.30%);730 例重型再障中医辨证急髓劳髓枯温热型 674 例(约 92.33%),虚寒型 56 例(约 7.67%)。证实慢性再障肾虚者多见,临床分型以肾阴虚型最为常见,肾阴阳两虚型次之,肾阳虚型最为少见,治疗以肾为本、分期治疗,病情稳定;重型再障以起病急骤、病势凶险、进展迅速、病死率高为特点,多伴有发热、出血、感染等表现,符合温热病特征。急髓劳髓枯温热型最为常见,急髓劳髓枯虚寒型多见于疾病晚期。

（八）髓劳之规范性诊疗

**1. 急髓劳规范性诊疗研究**　急髓劳起病急剧且凶险,一般病程较短,贫血呈进行性加重,伴有严重的内脏出血和难以控制的严重感染,病势较急,预后较差,甚至危及生命。在输血、止血、抗感染等急救治疗的同时,应结合中医辨证治疗。

我院 20 世纪 70 年代发现重型再障患者应用慢性再障的补肾治疗（"补阳热更炽,滋阴血不生"）,疗效欠佳。经过大量临床探索,我院应用中医脏腑辨证、病因辨证和卫气营血的辨证方法综合加以分析,认为本证为造血之源肾精枯竭,外感温热毒邪所致,并组成了具有滋阴补肾、凉血止血、散风清热功效的"凉血解毒汤"。经此法治疗,患者热退,各种出血停止,病情趋于稳定,同时给予西医治疗,患者血象、骨髓象逐渐恢复正常。我院于国内首倡清热凉血解毒法治疗重型再障,自拟凉血解毒汤,取得良好疗效。

急髓劳患者多发热、起病急骤、舌红苔黄、脉洪大数疾、肌衄、鼻衄、齿衄、烦躁口渴、便干尿黄。多因患者禀赋薄弱,外感六淫,邪气过盛,直伤骨髓精气,髓亏肾虚精耗,本源受损,气血无以复生,而致四肢百骸失养。我院历经 40 余年临床研究,首创凉血解毒法治疗急髓劳取得明显的治疗效果。凉血解毒汤是集《备急千金要方》清热解毒、凉血止血之犀角地黄汤,《济生方》清散上焦温热之邪的苍耳子散,《卫生宝鉴》泻火坚阴、固精封髓之三才封髓丹共同组合而成。方中羚羊角粉、牡丹皮、生地黄清热凉血,黄芩、苍耳子、板蓝根清热解毒,女贞子、白芍、天冬、麦冬滋阴清热。

1977—1983 年年底,我院观察治疗急性再障 25 例,约占同期住院再障贫血患者的三分之一。经远期随访观察,其中治愈 14 例,占 56%;缓解 6 例,占 24%;明显进步 1 例,占 4%;死亡 4 例,占 16%。1998 年底,我院报道了凉血解毒汤联合雄激素治疗重型再障的临床观察,疗效显著。另,我院开展了以环孢菌素 A 联合中药治疗难治性重型再生障碍性贫血 37 例临床疗效观察、中药合并小剂量环孢菌素 A 治疗重型再生障碍性贫血 20 例临床观察、凉血解毒汤治疗急性再生障碍性贫血的机制探讨等研究,均证实凉血解毒法治疗急髓劳疗效显著,故总结出治疗急性再障热象明显时慎用补肾法,治疗时必当斟酌药量,忌猛剂妄投,应随证巧妙加减,用药以凉但切勿过于苦寒,以清凉透散为要。同时,应善于辨证,以测脉为依据,或凉血解毒贯穿疾病始终,或热退血止,脉证相符时予补肾生血,遵循急则治其标的原则以清热凉血,驱邪外出。

目前国家中医药管理局重点专科协作组辨证治疗方案:证候特点:起病急骤,面色苍白,壮热不退,头晕目眩,心悸气短,泛发紫癜,斑色红紫,齿鼻衄血,尿血、便血、崩漏不止,神昏谵语,意识障碍,舌红,苔黄或黄腻,脉洪大数疾。治疗原则:清热解毒,凉血止血。方药选择:犀角地黄汤合清瘟败毒饮加减。

我院成果:清热解毒、凉血止血。急髓劳发病急、进展快,此期是治疗的关键,中医用药应以清热解毒,辅以凉血止血以减轻发热、出血等症状。我院总结多年治疗经验自创凉血解毒汤,开创了以清热解毒、凉血止血法治疗重型再障的先河,并进一步精细化,研制出院内制剂羚黄凉血颗粒,症状缓解后则按慢性再障进行辨证论治。凉血解毒汤(或我院院内制剂羚黄凉血颗粒)(羚羊角粉、牡丹皮、生地黄、女贞子、白芍、天冬、麦冬、黄芩、板蓝根、甘草)。方中羚羊角粉、牡丹皮、生地黄清热凉血止血;女贞子、白芍滋阴清热养血;天冬、麦冬养阴生津;黄芩、板蓝根清热解毒;甘草调和诸药。诸药合用,共奏清热解毒,凉血止血之功。

**2. 慢髓劳规范性诊疗研究** 20 世纪 70 年代中国中医科学院西苑医院经 14 年治疗再障贫血 3 000 余例,用以补肾为主的中药,其有效率可达 85.4%。并报道了大菟丝子饮和十四味建中汤分别用于肾阴虚和肾阳虚动物模型的实验结果显示,补肾阴、补肾阳都有益于造血干细胞,都能对抗环磷酰胺对造血干细胞的毒害作用。

20 世纪 70 至 80 年代,我院以补肾为主治疗再障,经过 10 年统计,发表了 8 篇文献,对 756 例患者疗效分析,基本治愈、缓解率 63.10%,总有效率 83%~94.44%,平均有效率 88.96%。这拉开了从肾论治的序幕。后国家中医药管理局制定慢髓劳中医诊疗方案:肾阴虚,给予左归丸滋阴补肾,填精益髓;肾阳虚,给予右归丸温阳补肾,填精益髓;肾阴阳两虚,给予左归丸合右归丸以滋阴济阳,填精益髓。

1990 年,我院通过对患者骨髓象的研究,发现造血干细胞缺损型多为肾虚,慢性再生障碍性贫血居多,治疗上应用参芪仙补汤加司坦唑醇疗效较好。与细胞、体液免疫有关的病例多属急髓劳髓枯温热型,急性再障居多,治疗上应用凉血解毒汤,并辅以必要的输血、抗感染、止血等对症治疗。研究符合西医学的发病机制,也充分证明补肾药物可促进造血功能的恢复,而清热解毒药物可调节机体免疫功能。

另,研究显示,补肾益髓方药可升高慢性再障患者的粒细胞－巨噬细胞集落刺激因子(GM-CSF)、IL-3、干细胞因子(SCF)、促红细胞生成素(EPO)等正调控因子水平,降低异常升高的 γ- 干扰素(IFN-γ)、肿瘤坏死因子 -α(TNF-α)等负调控因子水平。西苑医院开展应用以补肾中药为主的中西医结合治疗再障的免疫学机制及疗效预测指标研究,成果显示,其疗效可靠,具有调节免疫功能作用,促进造血恢复,CD3$^+$CD8$^+$、CD3$^+$CD8$^+$HLA-DR$^+$、CD8$^+$CD45RO$^+$ 可作为再障疗效评价的指标用于临床实践。

从 20 世纪 70 年代至今,大量文献显示补肾治疗慢性再障疗效可靠,基本治愈率达 50%~60%,总有效率达 85%~95%。不同的优化组方总有效率略有提高,但治愈率没有质的变化。如何在补肾填精的基础上提高慢性再障治愈率,值得进一步探索。针对慢性再障肾虚者以腰膝酸软,低热盗汗,心烦口渴,耳鸣,手足心热,或形寒肢冷,失眠多梦,便干尿黄,或食少便溏症状为主,气血两虚者以面色苍白,唇甲色淡,头晕乏力,心慌,气短,肌肤不泽,两目干涩,眩晕乏力,舌淡,苔白,脉细为主。李东垣提出:"血不自生,须得生阳气之药,血自旺矣","阳旺则能生阴血"。肾藏精,主骨生髓,肾虚不能生精,精血同源,故而血虚。血虚则气无所依附,终致气血两虚,故肾虚为髓劳之根本。浙江中医药大学发表文章,对补肾益气法与单纯补肾法治疗慢性再生障碍性贫血的临床疗效比较,同样证实补肾益气法可能通过改善骨髓造血微环境,调节造血生长因子,减少造血负调控因子,促进造血干/祖细胞增生,抑制造血干/祖细胞凋亡,从而调控骨髓造血功能,起到治疗再障的作用,且效果优于单纯补肾中药。

2000 年 1 月—2003 年 10 月,我院开展在常规治疗的基础上加用黄芪注射液治疗 35 例再障的对照治疗研究,总有效率达 85.7%。其后的"黄芪注射液治疗慢性再生障碍性贫血的临床观察及其免疫调节作用的研究"表明,黄芪生用能益气固表、利水消肿、托毒生肌,炙用能补中益气,可增加机体的非特异性免疫功能,具有较好的保护和双向调节作用。通过改善 T 淋巴细胞比例及减少 TNF-α, IL-2 等造血负调控因子的释放,解除对造血功能的抑制,促进造血干细胞增殖,产生刺激骨髓造血的效应,恢复造血功能,使患者整体疗程缩短,症状趋于稳定,进一步证实补肾加补气血治疗,疗效显著。

2010 年,我院相关研究"再障生血颗粒治疗再生障碍性贫血的临床观察"应用我院再障生血颗粒系列(仙芪生血颗粒和参胶生血颗粒)治疗慢性再生障碍性贫血，对照组 163 例，口服康力龙每次 2~4mg，每日 2~3 次；治疗组 165 例，口服再障生血颗粒，肾阴虚型服用仙芪生血颗粒，肾阳虚服用参胶生血颗粒，肾阴阳两虚型按阴阳虚损程度灵活服用以上两种颗粒制剂，治疗后两组均以红细胞系升高明显，基本治愈为 37.6%，总有效率达 87.3%。

目前，国家中医药管理局重点专科协作组辨证治疗方案分为以下三型：

肾阴虚证：面色苍白，心悸气短，头晕乏力，颜面潮红，腰膝酸软，五心烦热，潮热盗汗，口干咽燥；质淡红，少苔或无苔，脉细数。治疗原则：滋阴补肾，填精益髓。方药选择：左归丸加减。

肾阳虚证：面色苍白，心悸气短，头晕乏力，面目浮肿，腰膝酸软，畏寒肢冷，夜尿频多，食少便溏；舌体胖大边有齿痕，苔白滑，脉细弱。治疗原则：温补肾阳，填精益髓。方药选择：右归丸。

肾阴阳两虚证：兼具肾阴虚、肾阳虚的症状，舌脉或为阴虚表现，或为阳虚表现。治疗原则：滋阴济阳，填精益髓。方药选择：桂附地黄丸。

我院主持完成的国家"七五"重点科技项目提出了再障初、中、后、末期及凉、平、温、热的病程以及用药规律。经统计，86% 的慢性再生障碍性贫血符合此规律，为指导中医临床治疗提供了依据。

我院自创参芪仙补汤加减治疗再障。人参大补元气，温肾阳、固肾气，补先天而防气血进一步耗散；黄芪大补中气，温脾阳、益脾气，以生化气血。以上共为君药。仙鹤草兼具凉、散、敛、清等作用，为臣药。本方用之重在凉血、散瘀、收敛、清热，而针对再障之出血为治，同时配伍参、芪以益气敛血。补骨脂重在温补脾肾、补骨生髓，直达再障之骨髓造血衰竭之病灶，为佐助药，助参、芪益气填精生髓。肾阴虚，加女贞子、墨旱莲、知母、黄柏、山萸肉、枸杞子等滋阴补肾；肾阳虚，加菟丝子、淫羊藿、鹿角胶、巴戟天、肉苁蓉等温阳补肾；肾阴阳两虚，阴阳同补。

我院研制院内制剂：即病之初常以肾阴虚为主，以滋阴补肾，稳定病情，研制出仙芪生血颗粒；中期常见肾阴阳两虚型，当滋阴济阳，缓解症状，巩固疗效，研制出参耳生血颗粒；后、末期以肾阳虚最为常见，应温补肾阳，填精益髓，促进生血，恢复造血功能，研制出参胶生血颗粒。

我院开展多项课题均从不同角度证实系列中药制剂治疗再生障碍性贫血疗效可靠。其中，基础研究：将急性再障患者骨髓细胞进行体外培养试验，发现凉血解毒汤可以下调急性再障患者骨髓中造血负调控因子 IFN-$\gamma$、sIL-2R 分泌。临床研究：凉血解毒汤并小剂量环孢菌素 A 治疗重型再障 30 例，治愈 14 例，缓解 11 例，总有效率达 83.3%。凉血解毒汤配合西药治疗急性再障

130 例临床观察,基本治愈 38 例,缓解 51 例,明显进步 15 例,总有效率 80%。同时,研究证实凉血解毒汤可显著提高急性再障患者的生存质量。

2013 年,我们开展了"仙芪生血颗粒对再障患者红细胞参数的影响"研究,观察经过 3 个月口服仙芪生血颗粒治疗的再障患者,发现患者的血红蛋白升高较红细胞计数升高显著,并可对红细胞比容(HCT)、平均红细胞体积(MCV)和红细胞体积分布宽度(RDW)等红细胞参数产生影响。中医通过补益脾肾、益气养血等作用促进造血功能的恢复,增加血细胞的生成。

再障病程长,需长期用药治疗,并且随着病情变化,临床证型也有相应改变,辨证论治为中医治疗再障的核心,对再障的治疗不可局限于"一证一型"。

**3. 分期论治**

(1)急髓劳:发病急,进展快,多表现为高热汗出,脉洪大而数,究其病因为"温、热、毒邪"直伤髓血而发病。初期患者贫血、出血症状明显,病机以邪盛正虚为主,温热毒邪不去,正气难复。此期是治疗急髓劳的关键,用药应以清热解毒为主,辅以凉血止血以减轻发热、出血症状。急髓劳中期以邪衰正虚为主,宜清热养阴。后期邪去正气未复,以肾精亏虚为主,宜填精益髓。三阶段治疗当谨记初期忌滋补,中期忌温热,后期方可温肾填精。

(2)慢髓劳:一般辨为肾阴虚型、肾阳虚型、肾阴阳俱虚型,分为初、中、后、末四期,遵循凉、平、温、热独特用药规律。

初期以凉为主:慢髓劳初期肾不藏精,精不化血,阴虚血少而呈现五心烦热、盗汗、虚烦不眠、口干舌燥、齿龈渗血、舌质淡干少津、脉弦细数等阴虚证。治疗上应以滋阴补肾、填精益髓为主,佐以凉血止血。用药以凉为主,忌用大剂温补,反致虚不受补。

中期以平为期:治疗上应该把滋补肾阴与温补肾阳方药同时兼顾。本阶段用药以滋阴济阳之平补药物为主,不可过于温热或滋腻,以免伤及肾之阴阳。这一阶段为时不长,患者较快就会转为病情稳定,脉证相符的肾阳虚证型。

后期以温为贵:慢髓劳患者,由于脏腑虚损,日久导致肾阳虚衰。阳固则阴存,阳生则阴长,治疗上就应予以温补肾阳,填精益髓,用药多温而不燥,补而不峻。

末期以热为要:末期阴阳渐趋平衡,但尚未达"阴平阳秘",阴、阳虚损症状多不明显,舌、脉象接近正常,往往难于辨证,造血恢复多出现一个停滞平台期。本期用药应重用辛热药物,选择附子、肉桂等峻补肾阳为要。

**(九)并发症中医辨治**

**1. 脾胃运化不足**　脾为后天之本,脾气不行,补肾罔然。《灵枢·决气》

云："中焦受气取汁,变化而赤,是为血。"指出血液是以脾胃从饮食水谷摄取的精微物质为基础,"变化"而生成。慢性再障用药多以养血补阴为主,药性多滋腻,如阿胶之品,久服易伤及脾胃,故用药时需注意调理患者的脾胃功能,不仅可滋气血生化之源,亦可保证补肾药物充分发挥治疗作用,常用方剂有归脾汤、黄芪建中汤等。髓劳常用的补肾滋阴养血药物,如阿胶、黄精、熟地黄,久服多滋腻,易伤及脾胃,对于病久脾气呆滞的患者少佐陈皮、砂仁、焦三仙以助和胃消食,确保后天水谷之源可化为精血。

**2. 防治出血**

(1)根据证候不同:若实热出血,方用黄连泻心汤、犀角地黄汤等经方进行加减;阴虚内热出血,方用大补阴丸、茜根散化裁;气虚出血,酌配补气升提之品,如升麻、黄芪之类。出血在急、慢性再障各证型中均可见,此时应在补肾基础上注重清热凉血、滋阴止血、补气止血药物的应用。

(2)根据出血部位不同:如鼻衄,其血色深红,伴头痛目眩、急躁易怒、心烦不安、舌苔黄燥、脉数者,证属肝火为患,用煅牡蛎、菊花、青蒿清肝经热邪,同时加用血余炭、侧柏炭凉血止血;消化道出血者,急则治标,多用蒲黄炭、白及粉、大黄粉(炭)冲服。尤其是白及粉,其性胶黏,有很好的收敛止血及生肌作用,配合大黄粉使用,止血效佳。尿血、便血等下部出血,酌加白茅根、小蓟草、黄柏炭、槐花等。

(3)根据"瘀血不去,新血不生":临床诊治不能仅见出血便一味止血,再障患者一般病程较长,病久则多虚多瘀。临床常加用活血化瘀之品,如三七可活血止血,对有瘀血内停又有出血者更为适宜,同时三七还可补益正气,还有"参三七"之名;鸡血藤既可补血又可活血,且补血不留瘀,活血不伤正;"丹参一味,功同四物",可补可活,杨教授特以阿胶珠、三七粉、羚羊角粉适量冲服治疗本病出血,可达化瘀生新、凉血止血、补血不留瘀之功效,方便服用,收效较好。

**3. 固护齿龈** 依脏腑经络理论,齿、龈和肾、胃及大肠密切相关,观察齿和龈的变化可初步测知肾和肠胃的病变,评估气血阴阳的盛衰。如牙齿燥如石,但仍有光泽,一般为胃热津伤的征象;牙齿稀疏松动,齿龈外露者,多属肾虚或虚火上炎;牙齿燥如枯骨,则为肾阴枯竭,病情深重,预后不良。龈肉萎缩且色淡,多属胃阴不足或肾气虚乏;牙龈溃烂,多为脏腑蕴热;齿龈红肿者,多是胃火上炎;牙床漫肿可为服用环孢素等药所致;牙龈出血,多见于胃火炽盛证和阴虚火旺(体内阴精亏损,出现虚火亢盛)证;对牙周炎症状明显者,可配合冰硼散及锡类散溶于生理盐水中含漱,解毒消肿止痛疗效肯定。齿衄出血如涌,伴口臭,辨证属胃经实热者,一般以清胃汤加减;对牙龈腐烂,淡血渗流不已,辨证属胃经虚火者,常用补中益气汤加减;对齿衄血点滴而出,牙微痛口不臭,辨证属肾经虚者,多用六味地黄丸加减。

**4. 辨治发热**　根据发热原因辨证施治:对辨证为阴虚内热或血虚发热的非感染性发热,在辨证论治基础上,应多选用地骨皮、当归、青蒿、龟甲、玄参、知母、黄柏等以滋阴清热;对辨证为实热的感染性发热的患者,可在犀角地黄汤基础上按卫气营血辨治,随证调方。针对应用 ATG 治疗后的急髓劳患者,免疫力低下,易合并感染等症状,可在辨证论治的基础上加玉屏风散以起到益气固表、疏风扶正的作用。

**5. 活血以祛铁**　髓劳患者常合并铁过载。铁过载是指铁在体内过度沉积,并导致重要脏器(尤其是心脏、肝脏、垂体、胰腺和关节)的结构损害和功能障碍。该疾病可影响骨髓造血恢复,严重者可诱发肝、心、胰腺等脏器功能不全。铁过载患者临床主要症状有面色黧黑、肌肤甲错、固定刺痛、肢体麻木等。《中医基础理论》载:"离经之血不能及时排出或消散,则变为瘀血。"多次输血导致外源性铁负荷显著增加,"铁"类似有形的实邪,在脉道内与血结合,压迫、阻塞脉络,致血运受阻,而形成血瘀。铁过载所致各种功能异常可看作"瘀血"沉积于各组织器官,气血运行不利,脏腑组织失荣失用的表现。由于瘀血内阻而引起的病变,即为血瘀证。依据《至真要大论》"结而散之,留而攻之",予活血化瘀法,以达消散瘀血、促进血行。而再障多伴有血小板减少,单纯活血化瘀易加重出血风险,临床中应评估后综合辨证施治。《中药学》载:"三七既能止血,又能化瘀……"中药三七不仅能化瘀血,也能止血生血,为活血止血的圣药。有相关研究证实,三七能够增加血小板数量,促进多功能造血干细胞的增殖,具有造血作用,避免了临床上化瘀导致出血的风险。同时有研究报道,三七总皂苷能降低脑内铁离子,促进转铁蛋白的增多,为三七总皂苷注射液治疗铁过载提供了现代研究依据,使其成为临床上有效安全的"中药"铁螯合剂。杨教授应用具有化瘀止血作用的三七总皂苷注射液来观察 MDS 合并铁过载 30 例(完全反应 16 例,微小反应 4 例,总有效率约为66.67%),为活血化瘀治疗铁过载提供了临床依据。

**(十)"髓劳"之医护养相结合**

在髓劳治疗过程中依据中医证型为主,结合起居、饮食、情志、心理、健康教育的中医整体护理模式,对患者进行全程医、护、养指导,能够起到积极的作用。

**1. 生活起居**　当髓劳患者出现疲乏无力时,需要注意:改变体位时,如起床、蹲起等动作应缓慢;生活起居有规律,保证足够的休息和睡眠时间,避免过度劳累；保持饮食均衡，摄入富含营养的食物；适量进行轻度的体育锻炼，如散步、温和的有氧运动；注意保持良好的个人卫生，勤洗手，避免与病患接触，减少感染的风险；保持积极的心态，寻求支持和理解，如症状反复或加重，必要时到医院就诊。

2. **调畅情志** 髓劳患者病程长，长时间的治疗使患者心存焦虑。脾胃为先天之本，气血生化之源，忧思伤脾，会加重病情，因此调畅情志对髓劳患者至关重要。首先患者需要做好情绪管理，如深呼吸、冥想、放松训练和积极思考；合理安排工作和休息时间，避免过度劳累和过度压力；保持适度的活动和休息，确保足够的睡眠时间；发展自己的兴趣爱好，如音乐、绘画、园艺、运动等；其次患者家属需多与患者沟通，可以加入支持群体或与其他再障患者进行交流，互相理解和支持；适当安排休假或度假时间，远离疾病和工作的压力，放松身心；必要时寻求专业的心理疏导和心理治疗，与心理医生或心理咨询师合作，探索并处理内心的情绪和挑战；与医生和专业团队保持沟通，寻求他们的建议和指导。

3. **饮食调护** 髓劳患者平素脾胃虚弱，气血不足，饮食调护在日常护理中至关重要，饮食有节，起居有常，为日常护理之根本。①增加营养摄入：包括蛋白质、维生素和矿物质，如绿叶蔬菜、肉类、鱼类、豆类、坚果和水果等。②增加纤维摄入：摄入足够的膳食纤维有助于促进消化和排便，维护肠道健康，可以选择食用全谷类、绿叶蔬菜、水果和豆类等富含纤维的食物。③避免刺激性食物：避免摄入刺激性食物，如辛辣食物、咖啡、浓茶和烟酒等。另外需保持规律的进食时间，避免暴饮暴食或过度饥饿。可分多次进食，保持适度的饱腹感，有助于消化吸收。饮食调护应根据个体情况进行，最好在专业医生或营养师的指导下根据患者的具体病情、体质和营养需求制订个性化的饮食计划。

### 三、"髓劳"理论的外延

#### （一）"髓劳"理论含义之外延

髓劳一词首见于《本草求真》。现代中医学命名的"髓劳"定义，是指因先后天不足，精血生化乏源，或外来因素如药毒或其他理化因素伤正，邪毒瘀阻，新血不生，以出血、血亏、易感外邪为主要表现的劳病类疾病。本病分为急性和慢性，其中急性患者病势凶险，常因邪毒炽盛、严重出血而导致死亡；慢性患者病势虽缓，但病程长而不易根治。再障的临床症状以乏力、头晕、心悸气短、面色苍白等血虚症状为主。《常见血液病的中医分类与命名》将再障命名"髓劳病"，重型再生障碍性贫血命名"急髓劳病"，轻型再生障碍性贫血命名"慢髓劳病"。

骨髓增生异常综合征（MDS）是一组异质性克隆性造血干细胞疾病，属中医学"虚劳"范畴。《规范常见血液病中医病名建议》确定其"髓毒劳病"的病名。"髓"表示其病位，"毒"表示其病性，"劳"表示疾病的外在症状。其临床表现多以心悸、气短、头晕、乏力为首要症状。《不居集》亦有"先因劳而致虚，由虚而致怯，怯久而致损，故痨瘵自渐而深"之说，认为虚损病深则为劳瘵。马慧淼等研究发现 MDS 至 AML 发展恶化进程中，与"虚—损—劳瘵"演变进程极为相近，进一步拓展了髓劳理论的指导病种。现代医家谢淑红认为，本病初期以气血两虚为主，治疗扶正补虚为主，重在改善贫血等症状。杨淑莲教授认为，低危的 MDS 表现以正虚为主、邪实为辅，多因患者先天禀赋不足、气阴亏虚，后天失养、劳倦内伤所致。肾为先天之本，主骨、生髓，肾阴虚，可引发热毒，灼伤肾精，致使肾精亏虚，精血同源，精亏则血虚；脾为后天之本，主统血，是后天生化之源，过度劳倦、饮食失调可导致脾胃虚损，气血生化乏源，脾气虚则无力摄血，气血瘀滞，髓海瘀阻，诱发疾病。与脾、肾关系最为密切。《血证论·脏腑病机论》云："脾统血。血之营运上下，全赖乎脾。脾阳虚则不能统血，脾阴虚又不能滋生血脉。"《张氏医通》云："人之虚，非气即血，五脏六腑莫能外焉，而血之源头在乎肾，气之源头在乎脾。"故而认为，脾、肾与血的关系十分密切。又肾乃先天之本，主骨生髓藏精气，精化生为血；脾为后天之本，气血生化之源；先天肾精有赖于后天气血精微的濡润。在低危 MDS 的发病过程中，常以本虚为主，脾肾亏虚无以化生气血，清阳不升则症见乏力头晕，若脾虚统血无权，则可出现血溢脉外而发为衄血；若肾虚精血衰少，阴亏火旺，灼伤脉络则可出现迫血妄行。此时应以益气养血为主，清热解毒为辅。

### （二）"髓劳"诊断方法之外延

在中医传统望、闻、问、切四诊合参基础上，杨淑莲教授应用舌诊仪观察了再障不同中医证型的舌象特点，以及 MDS 气阴两虚夹瘀证的舌象特点及血常规指标变化关系。气阴两虚者，以面色无华，气短乏力，自汗或盗汗，五心烦热，重者衄血或便血，或皮肤紫斑，舌淡嫩苔少，脉虚大无力为主症；脾肾两虚者，以面色苍白或虚浮，纳呆便溏，腰膝酸软，畏寒怕冷，重者衄血或便血，或皮肤紫斑，舌淡胖苔水滑，脉沉细为主症。Bejar R 等通过多变量 Cox 回归模型分析发现，MDS 存在 ASXL1、TP53 以及 RUNX1 基因突变，具有独立的预后意义，总体生存率较低。研究中，ASXL1、TP53 以及 RUNX1 基因突变只出现在脾肾两虚组，而气阴两虚组未发现类似现象。结果提示，脾肾两虚组更易出现多个基因突变共存，且携带的突变基因预后不良，也与疾病的进展、分期相关。杨教授在多年的临床实践中,发现了这一现象,通过患者舌脉症辨证用药,以期提高患者的生存期,改善预后,从不同角度结合现代医学技术拓展了"髓劳"理论的诊断方式、方法。

### (三)"髓劳"理论治疗疾病的外延

杨淑莲教授认为,髓劳是骨髓发病,以劳为症状。在临床中,MDS 的患者早期以全血细胞减少为主要症状,与髓劳相似,从中医学角度而言,大多数医家认同其病机之根本在于脾肾亏虚,邪毒内阻,疾病特点为"本虚标实,虚实夹杂"。本虚即为五脏气血阴阳之诸虚不足,正气虚损,复感于邪毒。邪毒内蕴,深藏于精血骨髓之中,阻遏气血生化,因虚致病,因病致毒,因毒致瘀,毒瘀互阻,暗耗人体精血,导致精亏血少,形体失充,呈现一派虚损之象。故MDS 依据其证候特征,借鉴髓劳的病名,体现其毒之特性,中医命名为"髓毒劳"。"髓"字体现了本病病位和肾精亏虚的本质,代表病位;"劳"即虚劳,代表病状;毒为 MDS 病机之本,代表病性,比较全面地涵盖了疾病的本质和内涵。MDS 病位涉及五脏六腑,多责脾、肾两脏。机体气血亏虚是本病发病的基础;MDS 主要病变部位在脾、肾和骨髓。在疾病的不同发展阶段,因其正邪消长而表现出正虚为主、邪实为次或邪实为主,正虚为次等虚、实偏重的不同,甚至出现"阴阳两虚""气不摄血""阳虚血脱"等证候及"亡阳亡阴"之危候。故本病为虚实夹杂,本虚标实之证。本虚以气阴(血)亏虚为主,标实以热毒内蕴、瘀血阻滞多见。对低中危患者,以促进造血、改善造血微环境为主,早期多见气阴两虚或脾肾两虚,治疗以扶助正气为主;本着治病求本的原则,立足脾肾,从脾肾论治,指出 MDS 疾病早期应以补虚扶助正气为主,后期应加强解毒祛瘀。选方六味地黄丸合香砂六君子汤加减以健脾补肾。熟地黄有滋阴补肾之效、山萸肉可补养肝肾、山药可补益脾阴,此三药共奏滋养肝脾肾之效;泽泻利湿泄浊,牡丹皮清泄相火,茯苓淡渗脾湿,太子参益气健脾,白术健脾燥湿,茯苓渗湿健脾,陈皮、木香芳香醒脾,半夏祛痰化湿,砂仁健脾和胃、理气散寒,甘草调和诸药。同样,可加用青黛及雄黄治疗以解毒化瘀,阳虚甚者还可加仙茅、淫羊藿、巴戟天等,脾虚明显者加炒砂仁、莲子肉、炒扁豆等,也可参照再障的治疗方法以补肾健脾、益气养阴为主,方选生脉散合大补元煎加减。

### (四)"髓劳"理论情志调护之外延

杨淑莲教授团队认为以虚证为主的血液病,病情多变,病程较长,免疫功能低下,饮食调护占有重要地位,以起到"未病先防,既病防变"的作用。"夫人禀五常,因风气而生长,风虽能生万物,亦能害万物……若人能养慎,不令邪风干忤经络……"故应慎起居，调情志，避免劳累，饭前饭后漱口，给予清淡富于营养、易于消化的食物，忌食辛辣刺激之物，少食生冷难消之品。保持大便通畅，每天以温开水洗肛门，床单、内衣均须勤换，避免交叉感染。阴虚者则清补忌温补，阳虚者宜温补忌生冷。对体虚易感患者，可予红枣、枸杞、黄芪、西洋参之品以补气健脾；对出血明显患者可予藕节、小蓟草、白茅根之类凉血止血。生活起居要有规律，避免风寒、劳累，保持大便通畅，避免磕碰；保持心情舒畅，避免烦躁、焦虑等不良情绪；注意口腔、肛周、皮肤清洁卫生；对重度粒细胞缺乏的患者应采取一定的隔离措施，以防外源性感染。保持心情舒畅，紧密与医务人员配合，坚定战胜疾病的信心。

## 第三节 "髓毒劳"理论辨治骨髓增生异常综合征

骨髓增生异常综合征（MDS）是一组异质性髓系克隆性疾病，特点是髓系细胞分化及发育异常，表现为无效造血、难治性血细胞减少、造血功能衰竭，高风险向急性髓系白血病转化。本病主要临床表现为反复感染、发热、出血、难治性贫血、肝脾淋巴结肿大等。目前，MDS仍是药物难以治愈的疾病，属于临床急危重症，中西医治疗疗效欠佳。杨淑莲教授结合精准医疗理念对MDS的中医辨治规律进行深入探讨，探索出独特的"髓毒劳"诊疗思路和方法。

### 一、"髓毒劳"理论的形成与发展

MDS是现代医学的一组临床综合征，其特点包括三个方面：一是外周血细胞减少导致的症状，如贫血、感染、发热、出血等；二是骨髓细胞发育异常导致的无效造血或原位溶血；三是克隆异常导致的向白血病转化。中医临床多从气血阴阳不足、精亏髓枯等角度论治本病，将其归属于"虚劳""髓枯"范畴。2008年，中国中西医结合学会血液学专业委员会与中华中医药学会内科分会血液病专业组将MDS的中医命名规范为"髓毒劳"。杨淑莲教授认为MDS由骨髓造血干/祖细胞异常引起，"髓"字体现了本病病位和肾精亏虚的本质。《灵枢·经脉》曰："人始生，先成精，精成而脑髓生，骨为干……血气乃行。"说明精是人体气血化生的物质基础。肾藏精，精血同源互化，精亏则血虚。《张氏医通·诸血门》论述气血生成的过程："经言血之与气，异名同类，虽有阴阳清浊之分，总由水谷精微所化。其始也，混然一区，未厘清浊；得脾气之鼓运，如雾上蒸于肺而为气；气不耗，归精于肾而为精；精不泄，归精于肝而化清血；血不泻，归精于心，得离火之化，而为真血，以养脾脏，以司运动，以奉生身，莫贵乎此。"说明肾精在血液生成中具有重要作用。"劳"即虚劳,为 MDS 病机之本,体现病情与病性。"虚劳"作为病名首见于《金匮要略》。《医宗必读》曰:"夫人之虚,不属于气,即属于血,五脏六腑莫能外焉,而独举脾肾者,水为万物之源,土为万物之母,两脏安合,一身皆活,百疾不生。"可见脾肾亏虚是导致虚劳的重要病机。MDS 常见的难治性贫血、出血等症状即为虚劳之症。"毒"为病机之标,中医学中毒有内毒和外毒之分。外毒多指疫疠之气、六淫之邪、药石之毒,与现代医学发现的 MDS 诱发因素如病毒感染、化学性致癌物质、电离辐射、环境污染等相似;内毒多由邪热或痰浊瘀血等病理产物蕴结日久导致。MDS 常见的感染、发热、肝脾淋巴结肿大等症状即热毒内蕴、瘀毒内生之象。《广雅》曰:"毒,犹恶也……害也。"故"毒"也体现了 MDS 易向白血病转化、难以根治的特性。

## 二、"髓毒劳"理论的内涵

### (一)病症结合,精准辨证

杨淑莲教授认为,虽然辨证论治乃中医理论之精髓,但现代疾病谱远比古代繁杂,单纯强调辨证论治难以体现中医诊疗体系之全貌,还需在辨证论治基础上进行辨病论治和对症治疗。精准医疗是基于基因组、蛋白质组和药物组等组学技术,精准寻找疾病的原因和治疗靶点,从而实现对疾病的精准诊断和精准治疗。近年来,二代测序技术开启了 MDS 精确诊断和精准治疗的新起点。世界卫生组织(WHO)2001 年颁布了 MDS 细胞形态学、免疫学、细胞遗传学和分子生物学分型标准(MICM 分型标准),并于 2016 年结合表观遗传学、二代基因测序技术对该标准进行了修订。面对精准医疗的快速发展,杨淑莲教授认为,借助新兴医学进一步提高中医辨证的精确度,使中医辨证论治与现代技术有机结合,做到病症结合、精准辨证,从而提高中医疗效,是亟待解决的问题。目前中医对 MDS 辨证和治疗的认识多来自专家经验,相关大样本数据分析还有待完善,临证难免诸法并立、方出多源,从而使 MDS 的中医疗效难以提高。杨淑莲教授曾对 150 例 MDS 患者的中医证型进行分析:八纲辨证结果显示,患者证型以正气亏虚为主,气(阳)虚、阴(血)虚者均较常见,气阴两虚或兼夹热毒、痰浊、瘀血者亦多见,单纯邪实者少见,故认为 MDS 病机以气血阴阳亏虚为本,以瘀血、痰浊、热毒为标;脏腑辨证结果显示,肾虚者 135 例,脾脏受累者 67 例,伴心气虚者 36 例。对上述辨证结果进行综合分析,得出 MDS 病机以虚劳为本,涉及肾精、脾气、心血亏损,以兼夹温毒、痰浊、血瘀为标,病位在髓,辨证以气阴(血)两虚、脾肾两亏、瘀血阻滞三型为主。在此基础上,杨淑莲教授带领团队进一步分析了100例MDS患者WHO预后积分系统(WPSS)评分与中医辨证的关系:从预后积分危险度分组来看,中、高危组亚型多伴有血瘀、热毒表现,中医辨证以热毒炽盛证、瘀毒内阻证多见;极低危组、低危组亚型以低热、慢性贫血为主要表现,少部分患者可见肝脾淋巴结轻度肿大,中医辨证以纯虚无邪的脾肾阳虚证、气阴两虚证为主。根据上述研究结果和临证经验,杨淑莲教授认为MDS证候复杂,临床表现多样,但以面色萎黄、神疲乏力、皮肤紫癜、癥瘕痞块、痰核瘰疬、易感外邪、反复发热等为主要症状,依据这些症状可将本病分为热毒炽盛、瘀毒内阻、气阴两虚、脾肾两虚等证型。

**(二)动态辨证,总揽全局**

MDS是一种异质性很强的临床综合征,各亚型的临床表现、总生存期、预后差异较大。目前,西医主要依据MDS国际预后积分系统(IPSS)和修订的IPSS(IPSS-R)对患者进行预后分组。IPSS评分为低危、中危和IPSS-R评分为极低危、低危、中危的患者归入低危组,其他患者归入高危组。高危组患者MDS转化为急性白血病的风险较高,生存期较短;低危组患者病情进展相对缓慢,以血细胞减少为主要表现,生存期较长。杨淑莲教授强调,把握疾病整体正邪交争变化,厘清疾病邪正性质、病位深浅、病势进退,对治疗疾病至关重要;临证只有发挥中医药治疗优势,观其脉证,随证治之,才能奏效,不可拘泥于一方一药一证。疾病随正邪消长,其证型并非一成不变,若正气渐复祛邪于外,则热毒、痰浊、瘀毒内结的标实证逐渐消失,表明病性、病势轻浅好转;若邪气盛,正不胜邪,则正气不复,邪气内陷,热毒、痰浊、瘀毒胶结难解,表明病性、病势深重。

MDS发热、出血等并发症复杂多变,常危及生命,治疗应以"急则治标"为原则。如发热证治,不外乎外感、内伤。由于MDS病机为本虚标实,故外邪易乘虚而入,引起卫外不固,正邪交争,导致营卫失和,脏腑阴阳失调,引起以发热、恶寒、身痛、脉浮等为主要临床表现的外感病证。此时应审因论治,寒邪袭表证以恶寒重、身痛、脉浮紧为主要表现者,予荆防败毒散以辛温解表;外感温热之邪,见发热、汗出、口干咽燥等症者,予银翘散、新加香薷饮;兼咳者,予麻杏石甘汤以清肺止咳化痰;有气分热盛或热入营血表现者,予黄连解毒汤、白虎汤、清瘟败毒饮等加减治疗。对内伤发热辨证为阴虚内热或血虚发热者,除予基础方生脉散合大补阴丸外,还可选用地骨皮、当归、青蒿、龟甲、玄参、知母、黄柏等药物;对气虚而发热者,可选用补中益气汤或人参养荣丸治疗。对出血症状,杨淑莲教授结合张景岳"凡治血证,须知其要,而血动之由，惟火惟气耳"的论述，归纳出治火、治气、治血三原则。治火：实火者治宜清热泻火，虚火者治宜滋阴清热。治气：气虚者多脾气不足，气不摄血，治宜健脾益气。治血：依据病因病机，结合不同出血部位调整用药。如黄芩、白茅根止鼻衄；泻白散止肺系咯血；生大黄、蒲黄、藕节止胃火吐血、齿衄；生赭石、大黄炭止冲气上逆出血；四味止血散辅助治疗便血；大蓟、小蓟专司泌尿系统出血；安宫牛黄丸、紫雪丹等治疗热盛神昏出血。

MDS 患者还常见肝脾淋巴结肿大，属中医"癥瘕"范畴，多由痰凝血瘀相互胶结导致。癥瘕变证、兼证繁多：痰浊湿盛见身重、臌胀、悬饮；邪热炽盛见高热惊厥；湿热内蕴见目珠身黄；痰瘀交阻于皮肤见肌肤黝黑、甲错、脱屑；瘀阻致血行脉外可见出血；瘀阻清窍可致头重、头痛。根据病机，消除痰瘀是治疗癥瘕的关键，且重点应从祛痰入手，可酌用化痰散结之药，如白芥子、半夏、商陆等；对 MDS 证属痰瘀互结者，杨淑莲教授认为瘀久胶着，采用一般的发表攻里、扶正补虚法难有建树，采用破血消瘀、溃坚散结类方药方有奇效。

### （三）分期论治，虚实为要

精准医疗时代，MDS 依据基因组学等学科技术，强调基于预后积分系统的分层治疗。而中医对 MDS 的治疗依据邪正消长，以"虚则补之，实则泻之"为基本治则。杨淑莲教授认为本病病位在骨髓，涉及脾、肾，病机有脏腑虚损、气虚血瘀、正虚邪侵等不同侧重点，临床应结合精准医疗的分层治疗理念进行辨证论治。

骨髓增生异常综合征伴原始细胞增多（MDS-EB-1、MDS-EB-2）是 MDS 的高危和极高危阶段，这一阶段患者以热毒、瘀血、癥瘕等标实表现为主，治宜清解热毒、化瘀消癥，并在此基础上兼顾扶助正气，以使"邪去正自安"。热毒炽盛证常见恶寒、壮热、口干口渴、肌衄、齿衄、便血、便秘、尿赤、舌鲜红或绛、苔黄、脉洪滑大，治宜清热凉血解毒，方选白虎加人参汤、犀角地黄汤、清营汤、普济消毒饮等化裁。瘀毒内阻证常见症状包括颜面、舌质、皮肤晦暗，癥瘕积聚，胀满疼痛，脉沉弦细涩等，治宜活血解毒、化瘀消癥，酌选王清任五大逐瘀汤（通窍活血汤、血府逐瘀汤、膈下逐瘀汤、少腹逐瘀汤、身痛逐瘀汤）合张锡纯活络效灵丹化裁。杨淑莲教授认为 EB-1、EB-2 多见于 MDS 后期，应辨证与辨病相结合，处方可用青黄散以解毒祛邪抗癌，防止 MDS 传变为急性白血病。

MDS-SLD、MDS-MLD、MDS-RS-SLD、MDS-RS-MLD 等为 MDS 低危或中危阶段，这一阶段辨证往往以虚证为主，常见气阴两虚证或脾肾两虚证，治疗应以扶助正气为主，以期"正气存内，邪不可干"。气阴两虚证常见神疲、乏力、心悸、气短等气虚症状和低热、盗汗、烦热、咽干口燥等阴精不足症状，舌脉表现为舌淡红少苔、脉沉细数或兼弱，部分患者伴有阴虚动血之肌衄、齿衄等。治以滋阴清热、益气养血为法，方选生脉散、归脾汤、大补元煎等化裁。脾肾两虚证多在气阴两虚证基础上兼见腰酸耳鸣、畏寒怕冷、纳呆、腹泻便溏，舌淡胖、有齿痕，苔白或水滑，脉沉微。治宜健脾益气、补肾填精，方选右归丸、金匮肾气丸合归脾汤化裁。杨淑莲教授认为这一阶段虽为疾病早期，但亦有兼邪毒内蕴者，可用廊坊市中医医院验方参芪杀白汤加减治疗。方中党参、黄芪、当归补气养血；天冬、沙参、生地黄、枸杞子、地骨皮滋阴清热凉血；半枝莲、白花蛇舌草、黄药子清热解毒；甘草调和诸药。临床灵活应用，随症加减，临证施治，多可获效。

**（四）攻补兼施，力起沉疴**

杨淑莲教授认为 MDS 的中医治疗要从整体上把握好扶正与祛邪的关系，以防扶正留邪而使邪难祛，祛邪伤正而使正难复。高危进展期热毒、瘀血内阻，治疗应在祛邪基础上辅以扶正；低危稳定期虽以气血、脾肾亏虚为主，但治疗应不忘祛邪。临床治疗中，杨淑莲教授采用参芪杀白汤加雄黄、青黛、乌骨藤等，在益气养阴扶正基础上联合清解邪毒法治疗 MDS 高危组或 MDS 转化的急性白血病患者，效果明显。患者治疗后血常规、骨髓中病态造血、原始细胞比率较治疗前均明显改善。

**（五）观其脉证，辨证施治**

本病病位在髓，涉及脾、肾，有脏腑虚损、气虚血瘀、正虚邪侵等不同的侧重点。早期患者多见气阴两虚或脾肾两虚，治疗应以扶助正气为主；中后期患者多见热毒炽盛或瘀毒内阻，应以清热解毒，活血化瘀为基本法则。但必须以中医整体辨证与因人、因地、因时原则为核心，观其脉证，四诊合参，辨证施治。

**1. 气阴两虚证**

【主症】面色萎黄，神疲乏力，心悸气短，自汗或盗汗，五心烦热。兼低热，咽干口燥，皮肤紫斑，衄血或便血。舌淡红，少苔，脉沉细或细弱。

【治则】益气养血，滋阴清热。

【方药】生脉散合大补元煎加减。

| | | | |
|---|---|---|---|
| 太子参 15g | 麦冬 15g | 五味子 10g | 熟地黄 15g |
| 山茱萸 15g | 山药 20g | 枸杞子 15g | 当归 15g |
| 黄芪 30g | 白芍 15g | 女贞子 15g | 炙甘草 6g |

【加减】气短乏力明显者，加用人参，黄芪加量至 30~60g 以大补元气；咽

干口燥、烦热明显者,加用知母、龟甲等滋阴除烦以制火;皮肤紫癜、齿鼻衄血明显者,加茜草、小蓟、侧柏叶等以凉血止血;骨蒸劳热甚者,加银柴胡、青蒿、鳖甲等以滋阴清热;若气阴两虚,邪毒内蕴者,可应用验方参芪杀白汤加减(党参、黄芪、沙参、生地黄、天冬、地骨皮、半枝莲、白花蛇舌草、黄药子、当归、枸杞子、甘草等)。

【方药阐述】本证多见于早期患者。方中太子参补中益气;麦冬甘寒养阴生津,清虚热而除烦;五味子味酸以收敛止汗;熟地黄、山茱萸、女贞子、枸杞子滋补肝肾,养阴填精;辅以山药滋肾补脾,化气生血;黄芪甘温,善补诸气之虚,配太子参以加强益气之功;当归、白芍配参、芪,可达益气活血生血之效;炙甘草助补益而和诸药。

【中成药】

(1)参归养血片:每次2~4片,每日3次,饭后口服。

(2)十一味参芪片:每次4片,每日3次,饭前口服。

(3)生脉注射液:每次20~60ml,每日1次,静脉滴注。

### 2. 脾肾两虚证

【主症】面色无华或虚浮,气短乏力,腰膝酸软,畏寒怕冷。兼耳鸣健忘,纳呆便溏。舌淡胖,苔白,脉沉而无力。

【治则】补肾健脾,益气养血。

【方药】右归丸合归脾汤加减。

| | | | |
|---|---|---|---|
| 熟地黄 30g | 山茱萸 15g | 山药 30g | 枸杞子 15g |
| 肉桂 6g | 茯苓 15g | 白术 15g | 太子参 15g |
| 当归 15g | 黄芪 30g | 菟丝子 10g | 补骨脂 10g |
| 陈皮 10g | 鹿角胶 10g<sup>烊化</sup> | 炙甘草 6g | |

【加减】阳虚甚者,见形寒肢冷、面浮肢肿、夜尿频、大便溏,加淫羊藿、巴戟天、杜仲、制附子等;脾虚明显者,加炒薏苡仁、莲子肉、炒扁豆等;皮肤紫癜、齿鼻衄血等出血倾向者,加蒲黄炭、侧柏炭、阿胶珠等以止血。

【方药阐述】方中熟地黄、山茱萸、山药、枸杞子滋肝肾,益精髓;菟丝子、肉桂、鹿角胶、补骨脂温补肾阳,填精益髓;太子参、黄芪、白术、炙甘草甘温补脾益气;当归甘辛温,养肝血;茯苓、陈皮理气健脾渗湿,以防益气养血药滋腻滞气,有碍脾胃运化功能。全方共达益气健脾,温阳补肾,填精益髓之功。

【中成药】

(1)复方皂矾丸:每次7~9丸,每日3次,饭前口服。

(2)益血生胶囊:每次4粒,每日3次,饭前口服。

### 3. 热毒炽盛证

【主症】面色萎黄，神疲乏力，憎寒壮热或高热不已，皮肤紫斑、衄血或便血。兼汗多，口渴喜饮，大便干结，小便黄赤。舌红苔黄，脉洪数。

【治则】清热解毒，凉血止血。

【方药】凉血解毒汤（验方）加减。

| | | | |
|---|---|---|---|
| 羚羊角粉 1.0g<sup>冲服</sup> | 石膏 30g<sup>先煎</sup> | 知母 10g | 玄参 15g |
| 生地黄 20g | 牡丹皮 10g | 赤芍 10g | 蒲公英 10g |
| 白花蛇舌草 15g | 栀子 10g | 半枝莲 15g | 生甘草 6g |

【加减】本证多见于中高危患者，可在医生指导下加用青黄散（青黛、雄黄），以增强解毒祛邪之功。若兼有头痛者，加白芷、菊花、白蒺藜等；食欲缺乏者，加佩兰、佛手、焦山楂等；兼有咳嗽痰黄者，加桑白皮、川贝母、百部等；若并发出血者，酌加仙鹤草、侧柏叶、三七粉、鲜茅根、白及等。

【方药阐述】方中石膏配知母、甘草是取白虎汤之意，以清热保津；羚羊角粉清热解毒凉血，配生地黄既可凉血止血，又可养阴清热，以治气血两燔；赤芍、牡丹皮凉血止血；配玄参以"解散浮游之火"；配蒲公英、栀子以清热泻火；白花蛇舌草、半枝莲以清热解毒祛邪。

【中成药】

（1）复方黄黛片：每次 5~10 片，每日 3 次，口服。（禁忌：肝功能异常者慎用）。

（2）参芪清热颗粒（廊坊市中医医院方：太子参、黄芪、女贞子、黄精、陈皮、葛根、虎杖、白花蛇舌草、薏苡仁等）：每次 10g，每日 3 次，口服。

### 4. 瘀毒内阻证

【主症】面色晦暗，口唇淡暗，皮肤瘀点瘀斑、色暗。兼胁下痞块，身痛骨痛，痰核瘰疬，乏力。舌质暗淡，或边尖有瘀点，苔薄，脉沉涩或沉细。

【治则】活血化瘀，解毒消癥。

【方药】膈下逐瘀汤加减。

| | | | |
|---|---|---|---|
| 赤芍 10g | 牡丹皮 10g | 党参 10g | 枳壳 10g |
| 黄芪 20g | 当归 10g | 川芎 10g | 延胡索 10g |
| 甘草 6g | 桃仁 10g | 夏枯草 15g | 白花蛇舌草 20g |
| 半枝莲 15g | 黄药子 10g | | |

【加减】此证多见于疾病后期，可在医生指导下加用青黄散（青黛、雄黄），以助清热解毒之功。对于证见阴虚内热者，可联合青蒿鳖甲汤加减；证见气虚明显者，可与补中益气汤合用；如口干欲饮者其津液已伤，酌加沙参、麦冬

等滋阴；食欲缺乏者，酌加鸡内金、山楂等健胃消胀；寐不安者，以龙骨、牡蛎、酸枣仁等养心安神；痞块明显者，可选用具有破血逐瘀作用的药物，如三棱、莪术等。

【方药阐述】方中党参、黄芪补益气血，扶助正气；牡丹皮清血中伏热；甘草以清热保津；赤芍、川芎、当归、桃仁养血活血；延胡索、枳壳疏肝行气止痛，散瘀血于膈下；夏枯草活血以清热；白花蛇舌草、黄药子、半枝莲解毒抗癌。

【中成药】

（1）六神丸：每次10粒，每日3次，口服。

（2）西黄丸：每次3g，每日2次，口服。

（3）大黄䗪虫丸：每次1~2丸，每日1~3次，口服。

（4）丹参注射液：每次20ml，每日1次，静脉滴注。

（5）黄芪注射液：每次40ml，每日1次，静脉滴注。

**（六）中西融合，标本兼治**

造血干细胞移植（hematopoietic stem cell transplantation, HSCT）是目前可以有效根治 MDS 的方法，但对于如何解决该方法在适合患者群选择、最佳移植时机、供者及预处理方案选择、移植后治疗等方面存在的问题，目前业内尚未形成权威一致意见。同时，HSCT 预处理期大剂量放、化疗和移植期、移植后免疫抑制剂的应用均可引起诸多不良反应，如合并严重肝静脉闭塞综合征、出血性膀胱炎、移植物抗宿主病（graft versus host disease, GVHD）等，严重的不良反应会导致移植相关死亡。杨淑莲教授在辨证与辨病相结合原则指导下，在造血干细胞动员采集期、预处理期、造血重建期、免疫重建期分别加入相应的中药序贯治疗，取得了提高采集动员成功率、缩短造血与免疫重建时间、减轻移植相关并发症、降低移植相关病死率等疗效。特别是杨淑莲教授近年来应用中医药参与治疗 HSCT 后 GVHD，自拟抗排异系列方剂，对轻中度 GVHD 疗效显著，对重度 GVHD 则具有减少抗排异药物用量和不良反应的功效。总结发现以胃肠 GVHD、肝脏 GVHD 为主要表现的患者多以肝胆湿热证型为主，皮肤型 GVHD 多以血热津亏证型为主，且两者往往相互转化、互为因果，临床常需相互兼顾为治，逐渐摸索自拟抗排异Ⅰ号方、抗排异Ⅱ号方两首方剂，取得了一定的疗效。Ⅰ号方主要针对肝胆湿热型，方中龙胆草、栀子、黄芩、柴胡清泻肝胆湿热，泽泻、通草、车前子淡渗利湿，地肤子、苦参、白鲜皮解毒杀虫止痒，苍术燥湿，当归、生地黄养血柔肝，藿香、佩兰芳香醒脾。Ⅱ号方主要针对血热津亏型，方中知母、生石膏、金银花、连翘清解气分之热，牡丹皮、赤芍祛血中伏热，黄芩、栀子、竹茹清泻三焦，生地黄、玄参、麦冬滋阴生津。皮疹或皮损者,可连用湿润烧伤膏(主要成分是黄连、黄柏、黄芩、地榆、冰片、麻油等)外敷,以清热解毒、燥湿泻火、消肿散结、去腐生肌。

　　MDS 中国专家共识指出,应根据患者 IPSS、IPSS-R 或 WPSS 预后积分,同时结合患者个体特点进行系统评价,从而选择最佳个体化治疗方案。杨淑莲教授在辨证论治基础上,参照 MDS 中国专家共识,采用中西医结合疗法治疗 MDS,使中西医优势互补,疗效明显提高。对高危组患者,多在细胞毒性药物治疗基础上联合益气养血、填精益髓、清热解毒等疗法,可有效缓解相关感染、发热、出血等症状。对中危组患者,采用健脾补肾法以扶助正气,联合三氧化二砷以解毒,这种综合疗法既提高了临床疗效,又改善了患者的生活质量。针对低危组患者,杨淑莲教授观察了参芪仙补汤联合西药治疗 MDS-RA 的临床疗效,发现参芪仙补汤联合西药治疗 MDS-RA 疗效确切,其机制可能与调节机体免疫功能、促进骨髓造血、改善骨髓无效造血有关。

　　MDS 作为一组异质性临床综合征,治疗缓解率低,缓解持续时间短,具有向急性白血病转化的风险,且转化白血病治疗难度远高于原发性白血病。杨淑莲教授认为 MDS 的中医诊疗应参照精准医疗环境下 MDS 诊疗的新特点,将辨病论治与辨证论治相结合,进行分期分型治疗,以提高临床疗效。

### 三、"髓毒劳"理论的外延

　　临床上杨淑莲教授结合精准医疗理念辨治 MDS,力图在 MDS 精准医疗时代下解决如何病症结合,精确辨证,使中医辨证论治与现代疾病有机结合,进一步提高中医辨证的规范化、精确化,从而提高治疗效果。如依据 WHO MDS 危险度分层,结合中华医学会血液学分会 MDS 诊断与治疗中国专家共识作为对照组,观察在此基础上联合中医辨证论治的干预治疗方案,分析了 WHO 预后评分分层中极低危组、低危组、中危组、高危组、极高危组的中医证候分证的相关性,评价了中医药对不同危险度分层患者的疗效、安全性、生活质量改善及生存状况等,从多个参数入手,进行大数据的统计和整理。

　　杨教授团队首先对 MDS 各亚型与中医辨证之间的关系做了深入观察,研究结合《中药新药临床研究指导原则(试行)》《中医诊断学》及其经验将 MDS 分为正虚(气阴两虚证、脾肾两虚证)、邪实(热毒炽盛证、瘀毒内阻证)两组、四个证型来探讨中医证型与 MDS 发病年龄、WHO 分型及 WPSS 之间的关系。研究发现,≥60 岁的老年 MDS 患者以气阴两虚、脾肾两虚的正虚表现为主;而<60 岁的青中年患者热毒炽盛、瘀毒内阻的邪实证比例更高。从中医病因病机分析,MDS 为本虚标实、虚实夹杂之证,以老年人群高发,而老年

人多脏腑功能减退,生理功能衰减,机体抗邪能力差,所以随着年龄的增长,正虚的表现较明显。在治疗上对老年患者应注意以扶助正气为要,以扶正而不恋邪、祛邪而不伤正为原则。青中年热毒炽盛证、瘀毒内阻证的邪实表现比例明显增高,往往邪实致病较急,所以即使患者在疾病初期以气血、脾肾亏虚为主,但仍要不忘祛邪,后期邪气独盛时应在祛邪的基础上辅以扶正。

　　中医证型与 MDS WPSS 的关系分析显示,WPSS 极低危、低危患者多为气阴两虚证、脾肾两虚证,高危、极高危患者多为热毒炽盛证、瘀毒内阻证,中危患者正虚的比例下降,邪实患者比例逐步升高。可以看出,MDS 极低危、低危期患者多为脾肾两虚、气阴两虚致精血、气阴化生障碍;中危患者多在气阴亏损日久的基础上同时兼有热毒内蕴;高危、极高危患者则以正气亏极、热毒瘀血结聚为特点,表明 MDS 中医证型与 WPSS 呈相关性,即随着危险度的增高,中医证型呈现出由正虚到邪实的转变过程。MDS 的 WPSS 与脏腑传变之间亦具有相关性。在精准医疗背景下,有利于中医诊疗的规范化、精准化,为患者精确中医诊断提供基础,直接有利于患者疗效的提高。继而选择了 WPSS 积分相对低危组(极低危组 + 低危组)患者采用中医辨证治疗为主的中西医结合治疗。从治疗效果来看,治疗组患者从总有效率、中医证候积分改善、治疗后外周血象改善、减少血制品输注等方面均优于对照组。按中医证型分析治疗效果,肝肾精亏,气血两虚证获得完全缓解(CR)及血液学恢复不完全的 CR(CRI)患者比例(15/41 例)明显高于邪实组,而热毒炽盛,瘀毒内阻证患者获得 CRI 以上患者仅 1 例(1/8 例),疗效多体现在部分缓解(PR)阶段,说明热毒炽盛,瘀毒内阻证患者应在益气养血、健脾补肾等扶正基础上,加强清热解毒、解毒消癥的祛邪治疗,针对此类患者治疗方案还需进一步调整。相对低危组 MDS 多见于疾病早期,以西医诊断 MDS-U、RA、RAS、RCMD 等类型为主,中医辨证以肝肾精亏、气血两虚的正虚为主,或虚实夹杂,治疗应以扶助正气为主联合解毒祛邪,以期"正气存内,邪不可干"。中医辨证论治联合西医支持治疗、祛铁治疗及促造血免疫抑制治疗可明显提高治疗效果,改善生存治疗,减少血制品输注,但热毒炽盛,瘀毒内阻证的邪实组患者,治疗仍需进一步优化总结。

　　此外,杨淑莲教授团队观察了益气养阴清热解毒中药(参芪清热颗粒)联合地西他滨治疗高危 MDS 的疗效及不良反应。临床观察发现,MDS 中、高危组亚型多伴有血瘀、热毒的表现,表现为高热、感染、严重出血、重度贫血、肝脾淋巴结进行性肿大等,病情急,进展快,可短期内转化为急性白血病等。同时,临床伴有复杂核型细胞遗传学改变、表观遗传学高甲基化表达、老年发病等因素,决定了患者的病机虚实夹杂,有实证为标为急的特点,辨证分型多为热毒炽盛证、瘀毒内阻证,故应在清热解毒,活血化瘀基础上注重扶正为基本法则,以达"邪去正自安"。解毒祛瘀中药治疗高危型 MDS,总体有效率较单用西药对照组高,并能通过抑制恶性克隆、改善粒系分化成熟障碍起到治疗作用,是有效的治疗选择。

## 第四节 "髓毒"理论辨治恶性血液系统疾病

杨淑莲教授主导提出的白血病中医诊疗的"髓毒"理论,包含了以白血病为核心的恶性血液系统疾病的病因学、病机学、辨证学以及治疗和预防等多方面,学术特点清晰,可有效地指导急、慢性白血病、多发性骨髓瘤、淋巴瘤等恶性血液系统疾病临床诊疗。

### 一、"髓毒"理论的形成与发展

20 世纪 70 年代末,我院血液病专科开始应用中医药联合化疗治疗各种类型急性白血病,认识到急性白血病具有发病急骤,进展迅速,高热、出血、癥瘕与贫血并见的虚实夹杂、证候多变的特征,在治疗上多采用扶正祛邪、攻补兼施的治疗法则,临证分为邪毒内蕴温毒型、邪毒内蕴气血两虚型、邪毒内蕴气阴两虚型、邪毒内蕴痰核瘰疬型、邪毒内蕴癥瘕型等以论治,分别采用解毒玉女煎加减、加味参芪仙补汤、加味青蒿鳖甲汤、解毒化瘀汤等方剂治疗,首次提出了白血病邪毒内蕴、气血两虚的主要病机。杨淑莲教授团队针对白血病肝脾大、出血及易伴发 DIC 的特点,提出瘀血阻络、血不循经亦是主要病理机制,治疗采用大剂量复方丹参注射液,取得良好疗效,提出了急性白血病瘀血阻滞的病理基础。其后,杨淑莲教授团队更进一步在中医药抗白血病细胞耐药、白血病发生与微量元素的关系、中医药介导的白血病生物学、减轻化疗不良反应等方面进行了深入观察与研究,并在 20 世纪 90 年代初形成了以验方参芪杀白汤为主的白血病治疗系列方剂,提出了以"髓毒"命名急性白血病的初步构想,并于近年形成了包括分期论治、序贯治疗、微小残留病防治等医护养结合的白血病"髓毒"理论体系,基本完善了"髓毒"理论的内涵与外延。

### 二、"髓毒"理论的内涵

"髓毒"理论的内涵包括髓毒之起源、毒之含义、髓毒之定义、病因病机、病位及累及脏腑、规范诊疗等。

### （一）"髓毒"之起源

"髓毒"（白血病）起源于骨髓造血干/祖细胞，早在《内经》就有关于"髓"的记载。髓是"奇恒之腑"之一，是一种不同于人体内其他脏腑的重要组织，居于骨内而贮藏精气，以濡养机体而不泄于体外。古人已经对"骨髓化生血液"有一定的认识，如《素问·生气通天论》曰："骨髓坚固，气血皆从"，与现代医学认为骨髓为造血细胞生成、成熟的主要场所，骨髓中的多能干细胞分化、发育、成熟，最终释放至外周血，成为成熟的血细胞的观念相符。《类经·藏象类》曰："髓者骨之充也。"《灵枢·海论》曰："髓海有余，则轻劲多力，自过其度；髓海不足，则脑转耳鸣，胫酸眩冒，目无所见，懈怠安卧。"此外，骨髓的盈盛与肾密切相关。《灵枢·本神》曰："肾藏精"，《素问·五运行大论》有"肾生骨髓"，唐代王冰注解曰："肾之经气生养骨髓。"《中西汇通医经精义》："盖髓者，肾精所生，精足则髓足；髓在骨内，髓足则骨强，所以能作强而才力过人也。"由此可见，血液的化生在骨髓，而骨髓的造血作用主要取决于肾的功能状态，即精血互生，精生髓，髓化血。这和现代医学提出的肾小球球旁细胞产生促红素，从而促进骨髓红细胞分化成熟同样不谋而合。

### （二）"毒"之含义

"毒"，《说文解字》释"厚也，害人之草"，后世引申为凡对人有害即谓之"毒"。中医认为，毒分为病因之毒、药石之毒、病证之毒。

**1. 病因之"毒"** 泛指一切致病邪气，常见的如风、寒、暑、湿、燥、火、疫毒之气等，对人体伤害大的皆可谓"毒"，如热毒、寒毒、疫毒等。如徐延祚《医医琐言》认为"万病唯一毒"之论，吉益东洞认为"邪气者，毒也"，即致病邪气均可称"毒"。杨淑莲教授认为白血病中医病因之毒以外感温热毒邪为主，与其高热、出血等热入营血之表现相符。此亦符合白血病常伴细菌、病毒、真菌感染的特点。

**2. 环境之"毒"** 如《医学正传》提到的"岭南闽广等处"的"山岚雾露烟瘴湿热恶气"及现代之各种物理、化学污染，如苯、甲醛、放射线等皆可谓病因之毒。

**3. 药石之"毒"** 中医早期即认为所有药物皆被称为毒药，如《素问·脏气法时论》有"毒药攻邪"之说，张景岳《类经》云："药以治病，因毒为能，所谓毒者，因气味之偏也。盖气味之正者，谷食之属是也，所以养人之正气，气味之偏者，药饵之属是也，所以去人之邪气，其为故也，正以人之为病，病在阴阳偏胜耳……大凡可辟邪安正者，均可称为毒药，故曰毒药攻邪也"二是指药物四气五味、升降浮沉之偏性。如张景岳"药以治病，因毒为能。所谓毒者，以气味之有偏也"。此二"毒"非后世之毒,正确应用不会危害人体,即"有故无殒,亦无殒也"。三是指药物有对人体有严重危害的或可造成严重不良反应毒性。《素问·五常政大论》"大毒治病,十去其六;常毒治病,十去其七;小毒治病,十去其八……"一般而言,凡有毒的药物,大多具有强烈、峻猛、易伤害人体的特点,即"毒药,为药之峻利者",当然也包括可导致骨髓受损,诱发白血病的各种现代西药,如应用环磷酰胺、氨甲蝶呤等免疫抑制剂或化疗药物可称为"药石攻伐"。

**4. 病证之"毒"** 指邪气过盛,积聚或难以去除者诱发的病症。如"阴阳毒""火毒""湿毒""浊毒""胎毒"等。白血病以高热、广泛出血、肝脾淋巴结肿大为常见表现,难以治愈,可危及生命的特点亦符合病症之毒。

此外,部分白血病等恶性血液系统疾病可来自先天遗传因素,亦可归为"胎毒"。杨淑莲教授团队统计了 1 040 例急性白血病患者,除无明显诱因者外,生活区域接近铁矿、煤矿、金矿等矿区约占 20.48%;具有甲醛、苯、胶类等化学诱因约占 10.96%;农药、杀虫剂等诱因占约 4.42%;染发剂诱因占约 2.21%;放射线或放射性物质诱因约占 1.44%;可疑用药因素约占 1.25%,家族遗传因素约占 0.19%。由此可见,病因之"毒"的含义囊括了外感病因之毒、药物之毒、先天胎毒、环境之毒等各种特性。

**(三)"髓毒"之定义**

杨淑莲教授认为"髓毒"相当于现代医学的白血病,是邪毒内蕴于骨髓,播散于血液的一类恶性疾病。急性白血病具有起病急骤、进展迅速、症状危重、高病死率的特点,初起高热、出血等热入营血证候多见,但邪毒内蕴骨髓为因,肝肾阴精气血亏虚为本,热毒炽盛、血不循经、癥瘕瘰疬为其征象,故急性白血病命名为"急髓毒"。慢性白血病邪毒内蕴骨髓,肝脾大之瘀血癥瘕标实症状明显,因其病程进展缓慢,故将其命名"慢髓毒"。

**(四)"髓毒"之病位**

杨淑莲教授认为,髓毒起源于骨髓,故"髓"为主要病位,涉及肾、肝、脾等脏。肾虚受邪而髓毒深伏,髓不化血,精不生髓,故呈面色萎黄、乏力、心慌气短等"虚"之象。脏腑亏虚,正气不足,无力抗邪,导致髓毒外发,而白血病细胞破髓外侵袭脏腑、经络、四肢百骸、五官九窍皮毛等而表现热毒充斥内外。此外,热迫血行,或毒邪内蕴,肝失疏泄,肝不藏血致血不循经而导致各种出血;脾失健运,痰浊内盛,积聚而成瘰疬痰核。故病位亦与肝脾功能失司有关。

**(五)"髓毒"之病因病机**

杨淑莲教授认为,白血病之病理基础以正气内虚,邪伏于里;或新感时邪疫毒，不解入里；或禀受胎毒，毒自内发为特点。肾精亏虚，正气不足，为其受邪发病之内因，精亏髓虚乃白血病发病之本，正虚而致毒邪外袭、内侵为其发病之标，痰浊瘀血阻滞为其征象。

"髓"之病理以虚为主，以"劳"为甚。《灵枢·海论》："髓海不足，则脑转耳鸣，胫酸眩冒，目无所见，懈怠安卧。"白血病之面色苍白、乏力、心慌气短，乃肾亏髓海不足，毒入骨髓，骨髓造血生化失司导致。

温热邪毒外袭，多表现为热毒炽盛等热入营血证；邪毒内侵，可致脏腑失调，或脾运失健、气血亏虚，气虚血瘀；或运化水湿功能失司，津液输布失常，致湿浊内生、痰凝内积。

七情内伤，所愿不遂，情志怫郁，气机郁结，气郁日久、血运不畅致瘀血内停；或肝郁气滞，气不布津，津凝成痰，痰浊、瘀血互结。

宿有旧疾，因治不得法或调养失当，病邪久羁，正气损伤、无力祛邪，诱发或加重滞留于脏腑、深伏于骨髓的痰、浊、湿、瘀、毒等邪气。

疾病初期，诸邪于体内相互搏结，久则耗气伤阴，后期则见脾肾亏虚、全身虚损之候。故"虚""毒""瘀"为本病之病理关键。

**（六）"髓毒"之病性**

病性有虚实之不同，可分为因邪致病和因虚致病两方面。因邪致病多因胎毒内伏或邪毒内侵，邪蕴骨髓日久而发病；因虚致病先有正气不足，而后外邪乘虚而入，邪蕴骨髓而发病。六淫之毒（风寒、暑、湿、燥、火及疫毒之气等）、先天胎毒（禀赋薄弱）、后天之毒（物理、化学之毒），蕴结不解，化热化燥，即可耗伤真阴、损伤元阳，从而耗气败血伤津，致成"虚"，又可髓毒泛溢、毒热熏蒸，伤络动血致内伤发热及出血诸症，但总系因毒致病、因病致虚，本虚标实，虚实夹杂为其特点。

1. **邪毒内蕴**　表现为热入营血者，可见壮热、口渴、烦躁、肌肤紫癜、齿衄鼻衄，小便赤涩，大便干燥秘结等热毒炽盛症状。表现为气血津液运行失常者，液聚成痰者可于颌下、颈部、腋窝等部位触及瘰疬；血聚成瘀，痰瘀互阻者，可见形体羸弱，面色萎黄或无华，肝脾大，胀闷疼痛等痰瘀阻滞之表现。

2. **正气亏虚**　表现为阴虚内热者，可见低热盗汗、五心烦热、面部潮红、口咽干燥、腰酸耳鸣等症，虽为虚热，亦可兼夹实热伏邪，使阴液更伤；表现为气阴两虚者，可见神疲乏力、气短微热、自汗盗汗、纳呆腹胀等气阴两伤之症；表现为气血两虚者，可见面色苍白、头晕心悸、夜寐不安等气血不足之症。临床患者阴虚、血虚常常同时存在，且"阴血同源"，故气阴两虚、气血两虚之证常归为气阴两虚一证辨治。

### （七）"髓毒"之中医辨证

"急髓毒"起病急骤、进展迅速、症状危重、高病死率，临床多见邪毒内蕴、热毒炽盛，邪毒内蕴、正气亏虚等证型。

**1. 邪毒内蕴，热毒炽盛**　除上述症状外，多见舌红绛、苔黄，脉多洪数或滑数等热入营血或气血两燔症状。

**2. 邪毒内蕴，正气亏虚**　此证亦分为阴虚内热、气阴两伤、气血两虚等不同。阴虚内热为主者，多见低热盗汗、五心烦热、面部潮红、口咽干燥、腰酸耳鸣、舌质淡红、无苔少津、脉弦细数等；气阴两伤为主者，多见神疲乏力、气短微热、自汗盗汗、纳呆腹胀、舌淡胖大、薄白苔、脉沉细弱等；气血两虚为主者，多见面色苍白、唇干色淡、头晕心悸、夜寐不安、舌质淡白、苔薄白、脉沉细数无力等。

杨淑莲教授团队发现急性白血病中医证型与舌象特点密切相关，急性白血病常见证型为气阴两虚证（69.00%）、气血双亏证（12.00%）、瘀血痰结证（约11.33%）、热毒炽盛证（约7.67%）；舌质表现依次为淡白舌（约49.67%）、红舌（约19.33%）、淡红舌（12.00%）、暗紫舌（约11.33%）、绛舌（约7.67%），舌苔表现为薄白苔（约60.33%）、薄黄苔（约16.33%）、黄厚苔（12.00%）、黄厚腻苔（约8.33%）、黑苔（3.00%）。气阴两虚证典型舌象为淡白舌/淡红舌，薄白苔；不同证型患者舌象特点各异，可作为急性白血病中医诊断证型主要标准。

"慢髓毒"发病较为隐匿，潜伏期较长，初期病机关键在于毒瘀内生，以髓毒瘀积证最为常见。常因痰瘀之邪浸润脏腑、瘀血与浊毒相互搏结、恶性细胞异常增生致毒瘀互结、脉络痹阻，临证多有瘰疬（淋巴结）、腹中癥瘕、痞块（肝脾）急剧肿大之象，或伴局部热痛、胸部憋闷、肢体疼痛、关节挛急、头晕头痛等症，多见气滞、血瘀、痰凝、浊毒、正虚互结的发病特点。慢性髓细胞性白血病多有形体消瘦、腹部癥瘕、坚硬胀闷、时发热痛且痛有定处，纳呆及食后饱胀感明显之症，可兼伴倦怠乏力、舌质紫暗或有瘀斑、脉沉细涩等表现。慢性淋巴细胞白血病多发痰核瘰疬、皮色不变或晦暗、皮温不高、按之石硬不痛或痛不甚，或兼伴神疲倦怠、面色萎黄、头目眩晕、心悸气短、时时自汗盗汗、舌淡暗、苔白腻或水滑、脉沉弦细或细数之象。病程日久，髓毒不解，耗伤人体气血津液，正气渐衰而邪气日盛，多见正邪相争、虚实错杂之候。临证多见癥瘕、瘰疬增大且质地较硬，兼伴倦怠乏力、低热多汗、形体消瘦、气短懒言等症。

杨淑莲教授指出急、慢性白血病虽具有中医望闻问切四诊特点，但属于现代医学疾病，疾病诊断仍需结合现代骨髓细胞形态学、骨髓病理学、细胞遗传学、分子生物学等检测手段,辨证与辨病相结合,方能有的放矢。

**（八）"髓毒"之规范性诊疗**

**1. 辨证与辨病相结合**

（1）急髓毒：以在邪毒内蕴基础上气阴（血）两虚型或热毒炽盛证为基础证型,以益气、养阴、清热、活血、解毒为基本治则,清解邪毒贯穿疾病始终。

正虚为主者以邪毒内蕴、气阴两虚证为常见,此类型为白血病辨治之基本证型,多见于急性白血病初期或化疗后骨髓抑制期。其他证型多在此型基础上伴见气、血、痰湿瘀阻而为病。以验方参芪杀白汤为基本方药（党参、黄芪、沙参、生地黄、天冬、地骨皮、半枝莲、白花蛇舌草、黄药子、当归、枸杞子、甘草等）。气虚者以人参、黄芪补之,阴虚者以沙参、天花粉、生地黄滋阴,血虚者以当归、熟地黄养之,阳虚者多见于疾病终末期,四逆汤、参附汤加肉苁蓉、巴戟天以温之。上述均可酌加蜈蚣、全蝎、山慈菇等清解邪毒。

邪盛为主者以邪毒内蕴、热毒炽盛证为常见,此类型多见于急性白血病初始阶段,在高热、热盛动血基础上伴见毒邪内蕴骨髓、经络脏腑,如骨痛、肝脾及瘰疬痰核肿大疼痛等,舌红,苔黄,脉多洪数或滑数。治疗在凉血止血基础上偏重清热解毒,可予犀角地黄汤加生石膏、贯众、玄参清气凉血；茜草、紫草、仙鹤草、侧柏叶炭凉血兼收敛止血；黄芩、栀子清泄三焦；半枝莲、白花蛇舌草、黄药子、山慈菇清热解毒,蜈蚣、全蝎、蜂房通络抗癌,肝脾大者可加鳖甲、三棱、莪术等,痰核瘰疬者可加夏枯草、猫爪草、海藻、昆布、穿山甲、土茯苓等侧重软坚散结之品。

（2）慢髓毒：高热、出血等热毒症状多不显,而以髓毒瘀积证为常见,治当以豁痰祛瘀解毒为第一要务。

慢性粒细胞白血病多见腹部癥瘕（肝、脾大）为特点的邪毒内蕴,癥瘕瘀血证型,《素问·至真要大论》云："坚者消之",治宜活血破瘀、软坚消癥,方选膈下逐瘀汤、桃核承气汤甚或抵挡汤化裁,重用三棱、莪术、乳香、没药、龟板等破血逐瘀消癥之品。乏力明显者可加太子参、黄芪、阿胶等以益气养血；若腹部癥块巨大,压迫胃肠,胀闷难忍妨碍进食者可酌加水蛭、石菖蒲、郁金、鸡内金、厚朴等以增消积化滞之力。

慢性淋巴细胞白血病多见以痰核瘰疬（淋巴结肿大）为主的邪毒内蕴,痰核瘰疬证型,治宜豁痰解毒、软坚散结,方用消瘰丸、当归贝母苦参汤等组成的验方散结溃坚汤（太子参、黄芩、知母、当归、天花粉、玄参、桔梗、昆布、丹参、夏枯草、半枝莲、白花蛇舌草、黄药子、甘草、象贝母等）加减。兼夹瘀血,加桃仁、红花、当归等；瘰疬局部红肿疼痛,加如意金黄散醋调外敷。此时化痰消瘀为祛邪之关键,朱震亨(号丹溪)曰:"气不能作块成聚,块乃有形之物,痰与食积死血成聚。"可酌加化痰散结之药,如白芥子、半夏、商陆等。

**2."髓毒"之序贯治疗与分期治疗相结合** 杨淑莲教授认为白血病目前仍是难以治愈的疾病,绝大多数患者治疗仍以化疗为主,仅部分患者有条件进行造血干细胞移植。根据疾病特点分为不同治疗时期进行中医序贯治疗有利于减毒增效,提高长期生存率。临证多分为化疗前期、化疗期、化疗后骨髓抑制期、造血干细胞移植期、停化疗期等。

(1)化疗前期:多表现贫血、出血、发热、感染,以邪毒内蕴、气阴两虚为常见类型,可兼夹痰浊瘀血证。本期多以益气养阴、清热解毒、凉血止血为主要治则,选用验方参芪杀白汤加减治疗。若伴温热邪毒炽盛者,合用犀角地黄汤等清热解毒、凉血止血药物治疗;伴癥瘕积聚者,加用三棱、莪术、乳香、没药等破血软坚药味施治;伴痰核瘰疬者,加用石菖蒲、郁金、川贝母、白芥子等消瘰散结药味治疗。同时可联合消癌平注射液、苦参注射液、华蟾素注射液等加强解毒抗肿瘤作用。"脾周围炎"为白血病伴巨脾患者的常见并发症,以上腹脾区疼痛拒按、局部皮温增加、脾脏坚硬如石为主要表现,继发感染者可伴有发热,严重者可因广泛腹肌紧张、剧烈疼痛等而被误诊为腹膜炎。在辨证基础上予丹香解毒消癥散(丹参、当归、乳香、没药、大黄、天花粉等)打粉醋调外敷,既可清热解毒以止痛,又可软坚通络以消癥。

(2)化疗期:化疗药物药石攻伐,伤肝损脾,严重者可导致心肌损害、心功能衰竭,此期以疏肝和胃、健脾养心等中药减毒增效,以保证化疗顺利进行为原则。伴有恶心、呕吐、腹泻等脾胃失和、肝脾失调表现者,常选择半夏泻心汤、黄连温胆汤等和调肝脾;伴有心慌、气短、喘憋等心之阴阳气血耗伤等表现者,辨证选择生脉饮、炙甘草汤或归脾汤等加减以健脾养心;蒽环类化疗药物严重损伤心肌,可给予心脉隆注射液、参麦注射液、生脉注射液等减轻化疗药物心肌毒性。原发耐药者,可选择生脉注射液联合丹参注射液以逆转耐药。

(3)化疗后骨髓抑制期:白血病化疗药物攻伐导致药物性"髓不生血",多表现乏力、气短、面色无华等气血两虚证候,应以补肾填精、益髓生血为治则,多选用补肾填精、益髓生血之验方参芪仙补汤(人参、黄芪、补骨脂、仙鹤草、女贞子、墨旱莲、麦冬、生地黄、知母、黄柏、阿胶、生龙骨、生牡蛎、黄精、枸杞子、三七粉等)进行治疗,可明显促进化疗后造血功能的恢复,减少血制品输注,减轻感染、肝脏损害、黏膜破溃及电解质紊乱等不良反应,使患者生存质量得到进一步改善。

（4）造血干细胞移植期：不同时期亦可采用黄芪注射液、参麦注射液益气养血，促进造血干细胞采集；参芪仙补汤补肾填精，促进预处理化疗后造血功能恢复；百令胶囊等益气扶正，调节免疫，促进免疫功能恢复；验方抗排异系列方剂化湿、解毒、生津抗移植物抗宿主病；验方凉血解毒汤清热凉血止血治疗出血性膀胱炎；丹参注射液等活血化瘀防治肝静脉闭锁；西黄丸解毒化瘀预防移植后复发等。

（5）停化疗期：患者邪毒已微，正气渐复，体质近于常人，常因无症而无证可辨，但此时亦应防其邪毒复炽，死灰复燃，亦即现代医学之微小残留病之预防。此时亦可根据其发病机制是机体正气不足，温热毒邪入血伤髓所引起的一派邪实正虚，虚实夹杂之证，正邪相争贯穿其始终的特点，组方治疗，无需辨证论治，多选用验方益气解毒活血方（人参、黄芪、补骨脂、女贞子、黄精、陈皮、桃仁、茯苓、黄药子、丹参、葛根、虎杖、白花蛇舌草、薏苡仁等），具有扶正、解毒、化瘀之功效，可降低微小残留病的发生率、改善患者生活质量，延长患者无病生存期。

近年的实践证明，中医序贯治疗与分期治疗相结合治疗白血病及造血干细胞移植，均取得了良好效果。部分难以耐受化疗者，纯中医治疗也取得了长期生存。

**（九）并发症中医辨治**

1. **发热** 发热是急性白血病最常见的并发症之一。感染性发热占死亡原因的首位，感染部位以口腔、肛周等黏膜，肺部及消化道为常见。多由正气不足、外感六淫之邪或化疗药石攻伐损伤所致，正虚不能抗邪于外，外邪极易快速入里化热或引动本病内蕴之邪毒，临床辨证属风寒者少，或风寒在表阶段短暂，很快化热入里，故多为气分热盛或热入营血之表现，常以黄连解毒汤、白虎汤、清瘟败毒饮等加减治疗。

在辨证治疗基础上，临证亦须注重预防及去除诱因，如口腔黏膜破损者予冰硼散、锡类散外涂患处；如肛周黏膜破损可予黄连解毒汤加味煎汤熏洗（黄芩30g，黄连30g，黄柏30g，大黄30g，栀子20g），合并出血者加艾叶15g、地榆15g；局部分泌物多而瘙痒者加乌梅15g、百部20g；热毒甚者加鱼腥草20g；熏洗后予湿润烧伤膏外涂患处。

2. **出血** 白血病在整个病程中可并发咯血、呕血、便血、脏器内出血、体腔内出血以及皮肤瘀点或瘀斑等，其出血现象在未达缓解的急性白血病患者中最易发生。出血的治疗当以去除或控制原发病为第一要务，也是有效解决出血风险的最终手段。在白血病辨证分型基础上，临证可根据出血的性质、量的多少、紫癜的色泽等辨证应用止血药物。血脱者,宜急则治标选用蒲黄炭、柏炭等收敛止血药;血热者,宜选用水牛角、牡丹皮、仙鹤草、白茅根等凉血止血药;虚寒者,宜选用艾叶、灶心土等温经止血药;兼夹瘀血宜选用三七粉、五灵脂等化瘀止血药。同时亦可按照出血的部位,选用对不同部位出血具有专能的药物,如尿血者宜选用大蓟、小蓟、金钱草、白茅根等;便血者宜选用地榆、槐花、验方四味止血散等。

此外,还可辨病选药。急性早幼粒细胞白血病易合并 DIC,且为早期死亡的重要诱因。强调早期、大剂量(40~60ml)应用复方丹参注射液是治疗 DIC 的关键。

**3. 化疗所致消化道反应** 在化疗过程中,药石攻伐,脾胃升降失司,常伴恶心、呕吐、食欲缺乏等不良反应,可给予生脉散合二陈汤联合半夏散穴位贴敷(于化疗开始前半小时,取法半夏研粉 10g、新鲜生姜切成碎末 20g,二者混匀,用纱布包裹或伤湿膏贴敷于患者神阙穴,外用医用胶布固定,每日 1 次,每次贴敷 12 小时,持续至化疗结束),以益气养阴、健脾和胃,减轻化疗带来的胃肠道反应,使化疗顺利进行。恶心、呕吐明显难于进药者,也可单独贴敷治疗。

**4. 化疗后骨髓抑制期的中医治疗** 化疗后邪毒被遏,但本虚损之正气更受药石攻伐,伤精耗气,常见面色苍白、心悸、气短、乏力、腰膝酸软、自汗盗汗、食欲缺乏等,气、血、阴、阳诸虚不足。其病机为脾肾亏虚。肾精亏损,不能主骨生髓,骨髓造血失司加之脾胃受损,气血生化乏源,导致气、血、阴、阳诸虚不足,正虚则极易合并发热、出血等。尽快恢复造血功能和免疫功能,减少并发症是影响治疗成功的关键。此期扶正最为重要,以益气养血、填精益髓为基本治则,临床多以八珍汤、十全大补汤、人参养荣汤等酌加女贞子、墨旱莲、阿胶、龟甲胶、鹿角胶等滋阴济阳、填精益髓之品。验方参鹿升白颗粒(人参、鹿茸、黄芪、补骨脂),每次 1 袋,每日 3 次口服,功能补益脾肾,可用于白血病患者化疗后白细胞降低见脾肾两虚证候者。

**5. 内服与外治法相结合** 主要针对髓毒常见并发症及化疗不良反应。如半夏散穴位贴敷内外合治法防治急性髓细胞性白血病化疗性消化道反应,可明显改善食欲、防止体重减轻、减轻胃脘胀满、便秘、口干等。黄连解毒汤联合湿润烧伤膏外敷、当归白芷汤坐浴等治疗化疗后肛周感染、冰锡合剂组方含漱治疗化疗后口腔溃疡均可减轻疼痛,促进破溃伤口愈合。黄芷止痛散外敷治疗化疗药物所致静脉炎,既可改善化疗药物对静脉的刺激,减轻、消除化疗后静脉炎导致的渗出、水肿,又可起到明显止痛作用。此外"脾周围炎"

为慢性粒细胞白血病巨脾患者的常见并发症，以上腹脾区疼痛拒按、局部皮温增加、脾脏坚硬如石为主要表现，继发感染者可伴有发热，严重者可因广泛腹膜刺激征、腹肌紧张、剧烈疼痛等而误诊为腹膜炎。在辨证内服中药的基础上常予自拟方丹香解毒消癥散（丹参、当归、乳香、没药、大黄、天花粉等）打粉醋调外敷，既可清热解毒以止痛，又可软坚通络以消癥。

**（十）"髓毒"之医护养相结合**

辨证施治与辨证施护在血液系统疾病治疗的过程中是相辅相成的。辨证施护注重人、病、证三者之间的关系，是中医护理的精华，是指导中医临床护理的基本原则。依据中医证型为主，结合起居、饮食、情志、健康教育的中医整体护理模式，对患者进行全程医护养指导。实践证明，合理的养护措施可降低化疗后合并感染率及提高患者生活质量。

**1. 饮食调护**　由于白血病患者体内白血病细胞数量增多，基础代谢增加，化疗药物引起的恶心呕吐等因素的存在，不能满足每天所需热量，所以需要供给高热量、高蛋白质的营养丰富的饮食，尽量给予易于消化吸收、易于氧化分解的糖类食物以补充消耗的热量，防止蛋白质的过量分解。

（1）适宜的食物：动物类，如瘦猪肉、牛肉、羊肉、鸡、鸭、鸽肉、海参等；海藻类，如海带、紫菜、海白菜、裙带菜等；豆类，各类大豆制品，如豆浆、豆腐等；蔬菜类，如新鲜深绿色和黄、橙色蔬菜等；坚果类，如红枣、桂圆、核桃等。

（2）不宜食用的食物：如盐腌肉、烟熏肉等，霉变豆制品，腐败变质的蔬菜，霉变粮食及其制品。

**2. 生活调理**　注意劳逸结合，病情平稳时适度进行太极拳等体育锻炼，参加室外活动，接触充足阳光。防止意外，尤其应注意保护头部；避免外伤，以免引起严重内脏出血。增强机体抵抗力，防止感染。患者居室或病房空气要新鲜，阳光充足，定时进行紫外线消毒。骨髓抑制期患者有条件的可住层流室或隔离病房。

远离可能导致本病加重的因素。注意饮食卫生，避免胃肠道感染。电离辐射会导致白血病，其作用与放射剂量大小和照射部位有关。一次大剂量或多次小剂量照射均有致白血病作用，应尽可能远离电离辐射；注意合理用药，避免应用乙双吗啉、乙亚胺。两者都是极强的致染色体畸变物质，可引起继发性急性白血病等。避免接触苯等有害化学物质。

**3. 精神调理**　髓毒（白血病）患者的精神调理很重要，应尽量避免不良精神因素刺激。一旦被怀疑或被告知患了某一类型白血病，尽量保持镇静。尽管白血病属于血液系统的恶性疾病，但医学发展至今，此恶性病已非绝症。

此时应与医生合作，积极配合治疗。轻易放弃生命或有病乱投医，迷信"偏方"而耽误治疗均是不可取的。家属及医务人员要帮助患者树立同疾病作斗争的坚定信心，一定能治好此病。患者要下定决心积极配合治疗，坚持治疗有恒心，长期施治有耐心，方能缓解乃至治愈。

### 三、"髓毒"理论的外延

#### （一）中医药序贯治疗参与造血干细胞移植

1. **益气生血助动员**  造血干细胞动员的目的是动员骨髓中的造血干细胞快速释放至外周血以利于采集到足够数量的干细胞。笔者以中医"益气生血"理论为指导，应用黄芪注射液联合粒细胞集落刺激因子进行外周血造血干细胞的动员、采集，获得良效。黄芪含有多糖、苷、黄酮和多种微量元素，具有"扶正固本""补中益气"等多种药理作用，临床应用广泛，是升高粒细胞中药的主要成分，具有较好的促进骨髓造血干细胞增生和动员作用。文献显示黄芪注射液 20mg/kg 连续注射 3 天，能显著提高小鼠粒细胞巨噬细胞集落形成单位生成，并可增强正常小鼠骨髓粒系造血，促进受 $^{60}$Co 辐照损伤的小鼠骨髓粒系造血功能的恢复。我们将 21 例急性白血病患者随机分为黄芪治疗组和对照组进行自体造血干细胞动员、采集。对照组采用化疗联合 G-CSF 动员外周血造血干细胞；治疗组在对照组方案基础上联合黄芪注射液治疗，每日 1 次，从化疗结束开始应用至采集结束。显示全部 21 例患者经两次血细胞分离机采集均成功采集到目标值所需 MNC 及 CD34$^+$ 细胞数，但黄芪治疗组采集所获得的 MNC 和 CD34$^+$ 细胞数均优于对照组患者，比较差异具有统计学意义（$P<0.05$），且一次采集达目标值例数优于对照组（$P<0.05$）。表明黄芪注射液联合粒细胞集落刺激因子进行外周血造血干细胞动员、采集可促进干细胞的释放，提高采集效果，减少采集次数，疗效确切。

2. **预处理化疗脏器损害**  预处理化疗期重要脏器也不同程度受损，如肝脏受损，轻者谷丙转氨酶、谷草转氨酶、结合胆红素、总胆红素升高，出现黄疸、胁肋不适等症状，重者出现肝静脉闭锁综合征（发生率 4%~53%），伴发腹部胀满、疼痛等；心肌受损主要表现为乳酸脱氢酶、α- 羟丁酸脱氢酶异常升高，重者可出现急、慢性心力衰竭，以心悸、胸闷、气短为主症；大剂量环磷酰胺（CTX）化疗后，其裂解产物丙烯醛可损伤膀胱黏膜造成出血性膀胱炎（发生率 7%~52%），以小便淋沥涩痛、尿血为主症；细胞零期多合并严重感染、发热等。

我们观察到：移植过程中患者均出现不同程度恶心、呕吐等胃肠道反应，对症处理后消失；4 例患者于粒细胞缺乏期出现发热，体温>38.5℃，持续时间

1~3 天,经治疗后体温恢复正常;7 例患者出现短暂肝功异常;5 例患者谷草转氨酶、谷丙转氨酶升高小于正常值 1 倍;2 例患者谷草转氨酶、谷丙转氨酶升高大于正常值 1 倍但小于正常值 2 倍;9 例患者出现心肌酶谱异常,均小于正常值 2 倍,以乳酸脱氢酶升高为主;11 例患者心率均增快达 90~120 次 /min,心电图呈窦性心动过速;腹部彩色多普勒可见轻、中度肝损害,未见明显肝、脾大;以上异常于造血重建后均消失。2 例患者于移植后 30 余天出现出血性膀胱炎,经清热凉血止血中药联合水化、碱化后消失;无肝静脉闭锁综合征发生。其方案多采用注射用丹参冻干粉预防肝静脉闭锁综合征;参麦注射液预防化疗心肌损害;苦参注射液预防化疗肝脏损害;合并感染可酌情选用喜炎平注射液、痰热清注射液、清开灵注射液等。

对于发热,我们发现预处理化疗期多因药石攻伐,脾胃受损,蕴湿生热或湿热伤阴者多见。湿热型治以清热除湿,药用黄芩、黄连、栀子、生石膏、薄荷、柴胡、牡丹皮、半夏、厚朴、苍术、藿香、茯苓、白蔻仁等。湿热伤阴型治以养阴清热除湿,药用生地黄、玄参、麦冬、知母、生石膏、金银花、连翘、牡丹皮、赤芍、青蒿、黄芩、栀子、竹叶、荷梗、苍术、厚朴等。

**3. 补肾填精促造血** 当预处理结束,干细胞回输后,身体处于零细胞期或免疫真空期,容易出现严重感染、出血及由大剂量化疗药量引起的脏器功能损害等并发症,尽快恢复造血功能和免疫功能,减少并发症是影响干细胞移植成功的关键,治宜益气养阴、健脾补肾、养血生血为主,药用人参或党参、黄芪、北沙参、山茱萸、生地黄、浮小麦、怀山药、麦冬、炒酸枣仁、龙骨、牡蛎、炙甘草、五味子、阿胶、茯苓、大枣等。治疗的目的在于扶助正气,纠正机体阴阳之偏盛偏衰,使之在新的条件下建立起新的阴阳平衡,从而达到"阴平阳秘,精神乃治"的状态,为移植后的正常功能重建奠定基础。中药对造血干细胞生物学影响的研究结果也证实了许多中草药可以作用于不同周期的造血干细胞,并从蛋白质和分子水平影响参与造血干细胞的增生分化,达到重建恢复免疫功能的目的。在移植后造血重建期,由于放、化疗对骨髓的抑制作用,使患者血三系细胞受到严重抑制。常表现为头昏乏力、倦怠懒言、皮肤瘀斑、面色苍白、舌淡苔薄脉细或数等肾精亏耗、气阴两虚之症状。现代药理研究表明,补肾中药能促进造血细胞增生,恢复机体免疫功能。而对于免疫功能重建,中医药具有现代医学不可比拟的优势,众多中药如黄芪、当归、人参等均具有双向免疫调节作用。文献表明,高剂量黄芪作为一种免疫调节剂,抑制效应性 T 细胞的增生及 IL-2 的分泌,诱导 CD4[+] CD25[+] T 细胞水平增加,CD4[+] CD25[+] T 细胞同时也抑制效应性 T 细胞的增生和某些细胞因子的分泌,从而拮抗排斥反应。自体造血干细胞移植后，在数年中机体处于免疫抑制状态，况且体内存在微小残留病灶，使原发病易于复发，而小柴胡汤在免疫应答方面具有多种复杂的机制，尤其对免疫抑制状态显示出其优越性。对提高自体免疫功能、杀伤和抑制微小残留病灶、预防复发具有重要意义，体现了中西医结合能优势互补，相得益彰。"肾主骨生髓""脾胃为气血生化之源"，故我们选用健脾益气养血、补肾填精益髓的验方参芪仙补汤（人参、黄芪、补骨脂、仙鹤草、女贞子、墨旱莲、麦冬、生地黄、知母、黄柏、阿胶、生龙骨、生牡蛎、黄精、枸杞子、三七粉等）。加减：口干者加沙参、芦根以滋阴生津；出血严重者加蒲黄炭、茅根炭、侧柏炭以收敛止血；阴虚内热明显者加青蒿、地骨皮以清虚热；少寐多梦者加炒酸枣仁、首乌藤以养血安神；盗汗明显者加麻黄根、白芍以滋阴敛汗。

### （二）化瘀止血防治弥散性血管内凝血

强调早期、大剂量（40~60ml）应用复方丹参注射液是急性早幼粒细胞白血病合并 DIC 治疗的关键。我们应用复方丹参注射液治疗急性白血病并发DIC 60 例，通过临床观察和血液学监测，发现复方丹参注射液无论对 DIC 的初期高凝状态，还是中晚期继发纤溶亢进阶段，都有很好的治疗效果。

### （三）益气生脉防治化疗心肌毒性

在靶向治疗、基因治疗等新疗法、新药物不断涌现的今天，急性白血病目前的治疗中，蒽环类药物具有不可替代的作用，但其心脏毒性是限制临床应用及影响患者长期生存质量的不良反应之一。柔红霉素可引起 QT 间期延长、ST-T 段改变等心电图异常，窦性心动过速、过缓等心率异常，房性或室性心律失常等，严重者可有心力衰竭。我们将 80 例急性髓细胞性白血病患者随机分为对照组和治疗组，均采用柔红霉素联合阿糖胞苷方案诱导化疗；治疗组另给予参麦注射液静脉滴注。观察治疗前后患者血浆 N 末端脑钠肽前体（NT-pro BNP）水平、心肌酶谱（CK、CK-MB）和心电图变化。研究发现，参麦注射液可以降低蒽环类药物引起的血浆 NT-pro BNP 水平升高；可有效改善白血病患者化疗心肌损害。

### （四）结合靶向药物减毒增效

以伊马替尼为代表的酪氨酸激酶抑制剂（tyrosine kinase inhibitor, TKI）和以伊布替尼为代表的布鲁顿酪氨酸激酶（Bruton's tyrosine kinase, BTK）的应用，使慢性白血病的治疗彻底改观，患者的生存质量得到明显改善。对绝大多数患者来说，慢性白血病已经成为一种慢性可控制的肿瘤，但上述药物的应用不可避免或存在不良反应，或疗效不佳，导致治疗失败。

**1. 减轻药物不良反应** 如应用伊马替尼常伴有严重水液代谢障碍,患者颜面肿胀,临证多选苓桂术甘汤、五苓散、真武汤等温阳利水之方化裁。应用尼洛替尼伴皮肤瘙痒者,常选祝谌予之过敏煎加减,兼表证者合荆芥穗、淡豆豉、浮萍等以疏风透邪;兼火郁于内者合升降散以内清外疏。应用尼洛替尼伴心脏损害者多选桂枝加龙骨牡蛎汤、复脉汤等加减。应用达沙替尼常伴严重胸腔积液,多选葶苈大枣泻肺汤、防己黄芪汤化裁。伊布替尼常影响机体凝血功能导致出血,在临证辨证基础上常酌加三七、五灵脂、茜草、紫草、侧柏叶等化瘀与收敛功效双重发挥之品。

**2. 增加靶向药物治疗效果** 中西医结合治疗慢性白血病可发挥两者优势,减毒增效,改善患者生存质量。中医辨证施治选用清热解毒、化瘀散结之中成药如慢粒灵颗粒(廊坊市中医医院院内制剂:三棱、莪术、青黛、山豆根、桃仁、红花、黄药子)、复方黄黛片等,配合酪氨酸激酶抑制剂等靶向药物、化疗等,可快速改善症状、增加患者缓解程度,从而提高长期无病生存期乃至痊愈。验方益气活血解毒汤亦具有降低微小残留病的发生率、延长患者生存期、改善患者生活质量的作用。

# 第五节 "恶核"理论治疗淋巴瘤

淋巴瘤(lymphoma)起源于淋巴结和/或淋巴组织,是免疫系统恶性肿瘤,可发生于身体的任何部位,以无痛性、进行性淋巴结肿大和局部肿块为其特征性的临床表现。病变侵犯结外组织如扁桃体、鼻咽部、胃肠道、骨骼或皮肤等,则表现为相应组织器官受损的症状;当淋巴瘤浸润骨髓时可形成淋巴细胞性白血病,常有发热、盗汗及消瘦等全身症状,最后出现恶病质。由于患者病变部位和范围的不同,淋巴瘤的临床表现也具有多样性,以往认为淋巴瘤与淋巴细胞白血病是两种疾病,但近年来随着基础研究的不断深入,人们发现这两类肿瘤的区别已比较模糊。

## 一、淋巴瘤"恶核"理论与软坚散结法的形成与发展

结合现代医学有关恶性淋巴瘤的病因、临床表现及转归,我们认为淋巴瘤是正气亏虚而外感邪毒,气机郁滞而内生痰瘀,致痰毒凝滞脏腑经络,临床以瘰疬肿块、胁下癥瘕,或见发热为主要表现的癌病类疾病。目前淋巴瘤中医尚无统一病名,依据患者常见局部淋巴结肿大的特点,属"石疽""恶核""失荣""痰核""疵痈"等范畴。《备急千金要方》记载:"凡恶核似射之……时有

不痛者,不痛便不忧,不忧则救迟,救迟则杀人,是宜早防之""恶核病卒然而起,有毒。若不治入腹,烦闷杀人"。清代《外科证治全生集·治法》曰:"大者,名恶核;小者,名痰核。与石疽初起相同。然其寒凝甚结,毒根最深,却不易溃。"凡此"恶核"描述较为接近恶性淋巴瘤的特点,故以"恶核"命名。淋巴瘤有别于经典实体瘤及血液播散性肿瘤,以"恶核"命名,可体现出此类疾病转归不良的临床证候特点。

恶核(淋巴瘤)之为病,为三焦阳气被遏,"痰、毒、瘀"坚结于内的恶性血液淋巴系统肿瘤,在扶正、化痰、解毒、消瘀基础上,选择软坚散结药物可提高疗效。回顾中医古代医籍发现,软坚散结法早在先秦、两汉时期已现端倪,《内经》已提出"坚者奂之""结者散之",《神农本草经》记录了夏枯草能"主寒热瘰疬,鼠瘘,头疮,破癥,散瘿结气,脚肿湿痹"。东汉张仲景首创"鳖甲煎丸"治疗"癥瘕",成为软坚散结临床应用的代表方。经历了历代方药的积累,软坚散结理论在元明清时期蓬勃发展,并于近代得到创新与发展,确立了软坚散结法在诸多疾病中的应用,为后世医家辨病论治提供了有益的参考。

进一步总结分析"恶核"之病症特点,或容易生长侵袭性强,体内分布广泛,或虽生长缓慢但难于消退,病灶多为气、血、痰、瘀、热、毒结聚而坚实难化,总体属阴证。如清代鲍相璈所著《验方新编》阴疽论中有云"夫肿而不坚,痛而难忍者,流注也;……不肿而痛,骨骱麻木,手足不仁者,风湿也;坚硬如核、初起不痛者,乳岩、瘰疬也;不痛而坚、形大如拳者,恶核、失荣也;不痛不坚,软而渐大者,瘿瘤也;不痛而坚,坚如金石,形大如升斗者,石疽也。""恶核者,是风热毒气与血气相搏,结成核,生颈边。又遇风寒所折,遂不消不溃,名为恶核也。"不难看出其中"瘰疬"与"恶核"具备"坚"和"结"的特点,故杨淑莲教授认为软坚散结法适用于现代医学所指的淋巴增殖性疾病。

## 二、"恶核"理论与软坚散结法的内涵

### (一)"恶核"的病因病机

杨淑莲教授认为"恶核"常以正气内虚、脏腑功能失调为本,外感四时不正之气、六淫之邪毒为诱因而发病。早期则以痰凝结滞为基本病理,痰为水液所聚,或邪热烁津而成,倘若思忧悲患,气郁化火,饮食不节,脾失健运亦或邪毒内陷、热毒炽盛,均可导致津液输布失常,痰浊内生。痰浊内蕴,阻闭经络,气血涩滞,痰凝血瘀,相互胶结,渐积肿核,遂发本病。同时"痰之为物,随气升降,无处不到",或留着肌肤,走窜筋骨,或内陷脏腑,故累及范围广。故"恶核"为病,为痰毒内阻,可寒可热,可虚可实,当辨证为治。本病可见颈

侧、腋下及鼠蹊部瘰疬,多质硬、无痛、进行性肿大,并可融合成包块。部分患者可出现消瘦、盗汗、发热、乏力等全身症状,因侵犯脏腑部位不同,可出现多样的临床证候。早期痰毒内阻,气机瘀滞,可见乏力,食少纳呆,胸胁或脘腹胀痛,口苦咽干;痰毒内阻,外窜筋经,内伤脏腑,久留而不去,血气凝结,阳气虚惫痹阻,可见形寒肢冷,无汗,恶寒喜暖,瘰疬坚硬如石,难溃难消;中期痰凝血瘀,相互胶结,内可气滞血瘀,见头痛头重、胁下癥瘕、脘腹结痛,外可浸淫肌肤而见皮肤结节、黝黑、瘙痒、脱屑;后期痰毒内阻,日久损及肝肾、气血可见面色㿠白无华,神疲懒言,自汗、潮热盗汗、眩晕耳鸣、形体消瘦,常为虚实夹杂,寒热并见之证候。

**(二)以软坚散结为核心辨证施治**

在辨证论治时要注意分寒热、解痰瘀、辨虚实。杨淑莲教授认为本病多为本虚标实,临证应首辨虚实。实以痰、瘀、毒互结为主,虚以肝、脾、肾三脏亏损多见,晚期气血阴阳衰败。故辨证论治应紧紧抓住脏腑虚为本,痰、毒、瘀为标这一关键。

**1. 寒痰凝滞证**

【主症】浅表淋巴结肿大,多在颈部、腋下、耳下及腹股沟处,无痛痒,质坚如石,形寒肢冷,手足不温,面色无华,兼神疲乏力。舌淡红,苔白厚,脉沉细或弦细。

【治则】温阳散寒,化痰软坚。

【方药】阳和汤合消瘰丸加减。

| | | | |
|---|---|---|---|
| 熟地黄 10g | 鹿角胶 10g<sup>烊化</sup> | 白芥子 10g | 肉桂 6g |
| 炮姜 9g | 麻黄 6g | 玄参 15g | 土贝母 15g |
| 猫爪草 15g | 胆南星 15g | 夏枯草 15g | 生牡蛎 15g<sup>先煎</sup> |
| 甘草 10g | | | |

【加减】气虚者加党参、黄芪;便溏者可加山药、薏苡仁、扁豆。

【方药阐述】寒痰凝滞,痹阻于肌肉、筋骨、血脉,故局部或全身可见寒象。治宜温化寒痰,软坚散结。方中炮姜、肉桂解寒凝;熟地黄滋补阴血,配以血肉有情之鹿角胶,补肾助阳,益精养血,四者合用,温阳养血,以治其本;少佐麻黄,宣通经络,与诸温和药配合,可以开腠里,散寒结,引阳气由里达表,通行周身,法"阳化气,阴成形"之理;胆南星、夏枯草、白芥子散结、化痰;玄参味咸软坚,生牡蛎咸寒,育阴潜阳,与散结之土贝母配伍为消瘰丸;猫爪草辛散解毒,甘草和中。综观全方,温阳气而散阴形。阳和汤为治疗阴疽的常用方剂,诸如贴骨疽、痰核、流注、横痃、石疽,凡属寒凝者,均可用之。方中虽含寒凉清热之品,但仍以阳药立方,寒热同用,可加强化痰之功效。

【中成药】

小金丹:每次 0.6g,每日 2 次,口服。

### 2. 痰热伤阴证

【主症】浅表淋巴结肿大,多见于颈部、腋下、腹股沟,初期如黄豆到枣子大,可活动,后期增大可相互融合成大块,有不规则热,常有盗汗,口干口渴,心烦失眠,或见皮肤瘙痒或身目发黄,大便干结或见便血,小便短少,舌质红或绛,苔黄,脉弦滑或细数。

【治则】清热解毒,软坚散结。

【方药】消瘰丸合增液汤加减。

| | | | |
|---|---|---|---|
| 蛇六谷 15g | 半枝莲 30g | 玄参 20g | 生地黄 20g |
| 土贝母 12g | 昆布 10g | 海藻 15g | 夏枯草 15g |
| 生牡蛎 15g<sup>先煎</sup> | 僵蚕 10g | 猫爪草 10g | 当归 15g |
| 麦冬 20g | 天花粉 15g | 天龙 2 条 | 海浮石 30g |

【加减】热毒较盛者,加青天葵 9g,半枝莲 20g,白花蛇舌草 20g,重楼 10g;伤阴较甚,可加北沙参 15g,白芍 12g,生甘草 6g;兼气虚而呈气阴两虚者,可加生黄芪、党参各 15g;肿块较大、较坚硬者,可加三棱、莪术、炮山甲各 9g。

【方药阐述】此证型多见于侵袭性淋巴瘤 B 症状(发热、盗汗以及体重下降)偏实证者,热象明显,在消瘰丸基础上联合海藻、昆布、海浮石味咸而软坚,半枝莲清热解毒,蛇六谷、天龙、猫爪草辛散而化痰散结。因部分 T/NK 细胞淋巴瘤病势较急者易气滞血瘀,予夏枯草、僵蚕平肝,当归理血,而热毒易耗伤阴液,故予玄参、麦冬、生地黄养阴救液以治本,天花粉生津止渴。方中天龙(即壁虎),咸寒有小毒,功能解毒散结、祛风定惊,现代研究表明其有较好的抗癌作用,可用于多种恶性肿瘤。

### 3. 气滞痰凝证

【主症】颈项、耳下及腹股沟处肿核累累,脘腹结瘤,皮色不变,不痛不痒,头晕耳鸣,烦躁易怒,纳呆,大便干结。舌红,苔微黄,脉弦数。

【治则】疏肝理气,化痰散结。

【方药】柴胡疏肝散合消瘰丸加减。

| | | | |
|---|---|---|---|
| 柴胡 15g | 黄芩 12g | 郁金 12g | 香附 10g |
| 白芍 15g | 枳壳 10g | 青皮 10g | 陈皮 15g |
| 玄参 15g | 土贝母 10g | 生牡蛎 30g<sup>先煎</sup> | 半夏 9g |
| 山慈菇 15g | | | |

【加减】若头晕耳鸣,加钩藤、磁石;乏力,加黄芪、党参;大便干结,加大黄、芒硝。

【方药阐述】此证多见于惰性淋巴瘤早期,或者不需要西药治疗而观察等待的部分患者,正气尚可,故本方以疏肝理气,畅通气机之柴胡疏肝散为主,改善淋巴结肿大症状。山慈菇微辛,凉,归肝、脾经,联合应用消瘰丸软坚散结,化痰通络。现代药理学研究表明,山慈菇具有清热解毒抗肿瘤作用。

【中成药】

香菇多糖:每次 1mg,每日 1 次,静脉滴注。

### 4. 毒瘀互结证

【主症】身体各部皮下硬结,无痛,质硬,活动性差,伴见形体消瘦,面色暗黑,皮肤枯黄,舌质暗红、苔多厚腻乏津,脉弦涩。

【治则】活血化瘀,解毒散结。

【方药】三棱汤合消瘰丸加减。

| | | | |
|---|---|---|---|
| 三棱 10g | 莪术 10g | 当归 15g | 木香 10g |
| 茯苓 15g | 白术 20g | 陈皮 15g | 法半夏 15g |
| 猫爪草 15g | 白芥子 20g | 牡蛎 30g | 川芎 10g |
| 海藻 15g | 玄参 15g | 山慈菇 6g | 白花蛇舌草 15g |
| 露蜂房 10g | | | |

【加减】发热不退者,加生石膏、水牛角、银柴胡;头痛者可分经选用藁本、柴胡、细辛、天麻、独活;黄疸者加茵陈蒿、栀子;皮肤脱屑、瘙痒者加何首乌、白鲜皮、蝉蜕。

【方药阐述】此型多为侵袭性淋巴瘤进展期,且多伴有结外受累。选方以《周慎斋遗书》三棱汤合消瘰丸为底方加清热解毒中药化裁而成。方中三棱、莪术破血消瘀;当归、川芎养血活血;木香行气解郁,陈皮、法半夏化痰;白芥子、猫爪草性温,散结理气、化痰止痛;佐以茯苓、白术健脾和中,防破血辛燥性烈伤及脾胃;玄参解毒滋阴;牡蛎、海藻咸寒,育阴潜阳,软坚消瘰;加山慈菇及白花蛇舌草、露蜂房解毒。全方具破血消瘀、化痰散结、健脾和中、清热解毒之功。

【中成药】

(1)西黄丸:每次 3g,每日 2 次,口服。

(2)康莱特注射液:每次 100ml,每日 1 次,静脉滴注。

### 5. 血瘀癥积证

【主症】颈部、耳下或腋下、腹股沟处肿核,皮色瘙痒,形体消瘦,腹内结块,时有腹痛腹胀,纳呆食少,恶心呕吐,午后潮热,大便干结或发黑,舌暗淡,瘀斑或瘀点,苔黄,脉弦涩。

【治则】活血化瘀,消癥散结。

【方药】鳖甲煎丸加减。

| | | | |
|---|---|---|---|
| 炙鳖甲 15g<sup>先煎</sup> | 赤芍 10g | 玄参 15g | 丹参 10g |
| 川芎 15g | 三棱 15g | 莪术 15g | 蜈蚣 2 条 |
| 土鳖虫 9g | 槟榔 10g | 白英 15g | 白花蛇舌草 30g |

【加减】若大便发黑,加伏龙肝、仙鹤草;呕吐明显,加竹茹、半夏;腹胀,加大腹皮、枳实;皮肤瘙痒,加白鲜皮、蝉蜕。

【方药阐述】此证见于淋巴瘤肝、脾大或胸、腹腔大包块或积液者,临床多以复发、难治类型居多。全方以活血化瘀药为主,联合虫类药土鳖虫、蜈蚣、炙鳖甲破血消癥、解毒散结,亦可购买成药方便服用。

【中成药】

(1)鳖甲煎丸:每次 3g,每日 3 次,口服。

(2)斑蝥磷酸钠维生素 B<sub>6</sub> 注射液:每次 10~50ml,每日 1 次,静脉滴注。

### 6. 肝肾阴虚证

【主症】颈部或腹股沟等处肿核或大或小,或见脘腹痞块,午后潮热,五心烦热,失眠盗汗,口干咽燥,腰酸耳鸣,头晕目眩,舌红少苔或无苔,脉弦细或沉细数。

【治则】滋补肝肾,软坚散结。

【方药】知柏地黄汤合青蒿鳖甲汤加减。

| | | | |
|---|---|---|---|
| 知母 12g | 黄柏 12g | 生地黄 15g | 山萸肉 15g |
| 茯苓 20g | 牡丹皮 15g | 青蒿 15g | 鳖甲 30g<sup>先煎</sup> |
| 龟甲 15g<sup>先煎</sup> | 僵蚕 10g | 猫爪草 15g | 丹参 30g |
| 山慈菇 15g | 夏枯草 10g | 桑寄生 30g | |

【加减】骨骼酸痛明显者加杜仲、羌活、独活;失眠健忘者加益智仁、酸枣仁、茯神;潮热盗汗、两胁疼痛者加川楝子、地骨皮、沙参。

【方药阐述】此型多为侵袭性淋巴瘤 B 症状明显且以虚为主者,亦可见于复发难治的患者。疾病后期,痰毒消耗元气明显,以肝肾阴虚为主。方中知母清热泻火而长于清润,黄柏泻火解毒而除骨蒸、清虚热,二者相须为用,重在滋阴降火,防肾阴耗竭;鳖甲直入阴分,咸寒滋阴,以退虚热;青蒿芳香清热透毒,引邪外出;生地黄甘凉滋阴,牡丹皮凉血透热,丹参活血,透热而不伤阴,养阴而不恋邪;桑寄生、山萸肉补肾;茯苓健脾;联合猫爪草、山慈菇、夏枯草、龟甲、僵蚕软坚化痰。全方共奏养阴清热,解毒溃坚之功。

**7. 气血两虚证**

【主症】全身淋巴结肿大剧增,时有低热,身疲乏力,面色无华,舌淡红苔薄白,脉细数。

【治则】益气养血,软坚散结。

【方药】香贝养荣汤加减。

| | | | |
|---|---|---|---|
| 香附 10g | 贝母 10g | 人参 10g | 生黄芪 30g |
| 炙黄芪 30g | 当归 15g | 杭白芍 30g | 生地黄 15g |
| 熟地黄 15g | 川芎 10g | 猪苓 30g | 茯苓 30g |
| 焦白术 15g | 夏枯草 30g | 干蟾皮 8g | 白花蛇舌草 30g |

【加减】若食少纳呆加焦三仙、枳实、厚朴;衄血或紫癜加仙鹤草、侧柏炭;阴虚明显者加生地黄、沙参、麦冬;发热者可加柴胡、黄芩。

【方药阐述】恶核放化疗后,或病势危急或疾病晚期(骨髓浸润或淋巴瘤白血病)者,痰毒浸淫脏腑,内蕴骨髓,髓不能化生气血,见气血亏虚,为虚实夹杂,寒热并见之证候。方中人参、炙黄芪、茯苓、焦白术益气健脾,当归、白芍、生地黄、熟地黄、川芎补血养血滋阴,生黄芪、香附、贝母、夏枯草、猪苓行气散结利湿化痰,白花蛇舌草、干蟾皮清热解毒。此证型多预后不良。

**(三)并发症**

1. **胸腔积液**　淋巴瘤组织压迫静脉回流不畅或浸润胸膜均可引起胸腔积液。大部分淋巴瘤患者并发胸腔积液时可见纵隔或纵隔外肿块,而小部分患者仅有胸腔积液而无实体肿块,称为原发性渗出性淋巴瘤。此并发症可归属中医"悬饮"范畴,起病因为正气虚弱,邪毒浸润于内,脏腑功能失调,致痰浊瘀毒聚结,阻滞三焦,邪流胸胁,水饮积结而成。对胸腔积液量大,严重压迫心肺、纵隔引起呼吸困难、胸闷心悸、脉数细微者,应急抽胸腔积液以治其标。病情较缓或反复发作者,可辨证施治。如胸痛胸闷,气短咳痰,舌暗脉沉弦属痰瘀互结者,治宜化瘀散结、解毒利水,给予苓桂术甘汤合血府逐瘀汤加减。同时避免一味攻伐,对胸闷气短,咳嗽无力,形疲身乏,脉细无力属气虚者,应温阳补气、散结利水,予补中益气汤合葶苈大枣泻肺汤加减。此外,可给予中药注射剂静脉注射或抽胸腔积液后胸腔内灌注治疗,常选榄香烯注射液及康莱特注射液等。

2. **淋巴瘤胃肠受累**　胃肠道为最常见的结外受累器官,最常见的临床症状是腹痛,其次还包括腹部包块、恶心、纳差、消化道出血、肠梗阻等。胃出血比例为 20%~30%、穿孔比例为 5%~10%。胃镜下可表现为胃黏膜红斑、糜烂和溃疡等。不具备手术指征患者可在化疗前给予清热解毒、敛疮生肌中药，促进创面愈合，提高后续化疗安全性。合并出血者可用藕粉调服验方四味止血散(阿胶珠、三七粉、蒲黄炭、白及粉)口服。合并幽门梗阻出现呕吐、心下痞满属寒热错杂者，可用半夏泻心汤加减治疗。

### 三、证治心悟

#### （一）辨证分型和变证、兼证相结合

结合现代医学淋巴瘤分类及临床特点，我们按中医四诊分析总结恶性淋巴瘤的中医证型，可以看出，寒痰、痰浊、痰瘀、痰热、痰毒等病理产物是恶性淋巴瘤发病的关键，而邪盛正虚的本质最终影响疾病的转归。因此，临证时以上辨证分型中不能悉数涵盖，对复杂证型，应细分对待。现代医学对本病的治疗多采用放、化疗，基于此的变证、兼证分析，可使中医治疗变得更加系统和灵活，分期论治，可起到良好的减毒增效作用，使中西医能有机结合。如在放疗期间，可给予清热解毒益气养阴方药，如清热地黄汤合沙参麦冬汤加减；化疗期间恶心呕吐明显者，可给予益胃生津降逆止呕之益胃汤合旋覆代赭汤加减；化疗后见面黄、倦怠乏力、手足心热者，为痰瘀内阻，药毒耗伤气阴，可给予我院参芪清热颗粒或贞芪扶正胶囊益气养阴。

#### （二）化痰消瘀为祛邪之关键

朱丹溪曰："块乃有形之物，气不能成形，痰与食积、死血也。"痰凝血瘀，相互胶结，渐积肿核，遂发恶核。并且恶核变证兼证繁多，可伴痰浊湿盛见身重、鼓胀、悬饮；可伴邪热炽盛，见高热惊厥；可伴湿热内蕴见目黄身黄；痰瘀交阻于皮肤可见肌肤黧黑、甲错、脱屑；痰瘀结于胁下成癥瘕；瘀阻致血行脉外可见出血；瘀阻清窍可致头重、头痛。结合病机，痰瘀的消除是治疗的关键，其治疗重点应从痰入手。化痰散结之药，如白芥子、半夏、商陆为通治之品可早期广泛应用；肿瘤渐大融合成团或有大包块病灶者，治疗应选软坚散结之品，如海藻、昆布、玄参、夏枯草、猫爪草、穿山甲、土茯苓等。恶核之痰瘀互结者临证多见，且瘀久胶着，一般发表攻里、扶正补虚难有建树，故在恶核治疗中，联合破血消瘀，软坚散结方药，方有良效。

#### （三）扶正祛邪相结合

《内经》有云"阳化气，阴成形"，多数患者就诊时一般其病已久，通常虚损较甚而瘤毒亦深，医者不可仅仅考虑有形之肿块，不细审病机，重用化痰散结消瘀攻伐之剂，导致虚损更重，"阳化气"不及加重，形能转换进一步失衡，则

"阴成形"的病理产物的堆积愈演愈烈,而犯"虚虚实实"之戒。以带瘤生存及提高生活质量为目的的治疗终点已经在现代医学体系中愈发凸显,中医扶正祛邪理念变得意义深远。基于"阳化气"的原理,常使用健脾补肾法、益气生血法、疏肝健脾法、行气化痰法、温经通络散结法等,紧扣正虚邪实的本质,通过扶正,使正虚得到缓解,正气充足则有利于祛邪,故以扶正为主,祛邪为辅。然痰瘀毒邪顽固,不易除净,是恶性淋巴瘤复发难治的根本原因。因此,除邪务尽,防止死灰复燃,所以在病情缓解及巩固治疗期间,可以中药缓图,纠正"化气"不足的同时,可适量温化寒痰、散结解毒,渐消之,以清除余邪,此时扶正祛邪并进。

### (四)内治法与外治法相结合

作为具有中国特色的淋巴瘤类型之一,结外 NK/T 细胞淋巴瘤(鼻型)最为常见。患者常有鼻塞、鼻出血、坏死疼痛等症状,在鼻部肿瘤局部,可选用六神丸或云南白药外敷,以清热解毒、止痛止血。对腹部癥瘕伴疼痛者,可给予西黄丸局部外敷。对局部淋巴结肿大者,可给予赤小豆、猪牙皂角、硝石、黄柏、木鳖子各25g研磨成末,蛋清调敷局部,每日1次。

### 四、恶核理论及软坚散结法之外延

在现代医学体系中,通过放疗、化疗及免疫靶向药物甚至是造血干细胞移植等手段,使得部分淋巴瘤患者的生存期明显延长,但仍存在复发风险。淋巴瘤因三焦阳气被遏,痰、毒、瘀"坚结"于内而致病,因病致虚,虚实夹杂;缓解之后,处于余毒(病毒与药毒)未清、正气未复的状态。化疗、放疗及其移植预处理等均系"大毒"之药。大毒治病,十去七八,获得缓解,进入微小残留病阶段,此乃中医所谓余毒。血液淋巴肿瘤病患体内既有疾病之余毒,也存在药毒残余,且有正气未能复原的态势,需进一步清除余毒,恢复正气,改善体质,防止复发。肿瘤的残存状态,亦可看作病邪"坚守结聚"于内。针对残留病灶甚或微小残留病采用软坚散结治法,更需要进一步的探求。软坚药味多咸,无须进一步分类,符合"软坚散结"治疗大法,用于大多数肿块性疾病;而散结药味多辛、苦,更针对疾病病机,临床上依据淋巴瘤患者基础体质及辨证分型特点,将散结药细分为清热散结药、化痰散结药、化瘀散结药、理气散结药、消食散结药、扶正散结药使用,精准用于淋巴瘤诊疗,可以称之为软坚散结法的"外延"。

临床研究发现,采用夏枯草和改良环磷酰胺、长春新碱、阿霉素、泼尼松联合化疗(CHOP)的方案初治惰性淋巴瘤患者近期有效率为75.00%,高于仅接受CHOP化疗的有效率(52.63%)。肿瘤微环境对肿瘤的发生发展起重要作用,软坚散结类中药能使肿块先软化后逐渐消散,其作用与改善肿瘤微环境有关。现代药理学研究证实,夏枯草的主要活性化学成分是三萜类、甾体类、黄酮类、香豆素类等化合物,具有抗肿瘤、抗炎、抗菌、抗病毒、降血压、降血糖、调节免疫、保肝等药理作用。夏枯草具有较好的抗淋巴瘤作用,其作用机制可能与其导致Raji细胞蛋白质组、Jurkat细胞蛋白质组改变及诱导细胞凋亡等有关。其诱导人B淋巴瘤Raji细胞、T淋巴瘤Jurkat细胞凋亡,可能是其抗肿瘤作用的机制之一。陈长英等观察到夏枯草提取物在体内外均能抑制小鼠T细胞淋巴瘤EL4细胞的生长,并诱导肿瘤细胞凋亡,推测这可能是其抗肿瘤的主要机制。

中医药可全程参与淋巴瘤诊疗。在现代医学框架下的中西整合精准诊疗思路当中,中医药的应用体现在以下几个方面:①治疗老年有严重并发症或其他放、化疗禁忌的淋巴瘤患者;②治疗惰性淋巴瘤处于观察等待期的患者;③中医药联合放、化疗克服西药耐药、减轻不良反应(促进造血恢复、减轻胃肠道反应、黏膜溃疡等)及针对各种特殊症状(神经病变、瘙痒、多汗);④对结束放、化疗维持治疗和预防复发。其研究热点包括调节免疫细胞及免疫因子、能量代谢、肠道微生态等。

软坚散结法作为攻邪的主要手段,针对瘤体痰毒瘀留而不去成为恶核的病机。在淋巴瘤这一相对特殊的肿瘤治疗中,可以从软化和缩减瘤体甚至清除微小残留方面起到有效的作用。淋巴瘤分型复杂,病情进展较快,想要针对淋巴瘤的具体分型和分期采取中药治疗,目前没有统一的标准,需要进一步完善中西医结合的诊疗体系,也需要进一步认识软坚散结类药物的作用机制。建立一套更加完善、灵活的中西医结合诊疗方案,将中医疗法和西医治疗有机结合起来,充分利用两者的优势和特色,可以提高淋巴瘤的治疗效果,也是今后研究的重点。

## 第六节 清肝健脾补肾法辨治溶血性贫血

溶血性贫血以自身免疫性溶血性贫血、阵发性睡眠性血红蛋白尿等较为常见。自身免疫性溶血性贫血系体内免疫功能紊乱,产生抗自身红细胞抗体或/和补体结合在红细胞膜上,使红细胞破坏加速而引起的一种溶血性贫血。根据免疫反应的适宜温度不同,分为温抗体型和冷抗体型。当机体既产生抗自身红细胞抗体,又产生抗自身血小板抗体(甚至白细胞抗体),进而同时出现贫血和血小板减少（或全细胞减少）时，称为伊文思综合征（Evans syndrome）。临床主要表现是贫血和黄疸，可伴畏寒、发热、腰背酸痛等。其病情之缓急、轻重差异较大，严重者出现溶血危象而导致死亡。阵发性睡眠性血红蛋白尿是一种获得性造血干细胞基因突变引起红细胞膜缺陷所致的慢性血管内溶血，常在睡眠时加重，可伴发作性血红蛋白尿和持续性含铁血黄素尿、潜在的骨髓衰竭和血栓形成。

## 一、清肝健脾补肾法的形成与发展

杨淑莲教授认为，对溶血性贫血中医文献的探讨与总结，有助于现代医家、学者对溶血性疾病的临床症状、病因病机、诊治用药、预后调摄等有更深层次的认识，从而进一步指导临床应用。总结历代文献，依据其疾病演变的不同阶段，归属有所不同：急性发作期，以湿热内蕴为主，以身黄、目黄、小便黄伴发热、畏寒为主，属"黄疸"范畴；发作间歇期，以面色苍白、头晕乏力等贫血症状为表现，呈现气血极度亏虚之象，故属"虚劳""血虚""虚黄病"范畴；病程中伴腹部积块明显者，亦可归属"癥积"范畴。

"黄疸"病名首见于《内经》。《素问·平人气象论》曰："溺黄赤，安卧者，黄疸……目黄者曰黄疸。"《灵枢·论疾诊尺》言："身痛而色微黄，齿垢黄，爪甲上黄，黄疸也。安卧小便黄赤，脉小而涩者不嗜食。"《金匮要略》将黄疸分为四种类型：谷疸、酒疸、女劳疸、黑疸，各类型均具有身黄、目黄、小便黄。根据《内经》《金匮要略》记载，黄疸主要症状与溶血性贫血急性发作期症状类似，故可归属"黄疸"范畴。

《金匮要略》曰："男子黄，小便自利，当与虚劳小建中汤"；《景岳全书》云："阴黄证，则全非湿热，而总由血气之败……或劳倦伤形，因致中气大伤，脾不化血，故脾土之色，自见于外。《证治汇补》记载："虚黄者，其证口淡，怔仲，耳鸣，脚软，怠惰无力，寒热微作，小便浊涩皮肤虽黄，而爪甲如常。"溶血性贫血之气血两虚症状与《金匮要略》《景岳全书》中的虚劳、血虚症状相似，并进一步阐明其病因病机为脾虚不能运化水谷精微以生气血，致气血亏虚，血不华色，故发生身黄。《金匮要略浅注补正》《证治汇补》中既描述了气血两虚的症状，又描述了身黄、目黄、小便黄的症状，包含了溶血性贫血血虚之证和胆红素升高的黄疸之证，两证俱现，故归属于"虚黄病"范畴。

《难经》记载："脾之积名曰痞气，在胃脘，覆大如盘……发黄疸。""覆大如盘"同溶血性贫血的肝脾大类似。"癥积"范畴的归属是溶血性贫血众多临床表现的一个侧重。

结合临证经验,杨淑莲教授指出了肝、脾、肾三脏在溶血性疾病中的重要性,认为溶血性疾病的病因病机为本虚标实、湿邪内蕴、日久兼瘀,其发生责之内为脏虚,病变关键为湿热蕴结,病理因素为湿、热、瘀;其治疗以清肝健脾补肾为主,兼以利湿、清热、化瘀,强调分期分型辨证论治,提高生活质量,恢复骨髓造血功能。

## 二、"清肝健脾补肾法"理论内涵

杨淑莲教授结合历代文献及临床实践,认为本病为本虚标实之候,病机总属湿热相搏,伤气损血,熏蒸肝胆,脉络受损,日久兼瘀。肝、脾、肾为本虚,湿、热、瘀为标实。

### (一)肝、脾、肾失调为本

### 1. 脾胃为病变中心

(1)脾虚生湿:《素问·阴阳应象大论》曰:"中央生湿,湿生土,土生甘,甘生脾,脾生肉,肉生肺,脾主口。其在天为湿,在地为土,在体为肉,在藏为脾,在色为黄。"《医宗必读》曰:"黄者中央戊己之色,故黄疸多属太阴脾经,脾不能胜湿,受挟火热则郁而成黄。"《证治准绳》谓:"黄疸乃脾胃气虚,感受湿热,郁于腠理,淫于皮肤,蕴积成黄。"根据这些理论,黄疸的病变中心为脾胃,无论是湿热发黄还是寒湿发黄,皆责之湿伤脾胃。脾运失权,水湿停聚,或复感热邪,或郁而化热,湿热交蒸,或结于中焦,或犯于肝胆,胆热液流,与胃中浊气相并,上不得外越,下不得外泄,湿热郁遏熏蒸入犯肝胆,溢于肌肤,身目遂发黄疸。

(2)脾不生血:《灵枢·决气》云:"中焦受气取汁,变化为赤,是谓血。"脾胃为后天之本,气血生化之源。脾运化的水谷精微是生成血液的主要物质基础。溶血性贫血后期,因病程日久,湿邪困脾,脾失运化,水谷精微乏源,则气血化生减少而血液亏虚,可见头晕眼花、面色萎黄、心悸、疲乏倦怠等以气血两虚为主之证候。

### 2. 肝脾失调

《临证指南医案》认为,内伤发黄"为厥阴肝木、太阴脾土二脏交伤之候",肝脾失调可导致黄疸发生。《金匮要略》曰:"见肝之病,知肝传脾。"由此可见,"脾土赖肝木之疏达之性,肝木亦靠脾土灌溉而升"。肝脾之间营血互养、气机相调,生机互助,相互为用,一荣共荣,脾土有赖于肝木的疏达之性,肝木亦得之于脾土的灌溉而生。若肝木失养,疏泄不及,或木气亢盛,疏泄太过,均可出现"木不疏土"或"木旺乘土"的病理现象。正如叶天士所言:"肝病必犯脾土,是侮其所胜也。"故肝病传脾导致的脾气虚弱,以及脾虚湿盛是黄疸病脾胃运化失常表现的主要原因。反之，脾为气血生化之源，脾胃正常运转则水谷精微能充养肝血。若脾胃虚水谷精微生化无源，或脾不统血，失血过多，可导致肝血不足，肝体不得濡养，影响肝的疏泄，致"土衰木萎"；同样，脾运化失常，中焦脾土壅滞，亦可影响肝气疏泄功能，所谓"土壅木郁"。故只有中焦脾胃功能强健，肝血才能充足，而使肝气冲和条达，胆汁疏泄正常，黄疸得退。

**3. 脾肾亏虚**　《医宗必读·淋证》云："血色黑黯，面色枯白，尺脉沉迟，下元虚冷也"，说明了因肾虚致"尿色黑黯"。《诸病源候论》曰："肾藏精，精者，血之所成也。"肾藏精，精生髓，精髓又可以化血。脾为后天，肾为先天，两者精血同源而互生。肾精赖脾运化水谷精微以滋养，而脾之运化又赖肾阳以温煦。肾为先天之本，先天禀赋不足则肾精亏虚，精亏髓少则血虚。肾水不足，日久阴损及阳，阳气虚衰，肾阳不足，脾失肾阳之温煦，运化失职，水湿内蕴，日久郁而化热，湿热交蒸，或从寒化，寒湿凝滞，而发黄疸。脾肾两虚，气血不足，则头晕耳鸣，纳少便溏，腰膝酸软；阴虚生内热，虚火上扰，则五心烦热，舌质红，少苔，脉细数；阳虚生内寒，失其温煦，则怯寒肢冷，舌体胖大，边有齿痕，苔白，脉细弱。

**（二）湿、热、瘀为标**

**1. "湿"聚为患**　杨淑莲教授认为，"湿"为溶血性贫血的主要病理因素。根据李时珍《本草纲目》提出的"湿有外感，有内伤"，将湿邪的产生归纳为外感和内伤两个方面。在病机方面，根据张介宾提出"湿从阴者为寒湿，湿从阳者为湿热"，认为脾虚湿困，湿郁化热，熏蒸肝胆，则发为阳黄；内伤不足，邪从寒化，则发为阴黄。

（1）湿热蕴结：湿热发黄的理论源于《内经》。《素问·六元正纪大论》记载："四之气，溽暑湿热相薄，争于左之上，民病黄瘅而为胕肿。"提出了湿热是黄疸致病的关键要素。湿热发黄既有外湿又有内伤，为湿热瘀滞中焦脾胃，溢入血分致发黄。《金匮要略·黄疸病脉证并治》曰："寸口脉浮而缓，浮则为风，缓则为痹，痹非中风，四肢苦烦，脾色必黄……"又云："病黄疸，发热烦喘，胸满口燥者，以病发时火劫其汗，两热所得。然黄家所得，从湿得之。"此为外湿入内，郁久化热，湿热内困发为黄疸的记载。同时还有"谷疸之为病，寒热不食，食即头眩，心胸不安，久久发黄……"的记载。《圣济总录》卷六十："失饥饱甚，则胃中满塞，谷气未化，虚热熏蒸，遂为谷疸。其证心下懊闷，头眩心忪，怫郁发烦，小便不利，身黄如橘是也。"阐述了内湿致病的病因病机，饮食劳倦失宜，损伤脾胃，以致运化水湿功能失常，湿浊内生，郁而化热，日久发为黄疸。《症因脉治》则记载"黄疸之因,脏腑积热,并于脾胃之间,外因风湿相搏,闭郁腠理,湿热熏蒸,蕴而成黄,则诸黄疸之症乃作",即外感内伤产生湿热之邪,困遏机体成黄疸。

总结以上可见,湿热蕴结型黄疸病因病机为素体亏虚,脾胃虚弱,运化失常,湿浊内生,日久化为湿热;或复感湿热外邪,内伤肝脾营血,胆汁外溢,发为黄疸;湿热败血下注膀胱,则尿色如茶或深如酱油;湿热内蕴,则口渴不思饮、便干、舌苔黄腻、脉濡数;病程日久,反复发作,气血更耗,不能荣养滋润,则腰背酸痛、心悸气短、头晕乏力。

（2）寒湿发黄:《伤寒论》记载"伤寒发汗已,身目为黄,所以然者,以寒湿在里不解故也,以为不可下也,于寒湿中求之。"阐述了寒湿发黄的病因病机与治疗原则。叶天士《临证指南医案·疸》曰:"阴黄之作,湿从寒水,脾阳不能化湿,胆液为湿所阻,渍于脾,浸淫肌肉,溢于皮肤,色如熏黄。"详细阐明了脾胃阳虚,不能运化水湿,湿从寒化,寒湿困脾,土壅木郁,胆失疏泄而致阴黄。

总结以上可见,寒湿内蕴病因病机为寒湿伤人,或素体脾胃虚寒,或久病脾肾阳虚,则湿从寒化。寒湿瘀滞,中阳不振,脾虚失运,胆汁为湿邪所阻,故面色晦暗、皮肤及目珠轻度黄染;脾虚不运,则食少纳呆、脘腹胀满;脾肾阳虚,水饮凌心,则心悸气短、四肢困重、下肢水肿、大便溏薄;寒湿内蕴,则舌质淡胖、边有齿痕、苔白腻、脉濡细。病程日久,脾失健运,气血亏虚,则周身乏力。

2. **瘀血发黄**　《金匮要略·黄疸病脉证并治》曰:"寸口脉浮而缓,浮则为风,缓则为痹,痹非中风,四肢苦烦,脾色必黄,瘀热以行。"指出瘀热是黄疸发病的重要病理因素。《金匮要略浅注补正》言:"一个瘀字,便见黄皆发于血分,脾为太阴湿土,主统血,热陷血分,脾湿郁遏,乃发为黄。"说明黄疸的发生与瘀血有关。《医学心悟》曰:"瘀血发黄,亦湿热所致,瘀血与积热熏蒸,故见黄色也。"阐明瘀血与湿热可交结为病。溶血性疾病日久见"瘀",可因脾虚不能运化水湿,湿浊中阻,阻滞气机,气机不畅而致瘀;或气虚运血无力,瘀血内生,内停日久形成积聚。症状可见:面色晦暗,头晕乏力,腹中癥块,午后低热,或形体消瘦,毛发不荣,肌肤甲错,或肢体疼痛,或腹部刺痛,舌质淡或淡紫,苔薄,脉细涩。

（三）**"清肝健脾补肾"为核心的辨治策略**

1. **湿热内蕴证**

【主症】面色苍黄,目黄,小便色如浓茶。兼身重,气短乏力,头晕心悸,或有发热,畏寒,口渴而不思饮,腰背痛,腹部痞块,大便秘结或黏滞不爽,小溲赤涩不利。舌质红或淡红,苔黄腻,脉濡数。

【治则】清热利湿退黄。

【方药】茵陈蒿汤加减。

| | | | |
|---|---|---|---|
| 茵陈 30g | 栀子 10g | 大黄 10g | 茯苓 15g |
| 郁金 10g | 白术 10g | 薏苡仁 20g | 山药 15g |
| 太子参 10g | 青蒿 15g | 佩兰 15g | 竹叶 15g |

【加减】纳少腹胀者,加陈皮、佛手、木香等健脾理气之品;少腹胀闷,尿赤者,加泽泻、滑石清利下焦湿热;湿重脘胀者,加半夏、厚朴;血虚者,加黄芪、当归以补气养血。

【方药阐述】方中茵陈疏肝利胆,清热利湿而退黄;栀子清湿热、利三焦,引湿热从小便出;大黄降泄郁热,配茵陈、青蒿栀子通利大小便,使湿热之邪从大便出;茯苓、薏苡仁利水渗湿,遵仲景"诸病黄家,但利其小便"之旨;佐以太子参、白术、山药益气健脾,脾气得健,水湿得运,湿邪自去;佩兰气味芳香,善于化湿醒脾;竹叶清热除烦,生津利尿;郁金行气活血退黄。全方配伍,共收清热利湿退黄之功效。

【中成药】

(1)清开灵注射液:每次 40ml,每日 1 次,静脉滴注。

(2)茵栀黄注射液:每次 20ml,每日 1 次,静脉滴注;或茵栀黄颗粒:每次 6g,每日 3 次,口服。

**2. 脾虚湿困证**

【主症】面色晦暗,周身乏力,皮肤及目珠轻度黄染。兼食少纳呆,脘腹胀满,心悸气短,四肢困重,下肢水肿,大便溏薄。舌质淡胖,边有齿痕,苔白腻,脉濡细。

【治则】温阳健脾,利湿生血。

【方药】茵陈术附汤合小建中汤加减。

| | | | |
|---|---|---|---|
| 茵陈 15g | 白术 15g | 干姜 10g | 附子 10g<sup>先煎</sup> |
| 桂枝 10g | 白芍 15g | 茯苓 15g | 黄芪 30g |
| 党参 15g | 泽泻 15g | 山药 20g | 甘草 10g |
| 饴糖 30g<sup>烊化</sup> | | | |

【加减】血虚明显者,加当归、熟地黄;水肿明显者,加猪苓、车前草。

【方药阐述】方中用茵陈利湿退黄;黄芪、党参健脾益气生血;附子、干姜、桂枝温中散寒;茯苓、白术、泽泻、山药健脾祛湿;白芍、甘草酸甘化阴,配合饴糖补中健脾,诸药合用功能温阳健脾利湿生血。

【中成药】

(1)参苓白术丸:每次 6g,每日 3 次,口服。

(2)参附注射液:每次 20ml,每日 1 次,静脉滴注。

3. **气血两虚证**

【主症】面色萎黄或㿠白,头晕乏力。兼皮肤轻度黄染,唇白,心悸气短,神疲懒言,自汗。舌质淡,舌体胖,边有齿痕,苔薄白或微腻,脉细弱。

【治则】益气养血,健脾利湿。

【方药】归脾汤加减。

| | | | |
|---|---|---|---|
| 党参 15g | 茯苓 15g | 白术 15g | 炙甘草 10g |
| 当归 10g | 熟地黄 20g | 远志 10g | 白芍 15g |
| 黄芪 30g | 茵陈 15g | 陈皮 10g | 炒酸枣仁 20g |

【加减】食少纳呆,加砂仁、鸡内金、焦三仙;便溏,加白扁豆、山药、炒薏苡仁。

【方药阐述】本型多为病程日久,以气血亏虚为本,为正虚邪恋之证。方用党参、黄芪、茯苓、白术、炙甘草健脾益气;当归、熟地黄、白芍养血补血;茵陈清利胆经湿热;陈皮理气健脾燥湿;炒酸枣仁、远志养心安神。诸药合用,共奏益气养血、健脾利湿之功。

【中成药】

(1)生脉或参麦注射液:每次 50~100ml,每日 1 次,静脉滴注。

(2)人参归脾丸:每次 6g,每日 3 次,口服。

(3)益气补血片:每次 6 片,每日 3 次,口服。

4. **脾肾两虚证**

【主症】面色萎黄或苍白,乏力,腰酸腿软,自汗,畏寒怕冷。兼头晕耳鸣,心悸气短,食少便溏,夜尿频数,或伴皮肤轻度黄染。舌质淡胖有齿痕,苔白,脉沉细弱。

【治则】健脾益肾,利湿退黄。

【方药】右归丸合黄芪建中汤加减。

| | | | |
|---|---|---|---|
| 党参 15g | 黄芪 30g | 补骨脂 15g | 山药 30g |
| 女贞子 15g | 墨旱莲 10g | 当归 10g | 生熟地各20g |
| 杜仲 10g | 菟丝子 10g | 山萸肉 15g | 枸杞子 10g |
| 制附子 10g先煎 | 白术 15g | 茯苓 15g | 茵陈 15g |

【加减】阳虚甚者,加淫羊藿、巴戟天以温肾助阳;黄疸明显者,加龙胆

草、虎杖、泽泻等；阴阳两虚者，加地骨皮、青蒿。

【方药阐述】方中黄芪、党参益气健脾补中；辅以白术、茯苓健脾渗湿；制附子、菟丝子温肾阳；辅以补骨脂、杜仲补肝肾，强筋骨；生地黄、熟地黄滋肾填精生血；女贞子、墨旱莲、枸杞子、山萸肉滋补肝肾之阴；当归补血活血；茵陈清热退黄，合附子、白术成茵陈术附汤，亦可治脾阳不足之寒湿。诸药合用，达到补益脾肾、利湿退黄之功效。

本证类型多为黄疸日久，病及脾肾，脾肾双亏，气血亦不足，且有湿热余邪留恋，属正虚邪衰之证。因此补脾肾、益气血，佐以清热利湿退黄为其治法。

【中成药】

（1）金匮肾气丸：每次6g，每日3次，口服。

（2）参胶生血颗粒（廊坊市中医医院方）：每次15g，每日3次，口服。

**（四）以"清肝健脾补肾"为核心的分期论治**

元代罗天益首次在《卫生宝鉴》中将黄疸明确分为阳、阴二证。后人张景岳根据古代医家记载，在《景岳全书》中确立阴黄阳黄之名及病因证治。故本病在发作期以湿邪内蕴为主，或与热结，或与寒结，即表现为阳黄或阴黄，治疗或清利，或温化，以祛湿为要；非发作期以正虚为主，邪实为辅，治宜在益气养血基础上或健脾利湿，或温补脾肾。部分患者病程迁延，可伴有瘀血表现，依涉及脏腑、病变部位之不同，加用活血化瘀药物。现代医学同样证实，补肾、健脾、活血中药对溶血性贫血表现出促进造血作用。

1. **急性期** 《金匮要略·黄疸病脉证并治》曰："诸病黄家，但利其小便"，奠定了黄疸病治疗的总则。后世医家对黄疸的治疗多遵循这一治疗原则。《伤寒论》曰："伤寒七八日，身黄如橘子色，小便不利，腹微满者，茵陈蒿汤主之"；《景岳全书》曰："阳黄证，多以脾湿不流，郁热所致，必须清火邪，利小水，火清则溺自清，溺清则黄自退。轻者，宜茵陈饮……阴黄证，……而兼多寒湿者，则以五苓散、四苓散或茵陈五苓散之属，加减用之亦可。"王海藏云："阴黄，其证身冷汗出，脉沉，身如熏黄色暗，终不如阳黄之明如橘子色。治法，小便利者，术附汤。"杨淑莲教授认为急性期应利湿以退黄，同时根据临床表现分为湿热或寒湿，湿热分湿胜于热、热盛于湿、湿热俱盛等情况进行辨证论治。茵陈蒿汤是治黄疸病之第一药方，故处方用药以"茵陈类方"为主，只要辨证准确，效如桴鼓。

2. **慢性期** 溶血性贫血慢性期，由于久病失调，邪去正虚，气血虚弱，脏腑失养，使肾失温煦、脾失健运、肝失疏泄，导致湿邪不清，肝脾气血未复，脾肾阳气未振，使病情迁延不愈，或黄疸反复发生，甚至转为癥积、臌胀。故治疗应顾护肝、脾、肾三脏,使固本则邪不再生。

（1）健脾养肝补血：溶血性贫血中后期湿邪渐除,脾气亏虚,出现脾虚发黄。脾虚发黄的病机关键是脾土虚损,失于健运,脏腑之气外现而发黄。故后期重补气健脾生血,使气旺血生,"气为血之母",气足则血旺,气能生血,气又行津,补气生血即可达气血双补,又可化津液防停湿。脾胃运化水谷精微功能正常,进而充养肝血,肝血充足,肝气条达,则胆汁疏泄正常,黄疸得退。治宜益气养血,健脾养肝利湿,可选用二至丸合归脾汤、八珍汤、当归补血汤加减。处方常选女贞子、墨旱莲、枸杞子、菟丝子、党参、茯苓、白术、炙甘草、当归、熟地黄、远志、白芍、黄芪、茵陈、陈皮、炒酸枣仁等。

（2）温补脾肾生血：《素问·阴阳应象大论》："形不足者,温之以气,精不足者,补之以味。"《金匮要略》："男子黄,小便自利,当与虚劳小建中汤。"《金匮要略方论》："内感伤寒劳役形体,饮食失节,中州变寒之病生黄,非伤寒坏之而得,只用建中、理中、大建中足矣,不必用茵陈也。"溶血性贫血中后期临证施治中,标本兼顾,治宜健脾益肾、利湿退黄。方选右归丸合黄芪建中汤加减,常用党参、黄芪、补骨脂、怀山药、女贞子、墨旱莲、当归、生地黄、熟地黄、杜仲、菟丝子、山萸肉、枸杞子、制附子、白术、茯苓、茵陈等。

### 三、证治心悟

#### （一）顾护脾胃

在治疗黄疸时,医者需时时谨记"木植于土",治疗要从中焦入手,重视顾护脾胃。清代医家黄元御在《四圣心源》中提出"一气周流,土枢四象"理论,认为中焦脾胃是一身大气运动之"轴",肝肺之升降在于脾升胃降的枢纽运动,一旦脾为湿困,则脾胃升降失序,肝不升,肺不降,由此导致黄疸发生。故临证中可辨证加用四君子汤、六君子汤、香砂六君子汤以益气健脾化湿。

#### （二）以"茵陈类方"为基础方

茵陈是退黄主药,性苦寒,功能燥湿清热,善清利脾胃、肝胆湿热。现代研究证实,茵陈不仅具有保肝、利胆、解热、镇痛、抗炎、抗病毒、抗肿瘤等作用,而且具有一定的利尿作用。若身目发黄,小便短赤之阳黄证,常与栀子、大黄同用,如茵陈蒿汤;若黄疸湿重于热者,可与五苓散同用,即茵陈五苓散;若脾胃寒湿郁滞,阳气不得宣发之阴黄,多与附子配伍,如茵陈附子汤。在临证中以"茵陈类方"为基础方辨证加减,可获良效。

#### （三）养肝血,疏肝气

肝藏血,体阴而用阳,宜补不宜伐。溶血性贫血以贫血为主,疾病后期易出现虚多邪少，故可加用二至丸以滋水涵木，补肝养血而不滋腻。肝喜条达而恶抑郁，肝疏泄功能正常则气机调畅，只有气机调畅才能充分发挥心主血脉、肺助心行血、脾统摄血液和肝藏血、调节血量的作用，从而保证气血的正常运行。故治疗中可根据病情加入小柴胡汤、四逆散等以疏肝理气。

### （四）活血化瘀、兼顾气血

正如《血证论》曰："凡治血者，必先以祛瘀为要。"本病迁延终末期多可兼夹瘀血，症见面色、舌质紫暗、肌肤甲错，腹部癥瘕痞块等，治宜活血化瘀、软坚散结，可选用桃红四物汤、膈下逐瘀汤等方。药用当归、川芎、桃仁、红花、莪术、丹参之品。同时兼顾气血及兼夹证，如气血亏虚明显，佐加八珍汤之类益气养血之品；兼有阴虚者，加生地黄、麦冬、枸杞子、黄精等益阴之品；兼有气滞，佐加柴胡、香附之理气之药。

### （五）急性期善用羚羊角粉

溶血性贫血急性期多属阳黄，乃湿热熏蒸肝胆所致。若湿热炽盛，充斥三焦，内陷心肝，除给予清热利湿退黄之法外，可加用羚羊角粉。羚羊角是我国名贵的兽类中药材之一，是牛科动物赛加羚羊的角，最早见于《神农本草经》，有着 2 000 多年的药用历史，性寒，味咸，归肝、心经，具有平肝息风、清肝明目、凉血解毒等功效。《本经逢原》认为"诸角皆能入肝，散血解毒"，羚羊角性味咸寒，入肝经，能清肝泄热。杨淑莲教授在临床中常用清热利湿退黄之剂配伍羚羊角粉，既能清肝泄热，助清热利湿退黄之功，又具有一定的保护肝脏之作用，能提高疗效，相得益彰。另外，羚羊角角质还能直接参与凝血因子的作用，对阵发性睡眠性血红蛋白尿尿血症状有一定作用，故在辨证选方的基础上配伍羚羊角粉，可提高止血疗效。

### （六）巧用复方皂矾丸提高疗效

复方皂矾丸由皂矾、西洋参、海马、肉桂、大枣、核桃仁等十多味中药组成，兼顾先天和后天、气血与阴阳，具有温肾补髓、益气养阴、生血止血的功能。根据杨淑莲教授临证经验，复方皂矾丸使用剂量尤为关键，起始剂量为每次 6 粒，每日 3 次，待血红蛋白维持在 110~130g/L。根据患者血常规及溶血症状表现，可逐渐减量至每次 3 粒，隔日 1 次，病情稳定后加用利湿退黄、益气补血的茵陈蒿汤合归脾汤治疗，可有效巩固患者疗效，减少不良反应的发生。临床观察证实，复方皂矾丸联合补血益气中药汤剂辅助治疗阵发性睡眠性血红蛋白尿疗效较佳，能够加快恢复患者骨髓造血功能，补充造血物质，安全性好。

### （七）疾病后期注重补益气血

疾病后期，病情迁延不愈，脏腑虚损，以肝、脾、肾为主，精血根植于肝肾,资生于脾,储藏于肝,肝脾肾亏虚则血虚,气为血之帅,气虚则运血无力;血为气之母,血虚则气化无源。血虚不能荣润濡养,则面色㿠白或萎黄、心悸头晕、口唇色淡、舌质淡;气虚不能温煦充养,则气短乏力、神疲懒言、舌体胖大、脉细;气虚不摄则自汗;湿热交蒸则白睛轻度发黄,舌苔微黄腻。故治疗注重补益气血,以归脾汤、八珍汤、当归补血汤为主。

### (八)中药减少激素不良反应

激素应用常耗气伤阴,辨治时应配合益气之品,如太子参、西洋参、黄芪、红景天等;配合滋阴之品,如知母、黄柏、玄参、地骨皮、鳖甲等。激素减撤阶段可加用温阳益气之品,以恢复肾上腺皮质功能、促进造血功能,如淫羊藿、补骨脂、巴戟天等。治病过程中注意阴中求阳,随时根据阴阳偏衰的变化调整用药,体现"调整阴阳,以平为期"。

## 第七节 益肾活血解毒法诊疗多发性骨髓瘤

多发性骨髓瘤是单克隆浆细胞异常增生的血液系统恶性肿瘤,发病率高,多发于老年人群,仅次于淋巴瘤。本病为单克隆浆细胞恶性增殖,分泌大量单克隆免疫球蛋白,并伴有正常免疫球蛋白减少及广泛溶骨病变和骨质疏松。临床常表现为骨痛、溶骨损害、骨折、贫血、出血、反复感染、肾脏损害、周身乏力等。多发性骨髓瘤患者早期常被误诊为骨科疾病、肾脏疾病、风湿免疫性疾病,最终多数患者被确诊为多发性骨髓瘤时已到中晚期阶段,并存在多器官功能损害。纵使新药的不断出现,造血干细胞移植技术的应用等,本病仍为一种不可治愈性疾病。

### 一、益肾活血解毒法的形成与发展

多发性骨髓瘤常伴有骨痛、骨折、肾损害/肾功能不全、贫血、乏力、水肿、泡沫尿等症状。本病传统中医学无统一病名。

多发性骨髓瘤患者以腰骶部骨痛为多见,超过50%的患者也可见骨质疏松、骨折、溶骨性改变等,根据其骨痛、骨折、腰痛、发热等临床特点,可归属于中医学的"骨痹""腰痛""骨蚀""肾痹"等范畴。如《素问·长刺节论》:"病在骨,骨重不可举,骨髓酸痛,寒气至,名曰骨痹。"《灵枢·刺真邪》也有论述:"虚邪之中人也……其入深,内搏于骨,则为骨痹。"《诸病源候论》记载:"骨痹不已,又遇邪,则移入于肾。"《灵枢·刺节真邪》记载:"虚邪之入于身也深,寒与热相搏,久留而内著……内伤骨,内伤骨为骨蚀。""肾主骨,生髓",

肾精不足,髓海失充,不荣则痛;正气亏虚日久,气血运行不畅,生痰成瘀,热毒之邪乘虚而入,痰瘀热毒相互搏结于骨,筋脉痹阻,不通则痛。肾为先天之本,脾为后天之本,脾肾关系密切,肾虚患者往往亦可见脾虚。本病病机主要在于肾精亏虚,髓无以生,兼杂热毒、瘀血、痰饮等病理因素,本虚标实,虚实夹杂。

而根据其面色苍白、乏力、气短等症状,多发性骨髓瘤亦可归属于中医学"虚劳"范畴,乃嗜欲不节,伤于肾也。肾之内消气与血,一阴一阳,互相维系,脾虚则运化无力,气血生化乏源,肾虚则精气不足,温煦濡养失职所致。因骨髓瘤症状多样,对于多发性骨髓瘤患者表现为以骨痛为主的症状归于"骨痹",以肾损害为主的症状归于"肾痹",以贫血、乏力等症状为主归于"血劳""虚劳"。随着医学的发展,现代医家在古人的基础上,结合目前对该病的认识和临床实践需要,2008年中国中西医结合学会血液学专业委员会与中华中医药学会中医内科分会血液病专业组统一该病病名为"骨髓瘤"。病名的统一更加有利于中医药在该领域的深入研究与探索。2014年杨淑莲教授于专著中指出正虚于肾,邪毒蕴于髓,因毒致虚,因虚致瘀,毒瘀互结,构成了多发性骨髓瘤中医病机的主线,临床治疗多发性骨髓瘤应主张标本兼治,治疗以补肾填精、清热解毒、活血化瘀为法。由于多发性骨髓瘤病程较长,故应结合中医四诊合参的优势特点,对不同病程内出现的症状加以辨别与诊治。

## 二、"益肾活血解毒法"的理论内涵

### (一)以"肾虚、毒蕴、血瘀"为核心的病因病机

杨淑莲教授认为本病的致病因素多为年老体弱、劳倦失宜、七情内伤、房劳过度、饮食不节、起居无常、大病久病之后或外感六淫之毒致脏腑亏损,阻碍气血运行,甚或气血不足,推动无力,瘀血内积,邪毒内蕴,搏结于骨,侵及骨髓而发病。根据中医基础理论,肾主骨,骨生髓;骨者,髓之腑也,肾为先天之本,元气之根。清代医家张璐认为"虚以气血为主",而"血之源头在乎肾"。《素问》提到"肾不生则髓不能满""骨髓坚固,气血皆从"。因此,中医认为,该病病位在骨,本虚标实是其主要病机。所谓"正气存内,邪不可干""邪之所凑,其气必虚",肾虚是其发病的本质所在。该年龄段患者体质多年老体虚,正气不足,肾虚尤为显著,肝肾同源,精血互生,肝肾亏虚,筋骨失养,则骨不坚,骨痛易折;腰为肾之府,肾精不足,失其充养则腰痛;脾气亏虚,脾失健运,水谷精微不能化生气血,肌肉四肢失其充养致乏力;脾肾两虚,气化失司,水湿内停,聚湿成痰;气虚运血无力,致使气虚血瘀。邪实指气滞、血瘀、痰湿、邪

毒互结于骨。机体正气亏虚，脏腑功能紊乱，外在邪毒易乘虚侵袭，滞留于体内，引起气血涩滞不行，进而化热、酿痰、留瘀。此时，血瘀毒结，热毒、痰湿、瘀血等病理产物又变成了内源性毒邪进一步攻伐机体，痹阻经脉而致骨痹及骨痛；若瘀毒日盛，正气不复，经久难愈，骨痹不已可转为肾痹，可致肾劳、骨折，甚则脏器衰败之危候。因此，杨教授认为肾虚是多发性骨髓瘤的病机之本，邪毒侵袭为标，瘀毒内蕴，瘀血内生而发病。

**（二）"以虚实为纲"的规范化诊疗**

杨淑莲教授针对本病本虚标实的病机特点，提出治疗应以虚实为纲，虚责之肝、脾、肾之阴阳气血亏虚，实责之痰凝、血瘀、热毒。故针对虚则补益肝肾、健脾益气、调和气血阴阳当为治疗之重点，根据血瘀、痰浊、热毒等标证不同，活血化瘀、祛痰通络、清热解毒随证加减治疗。但当痰瘀痹阻或热毒炽盛时，当分清标本缓急，应急则治标，更当以祛邪为先。治疗在谨守病机的基础上，"观其脉症，知犯何逆，随证治之"。临床辨证多分为以下五种证型。

**1. 痰瘀痹阻证**

【主症】倦怠乏力，腰痛，或胸痛、胁痛。兼胸脘痞闷，不欲饮食，面色黧黑，或萎黄无泽，口唇暗红，鼻衄、齿衄，或伴癥瘕（肝脾大）等。舌质紫暗或有瘀点、瘀斑，苔薄白，脉沉细涩。

【治则】豁痰散结，化瘀解毒。

【方药】导痰汤合身痛逐瘀汤加减。

| | | | |
|---|---|---|---|
| 桃仁 10g | 红花 10g | 白芍 10g | 当归 10g |
| 香附 10g | 牛膝 10g | 炒五灵脂 10g | 全蝎 5g |
| 没药 10g | 橘红 10g | 茯苓 15g | 胆南星 10g |
| 半夏 10g | 枳实 10g | 山慈菇 10g | 炙甘草 6g |

【加减】若腹胀、食欲缺乏明显者，加砂仁、扁豆；若有痰瘀化热者，加用西黄丸，以达清热解毒、化痰散结、活血祛瘀、抗肿瘤之功。

【方药阐述】本证多由脾肾两虚，湿聚成痰，痰阻血瘀所致。选用导痰汤合身痛逐瘀汤加减。导痰汤由二陈汤加胆南星、枳实组成。方中半夏、橘红、茯苓健脾理气、燥湿化痰；加用胆南星、枳实更显祛痰之功，配合山慈菇化痰散结、解毒消肿。现代药理研究证实半夏、胆南星、山慈菇均具抗癌之功。身痛逐瘀汤主行气活血、通络止痛。其中桃仁、红花活血通络，祛瘀止痛；当归、白芍活血养血；没药、炒五灵脂活血止血，散瘀止痛；香附理气止痛；牛膝补肝肾，强筋骨；配伍全蝎攻毒散结，通络止痛；炙甘草调和诸药。

【中成药】

（1）通关藤注射液：每次 20ml，每日 1 次，静脉滴注。

（2）丹参注射液：每次 20ml，每日 1 次，静脉滴注。

### 2. 热毒炽盛证

【主症】高热不解，口干气促，腰痛骨痛。兼鼻衄齿衄，烦躁口渴，便干尿黄，头晕乏力等。舌质红，苔黄，脉弦滑。

【治则】清热凉血解毒。

【方药】犀角地黄汤合清瘟败毒散加减。

| | | | |
|---|---|---|---|
| 羚羊角粉 0.6g[冲] | 生地黄 25g | 牡丹皮 15g | 大青叶 30g |
| 玄参 15g | 黄芩 10g | 栀子 10g | 金银花 10g |
| 连翘 10g | 麦冬 20g | 半枝莲 15g | 黄药子 10g |
| 白花蛇舌草 30g | 甘草 10g | | |

【加减】如伴有尿血，加用白茅根、大蓟、小蓟、仙鹤草等；大便秘结，加用大黄、枳实；若齿鼻衄血者，加藕节、白茅根。

【方药阐述】方中羚羊角粉、牡丹皮、大青叶清热凉血；黄芩、栀子清三焦热毒；生地黄、玄参、麦冬清热生津、凉血止血；金银花、连翘清热解毒，轻清透泄，使热毒有外达之机；半枝莲、白花蛇舌草、黄药子清热解毒、抗癌；甘草调和诸药。

【中成药】

（1）西黄丸：每次 3g，每日 2 次，口服。

（2）苦参素注射液：每次 400~600mg，每日 1 次，静脉滴注。

### 3. 肝肾阴虚证

【主症】形瘦神疲，眩晕耳鸣，身热骨痛或胁肋部疼痛，腰膝酸软。兼失眠健忘、鼻衄、齿衄，皮肤瘀斑，烦躁易怒，五心烦热，尿赤便干。舌质红或暗红，少苔或无苔，脉细数。

【治则】滋肾养肝，清热解毒。

【方药】三才封髓丹合二至丸加减。

| | | | |
|---|---|---|---|
| 生熟地[各]15g | 怀山药 30g | 山萸肉 15g | 茯苓 10g |
| 牡丹皮 10g | 泽泻 10g | 鳖甲 15g[先煎] | 枸杞子 10g |
| 当归 10g | 桑寄生 25g | 麦冬 30g | 川楝子 10g |
| 甘草 10g | 仙鹤草 30g | 半枝莲 15g | 白花蛇舌草 30g |

【加减】若虚火上炎鼻衄、齿衄等出血症状明显，可加用知母、黄柏、茜草、藕节等，知母、黄柏清虚热，茜草、藕节凉血止血而不留瘀；滋阴药物多为

寒凉之品,易滋腻碍胃,如伴有腹胀、食欲缺乏,可加用砂仁、陈皮等理气畅中的药物。

【方药阐述】方中生地黄、熟地黄、山萸肉、枸杞子、鳖甲滋肾阴养肝血;麦冬、当归滋阴生津,养血柔肝;川楝子、牡丹皮疏泄肝气,清肝降火;桑寄生补肝肾,强筋骨;怀山药、茯苓补肾健脾,以防寒凉药物滋腻碍胃;仙鹤草凉血止血;半枝莲清热解毒,散瘀止血,抗肿瘤;白花蛇舌草通利小便,清热解毒抗肿瘤;甘草调和诸药。寒凉药物不宜久服,应中病即止。随着阴虚症状改善,可逐渐减少寒凉药或减轻药量,并辅以补阳药。《景岳全书·新方八阵·补略》中说:"善补阳者,必于阴中求阳,则阳得阴助而生化无穷;善补阴者,必于阳中求阴,则阴得阳生而泉源不竭。"

【中成药】

(1)参芪清热颗粒:每次15g,每日3次,口服,或遵医嘱。

(2)通关藤注射液:每次20ml,每日1次,静脉滴注。

**4. 脾肾阳虚证**

【主症】头晕目眩,倦怠乏力,畏寒肢冷,胸胁闷痛或腰背酸痛。兼面色㿠白,面浮肢肿,胸脘痞满,小便清长,大便溏薄。舌质淡胖边有齿痕,苔白,脉沉细弱。

【治则】温肾健脾,化瘀通络。

【方药】右归丸加减。

| | | | |
|---|---|---|---|
| 附子10g<sup>先煎</sup> | 菟丝子10g | 山萸肉30g | 怀山药30g |
| 杜仲10g | 黄芪30g | 炒薏苡仁20g | 鹿角胶9g<sup>烊化</sup> |
| 白术15g | 枸杞子10g | 肉桂10g | 人参10g<sup>单煎</sup> |
| 炙甘草6g | 白芥子10g | 天南星10g | 桂枝10g |

【加减】若腹胀、食欲缺乏,加用砂仁、木香以健脾理气;大便溏泻者,加肉豆蔻、补骨脂以温脾涩肠;阳虚水泛、尿少水肿时,需加车前子、木瓜以利水消肿。阳虚症状改善后应逐渐减去大热之品如肉桂、附子等以防过剂伤阴,酌加女贞子、墨旱莲、黄精、熟地黄等药物以收阴平阳秘之功。

【方药阐述】方中以附子、菟丝子、肉桂、杜仲益火之源以消阴翳;鹿角胶乃血肉有情之品温补肾阳;与山药、山萸肉、枸杞子配伍,填补肾精,取阴中求阳之意;人参、黄芪、甘草健脾益气;配伍白术淡渗利湿;炒薏苡仁性平和,健脾除湿;白芥子利气豁痰,通络止痛;天南星燥湿化痰,炒薏苡仁、白芥子、天南星均具抗癌之功;桂枝与黄芪配伍温通经络、止痛。诸药配伍共奏温补脾肾,化湿祛痰,通络止痛之功。

【中成药】

（1）参附注射液：每次 20~40ml，每日 1 次，静脉滴注。

（2）康艾注射液：每次 40ml，每日 1 次，静脉滴注。

## 5. 气血两虚证

【主症】头晕目眩，倦怠乏力，面色晦暗无华，骨痛隐隐。兼失眠多梦，心悸气短，腰膝酸软，纳呆食少。舌质淡或淡暗，苔白，脉细弱而涩。

【治则】益气养血，补肾通络。

【方药】八珍汤或归脾汤加减。

| | | | |
|---|---|---|---|
| 党参 15g | 炙黄芪 30g | 白术 10g | 茯苓 10g |
| 当归 10g | 赤白芍各 10g | 熟地黄 15g | 肉桂 10g |
| 远志 10g | 续断 30g | 炙甘草 10g | 阿胶 10g 烊化 |
| 丹参 20g | 焦三仙各 15g | 骨碎补 10g | 全蝎 5g |

【加减】若偏于脾气虚，症见食后腹胀，腹泻便溏者，可去熟地黄、白芍滋阴养血之品，加用白扁豆、山药、砂仁等以健脾止泻，理气和中；若骨痛明显，加用川牛膝、透骨草、鸡血藤、桂枝等补肝肾、强筋骨、通络止痛。气血不足之象明显改善后，可加用解毒抗癌之品，如冬凌草、猫爪草等。

【中成药】

（1）贞芪扶正颗粒：每次 5g，每日 2 次，口服。

（2）黄芪注射液：每次 40~60ml，每日 1 次，静脉滴注。

（3）参芪扶正注射液：每次 250ml，每日 1 次，静脉滴注。

### （三）以"益肾活血解毒"为核心的综合辨治

本病常证候兼夹，虚实共存，临证难以精确分证，尤其对年轻中医师来说，更是如此。杨教授结合多年临床经验，认为本病在疾病过程中肾虚、血瘀、邪毒均参与其中，故提出本病的治疗法则为益肾、活血、解毒，形成基础验方益肾活血解毒方，方便临床灵活应用。基本方组成：党参 15g，黄芪 30g，生地黄 15g，枸杞子 10g，当归 10g，地龙 9g，半枝莲 15g，白花蛇舌草 30g，黄药子 10g，甘草 6g，蜈蚣 3 条，乳香 6g，没药 6g。根据患者证候，将三法贯穿治疗始终，临床应用时各有侧重。

肾阳虚者，加附子 6g，巴戟天 15g，菟丝子 15g，肉桂 6g，杜仲 15g，补骨脂 15g，肉苁蓉 10g，鹿角胶 10g 烊化，淫羊藿 15g 等。

肾阴虚者，加生地黄、熟地黄各 12g，鳖甲 30g，山萸肉 15g，牡丹皮 12g，女贞子 15g，墨旱莲 15g，地骨皮 15g 等。

痰瘀互阻者，加贝母 10g，清半夏 12g，夏枯草 15g 等。

脾虚者,加山药30g,薏苡仁30g,茯苓30g等。

临证亦可据患者典型症状加减:如骨痛明显者,加全蝎5g,三棱15g,莪术15g或活络效灵丹等;蛋白尿者,加益母草15g,泽兰12g,芡实30g,金樱子30g等;血尿明显者,用大蓟、小蓟各15g,白茅根炭30g,藕节15g,地榆炭30g,茜草15g等;肾功能损害,尿素氮、肌酐升高者,加用车前子30g,黄连6g,萹蓄15g,石韦30g,大黄6g等。

**(四)并发症及特色疗法**

1. **周围神经病变** 多发性骨髓瘤周围神经病变(multiple myeloma peripheral neuropathy, MMPN)是由于本病应用化疗药物导致周围神经感官神经元受损。临床常用药物如沙利度胺、硼替佐米、长春新碱等均存在神经毒性,长时间大剂量给药严重损害神经血管细胞,导致神经功能障碍,出现四肢麻木、疼痛、肌肉感觉异常、肌肉无力等症状。根据其症状,中医多将其归为"痹证""不仁"的范畴。本症多发生于多发性骨髓瘤肾虚血瘀严重的患者,病位在经络气血,与脾、肝、肾密切相关。瘀血痹阻在疾病过程中更为突出。临床多分为痰瘀痹阻、气虚血瘀、阳虚血瘀、阴虚血瘀。疾病初期,化疗药物攻伐太过损伤脾胃正气,气血生化乏源,水谷精微失运,内停水液日久化饮成痰;肾为气之根,脾气亏虚日久耗损肾脏,肾气固摄失常、肾阳温煦失司;疾病日久累及肝肾阴液,阴津耗损太过,脉络失养则发为本并发症。

MMPN治疗遵循补肾活血解毒之总原则,兼以益气、温阳、滋阴。杨淑莲教授治疗多发性骨髓瘤伴周围神经病变者多选益肾活血解毒经验方。重用活血通络之品,经典用方选活络效灵丹及黄芪桂枝五物汤以增强活血通络之效。故病变之时,药石攻伐正气,正气亦虚,同时损及经络,加之邪气瘀阻,肢体疼痛及麻木。针对病机结合临床经验,逐步形成验方益肾活血解毒方。方中地黄清热凉血,养阴生津,枸杞子滋补肝肾,益精明目,二者为君药,取滋补肝肾,养阴清热之功。当归补血活血、调经止痛,与黄芪并用,取当归补血汤之义,达补虚养血活血化瘀之效,地龙清热息风、通络利尿,方可弥先天肾精之不足,正气存则邪易去;亦可化浊、通利关节、祛久瘀。杨教授指出本病可采用内服、外用及针灸并举。中药外敷(药用肉桂、干姜、乳香、没药、羌活、独活、川芎、续断、延胡索、木瓜、白芷、赤芍、胆南星、生草乌)做贴膏敷于患肢,加用小茴香、吴茱萸、粗盐所制的40~60℃热罨包透敷于病灶处。药物温经散寒、活血行气、通络止痛之功借助热力迅速刺激腧穴,透达机体内外,通畅气血,病变部位疼痛麻木等临床症状得以缓解。同时,采用针灸治疗多发性骨髓瘤患者的相关周围神经病变,平补平泻法针刺合谷、太冲、天枢、血海、足三里、三阴交、八风穴可使患者正中神经、腓总神经、腓浅神经的传导速度较针刺前增快,肌肉乏力、疼痛、麻木等感觉异常症状减弱,肢体及肌腱反射恢复。通过临床研究发现,患者以阳虚寒凝血瘀证为多见。临证以麻黄附子细辛汤、黄芪桂枝五物汤、当归四逆汤等化裁内服外洗,联合针灸、刺络放血等,重用虫类药物如蜈蚣、全蝎、地龙等可明显提高疗效。总之,在现代医学对多发性骨髓瘤周围神经病变尚无确切疗法的情况下,中药内服、外敷、针灸及熏洗等疗法起到了积极作用,使大量患者减轻四肢末梢麻木、疼痛症状的同时,确保了化疗的正常应用。

2. **肾损害**　肾损害是多发性骨髓瘤患者的严重并发症之一。以肾功能不全为首发症状的患者占多发性骨髓瘤患者的比例可高达 50%。临床以蛋白尿、水肿、尿少、疲乏等为主要表现。中医学将其归属为"尿浊""水肿"等范畴,脾肾亏虚,水液代谢、输布失常为肾损害的病机关键,肾主水,蒸腾气化失司,水液代谢失常则见水肿、尿少;肾主藏精,固摄失司,精微外泄则多见蛋白尿;《景岳全书》记载:"人始生,任乎精血之源;人之既生,由乎水谷之养……精血之司在命门,水谷之司在脾胃,本赖先天为之主,而精血之海又必赖后天为之资。"脾肾为先后天之本,肾寓元阴元阳,脾乃气血生化之源,肾虚及脾,肾虚则脾无所充养,致全身机体气血阴阳俱虚,脏腑筋脉失养。正气亏虚,易感外邪,搏结体内而见瘀血、痰浊、热毒等。故本病发病以脾肾亏虚为本、外感实邪为标,虚实夹杂。

治病求本,补肾健脾为总则,针对具体证候辨证施治予以化瘀、祛痰、解毒等法。疾病初期,病机虽为正虚邪实,但正虚尚未明显,注意不可过量应用补益固摄之品,以防闭门留寇。同时,注意活血化瘀药物的应用,可调节免疫,改善肾脏微循环,减少血尿、尿蛋白,进而保护肾脏,改善肾功能。如遇热毒炽盛者,灵活辨证,处以清热解毒药,热毒去,营血宁,脏腑功能恢复。

病久耗气伤精损阳,或失治误治之后耗伤气血,易出现肝肾阴虚、气血不足、脾肾阳虚等证候,治疗当以扶正固本为先。治肾之要,以阴中寓阳、阳中寓阴为原则,常用补肾药物包括怀山药、何首乌、女贞子、墨旱莲、山萸肉、肉苁蓉、巴戟天、菟丝子、桑椹子、枸杞子、补骨脂、锁阳等。脾肾阳虚者,正气不足,命门火衰,多重用淫羊藿、巴戟天、杜仲、肉苁蓉、菟丝子等温润补阳之品,缓补命门之火,勿过用大辛大热之品。气血不足者常伴有气虚血瘀之证,故常以活血养血之品联合补气药物同时应用,如丹参、当归、赤芍、鸡血藤等,配伍黄芪、党参脾气健运,气血得生,得以济养先天,使肾气充沛,精关得固。临证,黄芪可加量至 60~100g,同时,配合液体疗法,以丹参注射液、川芎嗪注射液、黄芪注射液为主。据临床试验，诸药合用可明显改善肾脏微循环，减轻临床症状。

此外，对肾损害患者应用中医外治法也有治疗作用，可促进毒素代谢。如中药保留灌肠，药物组成为大黄30g，煅牡蛎30g，黄芪30g。热邪明显者，加蒲公英、黄柏等；血瘀明显者，可加槐花、丹参、益母草；脾肾阳虚者，加附子，大黄减量应用。针对不能耐受中药灌肠或极度虚弱者，可采用中医离子导入治疗或穴位贴敷等治疗。

3. **骨损害**　多发性骨髓瘤骨损害患者以腰骶部骨痛为多见，超过50%的患者也可见骨质疏松、骨折、溶骨性改变等。本病治疗遵循益肾强骨、活血通络原则，可随证给予化痰、解毒、清热等法，骨碎补、补骨脂、续断、桑寄生、牛膝等补肾壮骨之品可贯穿诸证。杨教授指出"不通则痛"为骨痛的关键点，临床应重用活血通络之品，如三棱、莪术等，并加用虫类药物如蜈蚣、全蝎、地龙以增强疗效，并酌加续筋接骨之品，如补骨脂、骨碎补等。针对骨痛明显，辨证属阳虚者，给予阿是穴敷药，或疼痛范围模糊者，可选取周围穴位进行敷药。具体用药：生南星、生附子、生川乌、五灵脂、麝香、冰片、重楼、芦根、黄药子、皂角刺。上药适量，共研极细末，和匀应用。

## 三、证治心悟

### （一）肾虚为本，痰、瘀、毒搏结为标

本病多发于老年人，正气不足，肾气亏虚为病之根本，并与肝脾密切相关。肾为先天之本，藏真阴而寓元阳，为脏腑阴阳之根本；脾为后天之本，气血生化之源，济养先天；肝藏血，血能生精，精能化血。脾肾两虚致痰湿内生，浊毒内蕴；肝血不足致疏泄失常，气机不畅，气滞血瘀；肝肾亏损易致脏腑瘀毒。三脏亏损导致筋脉、肌肉、骨骼失于充养，痰、瘀、毒内搏于骨而发病。故治疗以扶正祛邪为大法，扶正以补肾为主，兼以疏肝、健脾，祛邪则根据夹痰、夹瘀、夹毒的不同随证加减。

### （二）辨证使用解毒抗癌中药，避免攻伐清解太过

治疗疾病的实质是祛除致病因素，调整人体功能。祛邪之法用之得当，方能除病；用之不当，反而戕害正气。患者多为老年人，正气本亏，中药治疗不宜攻伐太过，一味攻伐瘀毒，则正气会进一步受损，使病情迁延难愈。因此，临床应根据辨证分型的不同及药性的偏寒、偏热、峻猛程度选择使用解毒抗癌中药，同时攻邪不可过剂，应留有余地。《素问·五常政大论》云："大毒治病，十去其六；常毒治病，十去其七；小毒治病，十去其八；无毒治病，十去其

九；谷肉果菜，食养尽之。无使过之，伤其正也。"对于气血不足、正气衰微的患者主要以扶正为主，气血充足可祛邪外出，适时加用冬凌草、猫爪草等解毒抗癌之品，防扶正留邪之虞。冬凌草甘微寒，猫爪草味辛性温，均非苦寒攻伐之品，无伤正之虞。对于脾肾阳虚、痰湿内阻的患者，可加用具有抗癌作用的中药如天南星、白芥子、薏苡仁等。若盲目使用苦寒清解之品，不仅使阳气进一步受损，更使痰瘀难消，正所谓"血气者，喜温而恶寒，寒则泣不能流，温则消而去之……""病痰饮者，当以温药和之。"痰瘀痹阻者可配伍胆南星、半夏、山慈菇、全蝎等化痰散结，通络止痛，抗癌。全蝎有毒，应中病即止。痰瘀化热者则可加用清热解毒之品，如热象明显的患者可加用半枝莲、黄药子、白花蛇舌草、山豆根、虎杖、龙葵等清热解毒抗癌之品。

**（三）精准分层，分期论治**

目前西医针对本病的评估，包括 DS 分期系统及修订的 ISS、R-ISS 等分期系统以及 mSMART 3.0 分层系统。杨教授指出，现代中医应将西医的检测手段及评估系统与中医辨证治疗有机结合，从而提高中医临床技能及疗效。具体分层如下：标危组多为Ⅰ期患者，肿瘤负荷轻，病变相对轻。此时患者正气尚未甚虚，以邪实为主，治疗以攻伐为要，以解毒化瘀为法，兼以健脾补肾扶正；中危组多为Ⅱ期患者，正已虚，邪已实，要以扶正祛邪并举，审时度势。高危组多为Ⅲ期患者，以高肿瘤负荷、严重并发症为主要表现，且多伴随不良遗传学特征。此时病情较重，正衰邪盛，治疗上补虚扶正为主，祛邪为辅。若攻伐太过，正气受损，更致疾病迁延难愈。

结合治疗时期，依据化疗情况分为化疗期、化疗间歇期、化疗后期。针对各期病机的演变，方药各有侧重。化疗期，药石攻伐，期间多伴周围神经病变及胃肠道反应。杨教授指出此期患者以扶正气、健脾胃为主，佐以活血解毒。如伴四肢末梢麻木、疼痛的周围神经病变可联合黄芪桂枝五物汤、当归四逆汤加蜈蚣、全蝎、地龙等虫类药治疗，并可联合中药泡浴、针灸等治疗。如胃肠道反应明显者，加用二陈汤、小半夏汤等，同时可辅以法半夏、生姜汁等进行穴位贴敷治疗，可明显减轻化疗胃肠道反应，提高患者化疗耐受性。进入化疗间歇期，强调初期仍以扶正补肾、益气养血为主，改善化疗导致的骨髓抑制。中后期，正气恢复，可增强祛邪力量，应用解毒抗癌之品，兼以活血化瘀。

她强调，中医药贯穿疾病始终，可取得更好疗效。如疾病初期以骨痛的临床表现最为明显。此时正气不足伴有邪毒正盛，应当以祛邪解毒散瘀为主，辅以补益正气，调和气血。疾病中期会出现发热等症状。此时邪气与正气相交，不相上下，治疗当以攻邪补正相兼顾。当疾病持续进展至末期，常因邪气进一步侵犯,正气虚衰不足以对抗邪毒,临床易出现反复感染、贫血甚至全身疼痛等症状。此时当以补益肾气、填精补髓为原则,兼以调补肝脾与气血阴阳。

## 四、"益肾活血解毒法"辨治多发性骨髓瘤的理论外延

硼替佐米的问世为多发性骨髓瘤的治疗开启了治愈之门,之后新药不断涌现,多发性骨髓瘤的治疗进入新药时代,也为患者提供了更多的选择。含有新药的三药联合序贯方案、自体造血干细胞移植及维持治疗也逐渐成为目前的标准治疗,但对于一些特殊人群,治疗仍处于束手无策的状态。难以耐受化疗的不良反应,致使新药带来的效果十分有限。治疗相关的周围神经病变发生率高达 25%~75%,3~4 级重度周围神经病变发生率为 8.1%。MMPN 的发生以化疗药物相关为主。其治疗为甲钴胺、叶酸等营养神经及对症止痛,无特效药。杨淑莲团队早期的临床研究表明,中医药参与多发性骨髓瘤治疗,具有独特优势。以补肾为主的中医辨证论治配合化疗治疗多发性骨髓瘤可有效降低化疗带来的不良反应,并能显著提高临床效果,改善患者的生存质量。临床中应用活血化瘀理论,在化疗基础上加用丹参注射液可以缓解患者的高黏滞血症,促进血液循环,减少患者临床症状,同时增加化疗的效果。

### (一)"髓毒"理论指导下益肾活血解毒中药联合 VRD 方案治疗多发性骨髓瘤的临床研究

选取廊坊市某医院 126 例初诊多发性骨髓瘤患者为研究对象,参照《中医病证诊断疗效标准》,并结合名老中医经验,制定中医邪毒内蕴、肾虚血瘀症候诊断标准。①主要症状:神疲乏力,头晕,疼痛,痛有定处(腰痛为主),腰膝酸软,下肢或全身水肿。②次要症状:肾阴虚者,五心烦热,形体消瘦,汗出,食少,寐差,舌质淡暗,苔白,脉沉细或沉弦;肾阳虚者,恶寒、怕冷、自汗、大便溏、舌淡或胖大,脉沉弱无力。研究组在对照组 VRD 方案基础上加用验方益肾活血解毒方。从化疗开始,21 天为 1 个疗程。4 个疗程后进行评估。西医临床疗效比较发现,两组总有效率:研究组约为 90.4%,对照组约为 76.2%;深度缓解率,研究组为 73.0%,对照组约为 53.9%;可见研究组有效率及深度缓解率得到进一步提高。治疗后研究组患者的浆细胞比率、M 蛋白、$\beta_2$-MG、LDH 的水平明显降低,且两项指标均显著优于对照组;两组治疗前后中医证候积分、生活质量卡氏评分对比研究组患者的各项指标均显著优于对照组。

### (二)益肾活血解毒方联合揿针治疗肾虚血瘀型多发性骨髓瘤患者周围神经病变的临床效果

选取肾虚血瘀型周围神经病变的多发性骨髓瘤患者共 80 例,按照随机数

字方法将其分为对照组和研究组，每组 40 例。对照组给予西药甲钴胺、叶酸营养神经治疗，研究组在口服营养神经药物基础上采用益肾活血解毒方联合揿针治疗。两组均治疗 2 个疗程。比较治疗前后两组周围神经病变分级改善情况、免疫功能、生活质量评估［功能状态评分（KPS）、疼痛程度数字评估量表（NRS）、匹兹堡睡眠质量指数量表（PSQI）、汉密尔顿焦虑量表（HAMA）］、中医症状评分。对照组：给予甲钴胺，每次 0.5mg，每日 3 次；叶酸片每次 5mg，每日 3 次，口服。若持续失眠患者给予艾司唑仑片 1mg，睡前口服。研究组：在对照组治疗方案基础上给予验方益肾活血解毒方口服及揿针治疗。揿针耳穴选穴：安眠、交感、神门、皮质下、脾、肾。揿针腧穴选穴：以曲池、合谷、足三里、三阴交、太冲为主穴，配穴上肢以肩髃、天井为主，下肢以伏兔、解溪为主。

2 个疗程后进行评估。两组患者周围神经病变等级比较：治疗后两组周围神经病变分级情况优于治疗前，且研究组优于对照组。治疗前后细胞免疫功能的比较：治疗后研究组 $CD4^+$、$CD4^+/CD8^+$ 较治疗前升高，且研究组高于对照组。研究组 $CD8^+$ 较治疗前降低，且研究组低于对照组，差异有统计学意义。两组患者治疗前后 KPS、NRS、PSQI、HAMA 评分的比较：两组 KPS 评分高于治疗前，且研究组 KPS 评分高于对照组，差异有统计学意义。两组 NRS、PSQI、HAMA 评分均低于治疗前，NRS、PSQI、HAMA 评分均低于对照组。

益肾活血解毒方源于杨淑莲教授的经验总结，显示其可降低硼替佐米引起周围神经病变的发生率，起到减毒、增效的作用。当存在周围神经病变时，杨教授推崇在益肾活血解毒方基础上可灵活加用黄芪桂枝五物汤、活络效灵丹以增强活血通络之效。杨教授临证强调"五脏一体，病本于肾"，应用益肾、活血、解毒三法，结合精准分层、分期论治、辨证辨病相结合治疗多发性骨髓瘤疗效显著，减轻并发症，保障化疗的顺利进行，有效控制疾病进展，明显提高患者生存质量，延长患者生存期。

## 第八节　从"瘀"论治骨髓增殖性肿瘤

骨髓增殖性肿瘤（myeloproliferative neoplasms，MPN）是起源于多能造血干细胞的恶性骨髓增殖性疾病，临床表现为一系或多系外周血的血细胞增多，常伴有肝脾大、血栓形成及髓外造血，主要包括真性红细胞增多症（PV）、原发性血小板增多症（ET）和原发性骨髓纤维化（primary myelofibrosis，PMF）。

PV 是一种造血干细胞的克隆性慢性骨髓增殖性疾病，起病隐匿，进展缓慢，早期常有红细胞、血红蛋白异常增多，后期可表现为全血细胞减少、髓外造血、肝脾大、脾功能亢进和骨髓纤维化。出血和血栓是 PV 的两个主要临床表现，少数患者可进展为急性白血病。

ET 亦是多能干细胞克隆性疾病，骨髓中巨核细胞系异常增生，幼稚巨核细胞增多，产生大量形态及功能异常的血小板并释放至循环血液中，导致血小板持续增多，同时伴有其他各系造血细胞轻度增生。该病起病缓慢，轻者除疲劳、乏力、头晕外，无其他症状。约 80% 患者有出血或血栓形成，其中胃肠道及鼻出血较常见，有时因手术后出血不止而被发现；约 20% 患者可并发消化性溃疡；约 1/3 患者有静脉或动脉血栓形成。静脉或动脉血栓形成多见于肢体，表现为手足发麻、发绀、肿胀、趾溃疡及坏疽，静脉血栓有时发生在肝、脾、肾、肠系膜及门静脉，部分患者可并发无症状脾栓塞，导致脾萎缩，一般都有肝脾轻至中度肿大。

骨髓纤维化是以骨髓中成纤维细胞增殖，胶原纤维沉积，骨髓造血功能障碍，肝脾等器官髓外造血为特征的一组疾病，可以和真性红细胞增多症、原发性血小板增多症、骨髓增生异常综合征、慢性粒细胞性白血病等疾病互相转化或合并存在。本病按发病原因分为原发性和继发性，起病多隐匿，进展缓慢，早期多无症状或症状不典型，偶然发现脾肿大而被确诊，主要表现为贫血和脾肿大压迫引起的各种症状。此外，代谢增高可致低热、出汗、心动过速，少数有骨骼疼痛和出血，巨脾、严重贫血和出血为本病晚期表现。

## 一、从"瘀"论治 MPN 理论的形成与发展

中医认为，MPN 多因先天不足、禀赋异常、后天失养、饮食不节、情志失调、感受外邪、跌仆损伤及体虚劳倦导致瘀血内阻、血行不畅及邪毒内蕴，长此以往失治误治，旧血不去，新血难生，瘀毒更甚，重伤正气，终致瘀血毒邪正虚邪实之候，呈虚实夹杂之性，形成沉疴顽疾，难治反复。《素问·阴阳应象大论》云："血实宜决之。"《素问·调经论》云："血有余则泻其盛经，出其血。"王清任《医林改错》提出："治病之要诀，在明白气血，无论外感内伤，要知初病伤人何物，不能伤脏腑，不能伤筋骨，不能伤皮肉，所伤者无非气血。"由此可见，早在《内经》中就载有活血化瘀治疗血瘀证的理论，也为后世从瘀论治奠定了理论基础。

《金匮要略》中桂枝茯苓丸、大黄䗪虫丸、鳖甲煎丸、黄芪桂枝五物汤、下瘀血汤，均为化瘀之经典良方。《医林改错》全面反映了活血化瘀为瘀血为患之治则，创立血府逐瘀汤等多种调血名方。《血证论》强调消瘀、宁血的重要

性,治宜调和气血,重在活血化瘀。故瘀血证之中医治疗,当以活血化瘀之法为先。

先贤医家从活血化瘀方面调治血分有余疾病,临证中需分清虚实,或配以清解之法,解毒活血相辅相成,如白花蛇舌草、半枝莲、鬼箭羽之类可使活血破血解毒之功收效。或予以攻逐之法,加用地龙、全蝎之类血肉有情之品的虫类药,可深达经络,通络攻毒以散结,用于伴有肝脾大的患者,以化瘀散结消滞。疾病日久以及活血化瘀解毒之药久用,必然耗损正气,病性呈虚实夹杂,且气为血之帅,配伍黄芪一方面益气托毒,一方面补气以助气行血、活血。

总之,本病当以"整体观念""辨证论治"为基础,同时注重"未病先防,既病防变,病后防复",亦如《金匮要略》云"夫治未病者,见肝之病,知肝传脾,当先实脾"。解毒之药以防败伤胃气,逐瘀之品以防出血之虞,益气扶正以防邪气内闭。

现代医家对MPN多有认识。杨文华认为,MPN多由血瘀肝热导致,治宜活血化瘀清肝,他治疗PV强调清肝、化瘀、解毒,善用白花蛇舌草、半枝莲、全蝎,采用中西医结合治疗可有效防治相关并发症,改善患者的临床证候,提高患者生活质量,延缓本病传变,延长患者生存期。曲闻文认为MPN属"癥瘕""积聚""血搏"范畴,阐述了血瘀毒结的致病原因为先天禀赋异常以及后天失养、邪毒外感、七情内伤等,论述了活血化瘀解毒治法的作用机制,即改善微循环与血流动力学以及抑制组织异常增生、抗肿瘤调节免疫。黄振翘认为MPN由于外感邪毒入里、情志失调、房劳等伤及血分而起病,以邪实为主,本虚兼见;辨证归于肝木失和,气旺火盛,以致血脉闭塞,瘀血内阻;从肝论治,治宜条达肝木、化瘀泻火;善用血府逐瘀汤、犀角地黄汤化裁。梁贻俊认为MPN属"癥积""血劳""瘀血""毒热"范畴,在对MPN进行治疗时,提出三大治疗原则,即解毒、扶正、活血。他认为该病的治疗重在解毒和活血,应根据患者的症状进行对症治疗,切不可盲目用药,贻误病情。治疗结果及随访数据显示,曾用补阳还五汤加减治疗ET患者的疗效明显,血小板的数量逐渐趋于稳定,脾脏恢复如初。周永明认为,ET的基本病机为肝木积热、瘀毒内停,脾肾亏虚是其发病之根基,痰瘀为其病理产物,治疗宜以清热泻肝、解毒散瘀为主,不忘扶正祛邪。同时,临证时应根据患者血象不同而灵活变化,兼用活血、破血之法,随症加减。罗秀素在数十年血液病治疗的临床实践中总结出血瘀阴虚是ET主要病因病机之一,治疗时亦将二者紧密相连,采用活血化瘀、养阴增液之法。周郁鸿认为脾肾亏虚、正气不足在PV的整个疾病过程中起着重要作用,发病与劳倦饮食、情志失和有关,病位在骨髓,涉及肝、脾、肾。活血祛瘀大法贯穿治疗始终,治宜在活血化瘀之上,因人而异善补其虚损,事半功倍。傅汝林认为早期 PV 多热毒浸淫、血热偏盛,中期多为肝阳上亢、阴虚血瘀,后期多属肝肾亏损,髓枯精竭;临证上分为肝肾阴虚、肝火上炎、气血亏虚三型,分别针对不同时期的病因病机辨证分型运用扶正以及祛邪相兼的治疗方法,倡导病证结合、辨病为先导,中西医结合治疗,互补互助。

杨淑莲教授团队通过大量临床实践,总结发现本病临床表现主要有面色紫暗或晦暗,烦躁易怒,头晕,肢体麻木,舌质紫暗或有瘀点瘀斑,脉弦等,提出 MPN 是由于先天禀赋不足,或后天失养,导致素体气血阴阳亏虚,继而感受六淫之邪、邪毒辐射、药毒之邪等因素,内外合邪攻入脏腑,以肝、脾、肾受损为主,最终发为本病。本病以瘀、毒、虚为病理因素,以瘀血阻滞为基本病机。杨淑莲教授认为瘀血留滞体内,瘀久不化,凝结成毒,毒蕴不除,积聚成瘀,毒蕴血瘀,或久病致虚,阴阳气血不足,不能鼓舞血脉运行,形成慢性久治不愈之积聚病症。瘀毒浸入骨髓,呈现慢性旺盛增殖态势,积聚于血脉,长期瘀滞易于诱发血栓,或瘀血内阻,血不归经,滥于脉外而发生出血病证,凝结胁下遂成肝脾大之痞块。反复的血栓形成及出血是本病较常见的并发症。瘀血既是病理产物,亦是病理因素,故以活血化瘀为治疗大法,同时注重解毒祛邪,再据辨证给予疏肝、清热、滋阴、通下、益气扶正等治法配合使用,灵活运用逐瘀汤类方剂、桃红四物汤合鳖甲煎丸、补阳还五汤加减等治疗。常用的活血化瘀药物有丹参、赤芍、川芎、紫草、牡丹皮、大黄、水蛭、乳香、没药、三七、益母草、桃仁、红花、泽兰、当归、川牛膝、鸡血藤等。并在活血化瘀药物基础上,联合应用解毒、破血逐瘀之药,诸如三棱、莪术、黄芩、夏枯草、猫爪草、白花蛇舌草、山慈菇等。杨淑莲教授指出,遣方用药时不能简单地把活血化瘀药物罗列在一起,而是要根据药物性味归经的不同,在辨证论治的基础上合理配伍。

我院血液科在血府逐瘀汤的基础上进行加减,从瘀论治 MPN 取得很好的临床疗效,且明显优于单纯西药治疗,凸显了中医中药在治疗本病及防治血栓的优势。杨淑莲教授团队在此基础上进一步挖掘历代文献,完善 MPN 的病因病机、分型、治则治法,将理论与临床相结合,使得从瘀论治 MPN 这一理论体系不断完善与发展。

## 二、从"瘀"论治 MPN 的理论内涵

因血液病在中医病名中出现较晚,常以临床症状来确定病名。杨淑莲教

授认为中医药治疗本病优势突出,虽然属于不同疾病,但临床症状相似,均以面色紫暗、腹部癥瘕、肢体麻木、舌紫暗,脉弦涩等为常见临床症状,属"血瘀""癥瘕""血瘕""血积"等范畴。该病起病缓慢,病程长者可达数十年。

### (一)瘀毒为患的证候特点

本病以眩晕、肢体麻木、癥瘕、出血等症状多见,中医古籍中并无此病名,各代医家多有论述,究其病名,广义属"血证""眩晕""积聚"等范畴,探索其病因及病机,多因外感、内伤等致毒瘀阻滞,而见面红目赤、胁下痞块甚而胸痹、中风之证。《金匮要略·血痹虚劳篇》中云:"五劳虚极……内有干血,肌肤甲错,两目黯黑。"这与 MPN 患者出现微循环障碍及高黏血症时的表现相似。《诸病源候论》云:"瘀久不消,则变成积聚癥瘕也。"《素问·举痛论》中记载:"血泣不得注于大经,血气稽留不得行,故宿昔而成积矣。"《灵枢·邪气脏腑病形》言:"肝脉急甚者为恶言,微急为肥气,在胁下,若覆杯。"这里的"积""积聚""癥瘕"及"覆杯"所描述的症状均与 MPN 患者所出现的巨脾、肝大相似。《灵枢·百病始生》曰:"若内伤于忧怒,则气上逆,气上逆则六输不通,温气不行,凝血蕴里而不散,津液涩渗,著而不去,而积皆成矣。"《温疫论补注》:曰"邪热久羁,无由以泄,血为热搏,留于经络,败为紫血。"《血证论》曰:"木郁为火,则血不和,火发为怒,则血横决。"《西溪书房夜话录》曰:"肝火燔灼,游行于三焦,一身上下内外皆能为病……如目红颧赤……",上述记述与 PV 临床表现的面红目赤或面唇紫暗、手足红紫麻木、瘀点瘀斑、胁下积块、舌色青紫颇为相似。古代文献中把血液凝滞的状态称之为"血积",如《金匮翼·积聚统论》:"血积,痛有定处,遇夜则甚,其脉芤涩……跌仆努力者,多有此病。或忧怒伤其内,风寒袭于外,气逆血寒,凝结成积。"《素问·调经论》云:"血气者,喜温而恶寒,寒则泣不能流,温则消而去之。""寒独留,则血凝泣,凝则脉不通。"ET 以血运迟滞,积于脉道的"血积"状态为主要病理基础。《灵枢·五邪》曰:"邪在肝,则两胁中痛,寒中,恶血在内,行善掣,节时肿。"《严氏济生方·癥瘕积聚门》曰:"肥气之状,在左胁下,大如覆杯,肥大而似有头足,是为肝积;诊其脉弦而细,其色青,其病两胁下痛,牵引小腹,足寒转筋,男子为积疝,女子为瘕聚"。上述记述与骨髓纤维化之为病胁下有癥,但病原在骨髓,为骨髓组织被微型癥块所替代,进而导致癥积,影响五脏六腑的特点相类似。综上所述,MPN 可归属于"蓄血""眩晕""血证""癥瘕""血实""血积"等范畴。但上述命名各有偏侧,尚不能全面概括 MPN 的临床特点。自 20 世纪 70 年代以来,我院结合 MPN 的疾病临床特点及对该类疾病的认识和临床经验,先后将 PV、ET 以及骨髓纤维化分别命名为"血瘕""血积""髓瘕"。世界卫生组织（WHO）于 2016 年正式把骨髓增殖性疾病统称为 MPN，表明该类疾病具有"肿瘤"性质，预后相对不良。中华中医药学会血液病分会于 2017 年 11 月与 2018 年 4 月分别组织全国各高等院校、中医血液病重点学科与重点专科建设单位部分专家，对《规范常见血液病中医病名建议》进行了讨论与重新修订，专家在讨论过程中认为，应当参考白血病类命名，并基于疾病不同的临床表现，加用相应的后缀词，构成复合病名。在《中医血液病学》中，PV、ET、PMF 分别使用"髓毒血积病""髓毒血实病""髓毒微癥病"中医病名。其中，"髓毒"代表病因与病位，"血积"代表红细胞增多，并易于聚集；"血实"代表血小板增多，易于在血管堆积，堵塞血管；"微癥"代表骨髓有微型癥块形成。而且，积、实、癥与肝脾大症状相似。

**（二）瘀血阻滞为核心的病因病机**

本病病机为先天禀赋不足或后天失养，引起正气不足，感受毒邪，加之饮食不节，情志失调，起居失宜，内因外合攻入脏腑，以肝脾肾受损为主。肝主藏血，主疏泄，肝失其职，日久则造成肝阴亏虚；脾主升清，主运化，脾脏运化失常，引起痰湿瘀滞；肾为先天之本，藏精生髓，肾虚则阴血亏虚，肝脾缺乏肾精滋养，则日益亏虚，痰湿日久可化为毒，与外界邪气相夹，对人体脏腑组织损伤更甚，瘀毒日久则气血凝聚，形成积聚，更有甚者，毒邪深入骨髓，造成髓不能生血，使精血亏损更加严重，痰湿、瘀、毒瘀久又可化热，瘀毒湿热聚集，使正气更加虚弱，邪气愈盛，造成正虚邪盛的状态。

杨淑莲教授指出，本组疾病病机相似，多为血液运行不畅，血液停积、凝聚于脏腑经络；或瘀血造成局部组织（骨髓、内脏）增生过度或不良；或污秽之血不去（污秽之血指外感毒邪、内伤药毒等因素导致正常血液中存在的污秽成分滞留机体），既与好血不相容，又可败伤好血；再者久病入络成瘀，成瘀后又可影响新血化生，如此往复，使疾病难治难愈，故中医临证常一并论治。

杨淑莲教授认为本病病位在骨髓，病性为本虚标实，标实以瘀血为主，兼有热、毒、痰、湿。本虚可见脾肺肾虚损，阴阳气血虚衰。而 MPN 多因毒邪蕴于骨髓而发病。中医一般把毒分为两类：一类是"外毒"，多指感受毒邪，如六淫之毒、药毒、蛊毒、疫毒等，一类是"内毒"，多指人体代谢的不能排出体外之毒，如糖毒、脂毒、胎毒等。本病多因六淫之毒如热毒、痰湿等因素致血液凝滞，瘀阻于脉道而成瘀血之证，日久脾肾阴阳气血虚衰，病情缠绵难愈。外感热毒之邪侵袭人体，燔灼营阴，煎熬血液而成瘀；或热毒迫血妄行，出血留滞而成瘀；或损伤脉络，血溢脉外而为瘀；邪气久蕴，从阳化热，酿生毒邪，热毒内攻，阻滞气机，影响血运，损伤脉络，导致血瘀。另外，瘀血也可化生热毒，如情志不舒，气机不畅，血随气滞，瘀积不行；劳逸失度，气虚无力推动血运，血阻脉道成瘀，进而又影响脏腑功能和气血运行，导致各种病理产物蓄积，日久化热成毒，而毒邪又进一步影响气机和血液运行，加重瘀血。痰瘀互结证多因正气亏虚，推动、温煦、气化失司，湿聚成痰，进而引起血行不畅，或先致血瘀再致湿滞痰生，痰瘀既兼，日久多有郁热内生，终致热与湿、痰、瘀交结为患，症见肿块、疼痛或麻木、或眩晕，舌暗或有瘀斑瘀点、苔腻，脉弦、滑或涩等。

本病基本病机变化为瘀血阻滞，但本虚标实之间，各不尽相同。杨淑莲教授依据临床经验，对本病进行了深入研究，认为 ET 以血运迟滞，积于脉道为主要病理基础，临证辨治以血瘀为中心，活血化瘀贯穿于本病治疗的始终，辨证运用理气化瘀、软坚散结、益气行血等方法，临床常分为气滞血瘀证、癥瘕血瘀证、气虚血瘀证三型，分别给予血府逐瘀汤、桃红四物汤合鳖甲煎丸、补阳还五汤加减治疗。PV 临床以面红目赤或面唇紫暗、手足红紫麻木、瘀点瘀斑、胁下积块、舌色青紫等为主要表现，总体病机为气血有余，血瘀气滞。本病辨证论治以瘀血为中心，以活血化瘀为治疗大法，贯穿于整个治疗过程，具体分型为血瘀气滞证、血瘀热盛证、瘀阻脉络证、气虚血瘀证四型，治疗分别予桃红四物汤、血府逐瘀汤合龙胆泻肝汤、身痛逐瘀汤、八珍汤加减治疗，依此论治均取得较好疗效。而骨髓纤维化，是以骨髓中成纤维细胞增殖，胶原纤维沉积，骨髓造血功能障碍，肝脾等器官髓外造血为特征的一组疾病。杨淑莲教授认为其病源于骨髓，以瘀血结聚致骨髓造血失司、腹部癥瘕为特点，以脏腑虚损为本，毒瘀结聚为标。固本培元、破瘀消癥贯穿于治疗始终。早期瘀阻为甚，正气尚未大衰，可耐攻伐，治以行气活血、消癥祛邪为要，佐以益气扶正。后期以髓不生血、气血亏虚为主，治以固本培元、益肾活血为要，佐以解毒消癥；临证分为气虚血瘀证、毒瘀互结证、阴亏血瘀证、阳虚血瘀证，分别给予四君子汤合膈下逐瘀汤、血府逐瘀汤合青蒿鳖甲汤、知柏地黄丸、右归丸加减治疗。

### （三）从"瘀"论治之中医辨治策略

杨淑莲教授团队对我院 MPN 的中医证候分布进行探索研究确定了中医辨证分型的分布规律，并结合现代医学研究进展初步探索了中医辨证分型与 JAK2 V617F 基因突变的关系。研究方案对 123 例 BCR/ABL 阴性 MPN 患者进行横断面临床调查，分析其临床资料及四诊信息，综合频数分析及聚类分析的结果，结合专业知识，将其辨证分型分为五型，分别为气滞血瘀型、热毒血瘀型、阴虚血瘀型、气血两虚夹瘀型、阳虚血瘀型。其中气滞血瘀型患者共

49 例,约占 39.84%;热毒血瘀型 25 例,约占 20.33%;阴虚血瘀型和气血两虚夹瘀型所占比例相差不大,分别约为 16.26% 和 15.48%;阳虚血瘀型所占比例最小,约为 8.13%。随年龄增长,证型多由实证转为虚证或虚实夹杂。随着病程的延长,证型由以实证为主到虚实夹杂,病程在五年以上的患者以虚证为主。JAK2 V617F 基因突变阳性的患者以气滞血瘀和热毒血瘀的实证多见。认为 MPN 病理特点为毒瘀阻滞,以实证为主,亦可见虚实夹杂之证。对 JAK2 V617F 基因突变阳性患者的治疗可适当加入较为峻猛的活血化瘀解毒药物。

**1. 气滞血瘀证**

【证候】面色暗红,口唇紫暗,肌肤甲错,胸胁满闷或心下痞满,呃逆不适或胁下积块,痛有定处,舌质暗红,或有瘀斑,脉弦细或涩。

【治则】活血化瘀,理气行滞。

【方药】血府逐瘀汤加减。

| | | | |
|---|---|---|---|
| 桃仁 10g | 红花 10g | 当归 10g | 熟地黄 10g |
| 川芎 10g | 赤芍 10g | 郁金 10g | 柴胡 10g |
| 枳壳 9g | 木香 10g | 甘草 6g | 白花蛇舌草 15g |
| 川牛膝 15g | | | |

【加减】食欲缺乏者加焦三仙、炒白术以健脾和胃;伴痰湿者加陈皮、半夏、茯苓以理气燥湿化痰;胸闷、胸痛明显者加蒲黄、五灵脂以行气止痛;失眠不寐者加酸枣仁、夜交藤以养心安神;肌肤瘀点瘀斑者加仙鹤草、蒲黄炭等。

【方药阐述】血为气之母,气为血之帅,二者相互为用,密不可分。血在气的推动下,循环全身,内至五脏六腑,外达皮肉筋骨,对全身组织器官起着营养和濡润作用。当归、熟地黄养血活血,使血旺气足,畅流不息;桃仁、红花、川芎、赤芍活血化瘀,除血脉之瘀滞;柴胡、郁金、木香、枳壳行气止痛,解气机之瘀阻;白花蛇舌草清热解毒;牛膝引药下行,活血通经,祛瘀止痛;甘草缓急止痛,调和诸药。诸药合用不仅行血分之瘀滞,又解气分之郁结,活血而不耗血,祛瘀又能生新,共奏活血化瘀、行气止痛之效。

**2. 热毒血瘀证**

【证候】貌如醉酒,肌似溢血,口苦目眩,咽干舌燥,尿赤便干,心悸不宁,多梦、易怒,舌质红绛或伴瘀斑瘀点,苔薄黄或黄腻,脉弦滑有力。

【治则】清热解毒、活血化瘀。

【方药】龙胆泻肝汤合逐瘀汤类方加减。

| | | | |
|---|---|---|---|
| 桃仁 10g | 红花 10g | 枳壳 10g | 生地黄 20g |

| | | | |
|---|---|---|---|
| 当归 10g | 赤芍 10g | 黄芩 10g | 栀子 10g |
| 龙胆草 15g | 泽泻 10g | 柴胡 10g | 甘草 6g |
| 川芎 12g | 白芍 10g | 青黛 2g<sup>冲服</sup> | 夏枯草 15g |

【加减】如口干、口渴明显加沙参、麦冬、天花粉,以滋阴清热,生津止渴;如大便秘结加大黄、火麻仁、莱菔子,以理气泄热,润肠通便;如肌衄、鼻衄明显加白茅根、藕节、蒲黄炭、三七粉凉血止血。

【方药阐述】方中桃仁、红花、川芎、赤芍活血化瘀,消血分之瘀滞,生地黄养阴凉血,与栀子、黄芩、龙胆草配伍,上泻肝胆实火,下清下焦湿热;青黛清热解毒、凉血止血;夏枯草清热解毒;当归、白芍补血养肝,防肝血之亏耗;泽泻清热利湿,使湿热从水道排出;柴胡能升能散,引诸药入肝胆;枳壳理气,甘草调和诸药。全方泻中有补,利中有滋,共奏活血化瘀、清肝泻火之效。

### 3. 阴虚血瘀证

【证候】低热虚烦,手足心热,潮热盗汗,口燥咽干,腰膝酸软,舌红、舌下脉络青紫或见瘀点瘀斑,脉细涩或细数。

【治则】滋阴清热、活血化瘀。

【方药】知柏地黄丸合逐瘀汤类方加减。

| | | | |
|---|---|---|---|
| 知母 10g | 黄柏 10g | 生地黄 10g | 山茱萸 10g |
| 牛膝 15g | 桃仁 10g | 红花 10g | 当归 10g |
| 川芎 10g | 赤芍 15g | 枸杞子 15g | 青蒿 15g |
| 地骨皮 15g | 山药 20g | 甘草 9g | |

【加减】如有齿衄、鼻衄等出血症状则去桃仁、红花,加蒲黄炭、血余炭、藕节、白茅根;盗汗明显者加浮小麦、麻黄根以滋阴敛汗;胁肋部隐隐作痛者加白芍、当归、延胡索养血柔肝,行气止痛。

【方药阐述】知母、黄柏、青蒿、地骨皮、牛膝滋阴养血,清虚热;生地黄、枸杞子滋肾益精,补肾固本;山茱萸养肝滋肾,涩精敛汗;山药补脾益阴,滋肾固精;当归益气养血,桃仁、红花、川芎、赤芍活血化瘀,使全方补而不滞,甘草调和诸药,合用共奏滋阴益肾、活血化瘀之效。

### 4. 阳虚血瘀证

【证候】面色㿠白或晦暗,畏寒肢冷,腰膝酸软,小便清长,大便溏薄,胁下癥块,舌质胖,边有齿痕或有瘀点瘀斑,苔白,脉沉弱。

【治则】温阳补肾、活血化瘀。

【方药】右归丸合逐瘀汤类方加减。

| | | | |
|---|---|---|---|
| 补骨脂 20g | 杜仲 15g | 当归 10g | 茯苓 15g |

| | | | |
|---|---|---|---|
| 熟地黄 15g | 菟丝子 10g | 巴戟天 10g | 淡附片 10g[先煎] |
| 红花 10g | 赤芍 10g | 枳壳 6g | 牛膝 15g |
| 肉桂 10g | 黄芪 20g | | |

【加减】如四肢不温,手足冷甚去熟地黄,加干姜、柴胡、枳壳、白芍以温中散寒,疏利气机;水肿明显者去熟地黄,加猪苓、泽泻、桂枝、车前子以温阳利水;腹痛较甚者加延胡索、川楝子、白芍、甘草以疏肝理气,缓急止痛。

【方药阐述】黄芪为补药之长,与当归为伍,组成当归补血汤,有益气生血之效;补骨脂、菟丝子、淡附片、巴戟天、杜仲、肉桂温补肾阳;牛膝补肾填精,茯苓健脾胃,益肺肾,补虚羸,熟地黄可大补肾阴,以阴中求阳;枳壳行气;红花、赤芍以活血化瘀,改善骨髓微环境。

**5. 气血两虚夹瘀证**

【证候】面色晦暗,神疲乏力,头晕气短,胁下癥积,舌质淡暗或有瘀点瘀斑,脉沉细。

【治则】益气养血、活血化瘀。

【方药】八珍汤合逐瘀汤类方加减。

| | | | |
|---|---|---|---|
| 党参 20g | 黄芪 20g | 川芎 15g | 茯苓 10g |
| 白术 15g | 甘草 10g | 丹参 15g | 桃仁 10g |
| 红花 10g | 赤芍 15g | 枳壳 6g | 牛膝 15g |
| 当归 15g | | | |

【加减】胸脘痞闷加瓜蒌、佛手宽胸理气除满;自汗加防风、煅牡蛎、浮小麦固表敛汗;食欲缺乏加鸡内金、焦三仙健胃消食。

【方药阐述】党参、黄芪、茯苓、白术健脾益肺补气,使气旺而助血行;川芎、桃仁、红花、赤芍、丹参活血化瘀通络;当归益气养血,牛膝补肾填精,枳壳理气,甘草调和诸药。

**(四)中医特色疗法**

1. **中药泡洗** 当归、红花、血竭、赤芍、络石藤、三棱、莪术、透骨草等,将中药加清水 1 500ml,煎煮 30 分钟,将药汁倒入盆中,待药液降温至 40℃左右,进行泡洗及擦洗,每次 30 分钟左右。每天 1 次,15 天为 1 个疗程,适用于合并肢体静脉血栓形成者。

2. **穴位贴敷** 以川芎、红花、当归、桃仁、大黄、青黛、冰片等中药作为基础方,选取血海、足三里、三阴交、合谷等穴位,粉碎研末后加醋调匀涂于专用帖敷膜上,穴位局部常规消毒后,取药贴于相应穴位上,6~8 小时后取下即可,每天换药 1 次,10 天为 1 个疗程。

**3. 针灸**　选取血海、足三里、三阴交、合谷等穴位随症加减。合并眩晕（高血压）：联合风池、合谷、太冲、内关、百会。合并头痛：联合太阳、百会、风池、昆仑、合谷。合并腹痛：联合足三里、中脘、天枢、三阴交、太冲、合谷、关元。头部穴位多予以斜刺或平刺，肢体穴位多直刺。每次留针 20~30 分钟，每日 1 次，10 天为 1 个疗程。有出血者禁用。

**4. 中药热敷**　予清热解毒、软坚散结药物外敷，以活血消癥止痛，适用于脾大者。将药物装在纱布袋内缝好或扎好，放在砂锅或搪瓷盆内，加水（约 1 500ml）煮开以后，再继续煮 15~20 分钟，待温度适中时敷于脾区。每天 1~2 次，20 天为 1 个疗程。

**5. 静脉放血**　适用于疾病初期兼症较少时，年龄<50 岁且无栓塞病史患者，可首选此种治疗方法。开始阶段每 2~4 天静脉放血 400~500ml，红细胞压积降至正常或稍高于正常值后延长放血间隔时间，维持红细胞数正常（HCT<45%）。HCT>64% 的患者初期放血间隔期应更短，体重低于 50kg 的患者每次放血量应减少，合并心血管疾患的患者应采用少量多次放血的原则。

**（五）MPN 兼证的处理**

杨淑莲教授认为血栓及出血是本病较严重的并发症，是致残或死亡的主要原因，需要高度重视和积极防治。

**1. 血栓**　红细胞过度增生可直接导致脉道瘀阻，气血运行不畅，为血栓的形成提供了物质基础，所以本病属于临床上的易栓症。血栓的发生常见于老年患者，动脉血栓较为常见，多见于脑动脉栓塞，导致患者出现脑缺血发作、头昏、头痛、记忆力减退、失眠等症状。其次为肢体血管栓塞，引起手足麻木、疼痛、发绀、溃烂甚至坏疽。血栓的形成可直接影响心、脑、肺等重要脏器的生理功能，并可危及患者的生命，故在本病的治疗过程中及日常调护时应注重预防。一旦有血栓出现，必须高度重视，积极治疗。活血化瘀，理气通络是治疗血栓的根本法则，根据四诊资料，可辨证使用逐瘀汤类方如血府逐瘀汤、身痛逐瘀汤、膈下逐瘀汤、桃红四物汤等活血逐瘀方剂进行治疗。其中要注意破瘀散结类药物的临床运用，以虫类药物为主，主要有水蛭、虻虫、土鳖虫、穿山甲、全蝎、地龙等。以上药物具有软坚散结、活血通络之功效，尤其对病久瘀阻较重者，应用此类药物明显优于活血祛瘀类和养血活血类中药。应用此类方剂时应注意中病即止，切勿矫枉过正，引发出血。

**2. 出血**　血以脉为循行之道，脉管内的血液瘀而不畅，则为瘀血；瘀血阻络，血溢脉外，则见出血；故瘀血既属病理产物，也是致病因素。如出现颅脑、肺等重要脏器的出血,则提示病情危重,患者有生命危险,需要中西医结合,力争把危险降到最低。三七、茜草等化瘀止血药物有止血、行血的双向调节作用,牡丹皮、犀角、赤芍、生地黄、玄参、紫草、青黛、当归、丹参等中药可以在辨证的基础上选用。

3. **腹水** 约 6%~8% 的晚期患者可以出现腹水。患者病程日久,肝、脾、肾多脏受损。肝主疏泄,肝气郁结,横逆乘脾,脾失健运,则水湿不化;肾阳不足,不能温煦脾阳,脾阳不振,脾失健运,则水湿内停;肝、脾、肾三脏相互影响,肝郁而乘脾,土壅则木郁,肝脾久病则伤肾,肾伤则火不生土或水不涵木;气、血、水常相因为病,气滞则血瘀,血不利而为水,水阻则气滞;反之,气、血、水结于腹中,水湿不化,久则实者愈实,邪气不断耗伤正气,正气日衰,久则虚者愈虚,治疗时应分清主次,合理选用渗湿利水、温阳化饮、健脾利湿之剂辨证施治,如五苓散、苓桂术甘汤、真武汤等。

4. **发热** 多见于本病中、晚期,可由阴虚、血虚、毒瘀等因素引发。阴虚发热者用清骨散加减滋阴清热;血虚发热者予归脾汤加减养血而除热;瘀毒互结而发热者用血府逐瘀汤合青蒿鳖甲汤加减,清热解毒,消癥散瘀。若因外感发热则当依据感受外邪风寒暑湿之属性,依据《伤寒论》之六经辨证加以论治。万不可受现代医学炎症概念的影响,在临证时,凡见发热则不分阴阳表里,不论寒热虚实,即投清热解毒之剂,甚至把具有清热解毒功能的中药与方剂当作西药抗生素使用,造成滥用。轻者使病症迁延难愈,重者损伤脾阳,加重病情。

本病除上述兼证,还有可能出现胆结石、肾结石、痛风性关节炎等疾病,临床表现多种多样,临证之时需辨病辨证相结合,急则治其标,缓则治其本,标本兼顾。胆结石、肾结石加用鸡内金、金钱草、海金沙、丹参等化积消滞、活血散结;痛风性关节炎可加用秦艽、独活、羌活、地龙、白芍、甘草祛风除湿、通络止痛。

### (六)MPN医护养结合

MPN 患者应生活起居有常,避免风寒、劳累,在疾病早期无血栓及出血表现时可加强锻炼,增强体质,进行适度的运动,以促进血液循环和机体代谢、改善血液的高凝状态。每日 30 分钟左右的有氧运动如太极拳、八段锦、瑜伽,可以促进血液循环和机体代谢。多瘀体质患者在精神调养上,要培养乐观的情绪,精神愉快则气血和畅,有利于病情的改善。反之,苦闷、忧郁可加重病情。按摩膈俞、血海、合谷等穴位有助于气血的运行。出血时,应卧床休息,避免磕碰。忌食滋腻、辛温助热及煎炸类食品。适宜服用的食品包括绿豆、猪心、牛肉、鱼、海参、茄子、空心菜、莲藕、洋葱、蘑菇、香菇、猴头菇、木耳、海带、魔芋、金针菇、油菜、菠萝、山楂、菱角等。

### 三、证治心悟

#### （一）谨守病机，从"瘀"论治

中医治疗本病优势突出，分期论治，谨守病机，依其基本病机，杨淑莲教授提出从瘀论治的治疗法则。活血化瘀法已经成为治疗本类疾病的基本原则，并贯穿疾病始终。

血行脉中，内流脏腑，外至肌肤，无处不到。若离经之血不能及时排出和消散，停留于体内，或血行不畅，壅遏于经脉之内，瘀积于脏腑组织器官的，均称"瘀血"。由瘀血内阻而引起的病变，称为血瘀证。《内经》中有"血脉凝泣""凝血""留血""宛陈"等相关论述。瘀血的形成原因主要有两方面：一是因气虚、气滞、血寒、热毒等原因，血行不畅而凝滞。气为血帅，气虚或气滞，不能推动血液的正常运行，或寒邪客入血脉，使经脉蜷缩拘急，血液凝滞不畅，或热入营血，血热搏结等，均可形成瘀血；二是由于内外伤、气虚失摄或血热妄行等原因造成血离经脉，积存于体内而形成瘀血。血瘀的病症特点：瘀血形成之后，不仅失去正常血液的濡养作用，反过来又会影响全身或局部血液的运行，产生疼痛、出血或经脉瘀塞不通，发生癥积以及瘀血不去，新血不生等相应证候。清代唐容川的《血证论》指出"凡系离经之血，与荣养周身之血，已睽绝而不合……此血在身，不能加于好血，而反阻新血之化机"，此为"瘀血不去，新血不生"之论断。

血瘀的证候特点因瘀阻的部位和形成瘀血的原因不同而异。如《金匮要略·惊悸吐衄下血胸满瘀血病脉证治第十六》指出"病人胸满，唇痿舌青，口燥，但欲漱水不欲咽，无寒热，脉微大来迟，腹不满，其人言我满，为有瘀血"；《难经·二十四难》记载："脉不通则血不流，血不流则色泽去，故面黑如黧"；王清任《医林改错》指出"凡肚腹疼痛，总不移动，是血瘀"；张仲景《伤寒杂病论》记载"内有干血，肌肤甲错，两目黯黑"；《景岳全书》指出"或壅瘀于经络，则发为痈疽脓血，或郁结于肠脏，则留为血块血症，或乘风热，则为斑、为疹"；唐容川《血证论》指出"瘀血在经络脏腑之间，则结为癥瘕"；叶天士《温热论》云"其人素有瘀伤宿血""其舌色必紫而暗"，重者"紫而肿大"或"紫而干晦"等。

血瘀病证虽然繁多，但其临床表现归纳起来则有以下几个共同的特点：①疼痛，多为刺痛，痛处固定不移，拒按，夜间痛甚；②肿块，外伤肌肤局部可见青紫肿胀，瘀积于体内，久聚不散，则可形成癥积，按之有痞块，固定不移；

③出血,其血色多呈紫暗色,并伴有血块。在望诊方面,久瘀可见面色黧黑、肌肤甲错,唇甲青紫,舌质暗紫,或有瘀点、瘀斑,舌下脉络曲张等征象,脉象多见细涩、沉弦或结代等。

西医治疗 MPN 除骨髓移植外,无根治之法,临床多对症治疗,给予降细胞、预防血栓、分子靶向药物治疗等。本病多发生于老年人,骨髓移植受到限制,而相对于本病的慢性过程,部分患者易出现病情反复,临床用药效果不理想,或不能耐受药物副作用等,从而影响本病治疗,导致疾病的进展与传变。中医药在对此类病症的治疗中积累了丰富的经验,在改善血瘀状态方面具有显著优势,活血化瘀法、解毒法已经成为治疗本类疾病的基本原则,并贯穿疾病始终。早在西汉时期的《神农本草经》就记载活血化瘀药物,如丹参、牡丹皮、牛膝、赤芍、桃仁、蒲黄等 41 种之多。东汉张仲景《伤寒论》记载活血化瘀方 20 余首,如桃核承气汤、抵当汤等,并较多地采用水蛭、虻虫、蛴螬等虫类药以破血逐瘀。元代朱丹溪提出血瘀证,并用桃仁、红花、川芎等活血化瘀药物治之。清代唐宗海《血证论》提出"止血、消瘀、宁血、补虚"治血四法,成为血瘀证治疗的宗旨。

### (二)辨证分型,分期论治

杨淑莲教授认为本病治疗过程中应依据患者虚实、阴阳、气血进行辨证施治、分期论治。疾病初期(细胞增多不甚明显),首选中药治疗。此法无不良反应且不会诱发白血病,患者易于接受。起病初期,气滞血瘀证患者所占比例最大,此时疾病初起,病程较短,临床表现以实证为主,中药治疗当以活血化瘀、祛邪为主,可选用当归、桃仁、红花、川芎、三棱、莪术等药物。中期为临床症状突出期,首先选用西药骨髓抑制剂:羟基脲、白消安、高三尖杉酯碱或环磷酰胺,或干扰素以及新药如 JAK2 抑制剂等直折病势,尽快抑制细胞增生,减少并发症的出现。如骨髓增生不良,可服用雄性激素。由于化疗药物有致癌性,有诱发白血病的可能,不宜长期应用,应配合中药尽量减少细胞毒性药物的使用剂量,缩短使用时间,改善症状。病情平稳期,以活血化瘀中药为主,在辨证基础上可加用虫类破血之品,如水蛭、虻虫、土鳖虫等,以维持疗效。同时,应用清热解毒类中药,如白花蛇舌草、半枝莲、青黛、黄药子等,以增加疗效。亦可加入扶正祛邪药物。可加用干扰素,无诱发白血病风险,但需长期应用。本病后期表现为正气损伤,瘀血邪毒未尽。此期西药可选用刺激骨髓造血药物以加强支持疗法。中药应祛邪与扶正相结合,以培补为主。扶正重点在滋肾填精,常用药物如生地黄、熟地黄、山萸肉、女贞子、墨旱莲、桑椹子、枸杞子、黄精等。如有明显肾阳虚症状时则需温肾助阳,选用巴戟天、肉苁蓉、补骨脂、菟丝子、鹿角胶等,以收更好疗效。

### (三)减毒增效,预防转化

杨淑莲教授认为针对本病使用中医中药治疗,其优势在于不仅可改善整个疾病的症状,也可避免西药治疗的不良反应,并可缓解和减少并发症的发生,以防止疾病的传变。例如应用重组人干扰素治疗后出现乏力、发热等流感样症状者,可联合柴胡类方加减治疗;口服阿司匹林致出血的患者,可辨证给予止血药物,如三七粉、仙鹤草等。对于合并脾大的患者,可局部外敷清热解毒、活血消癥药物以软坚散结。本病易合并动静脉血栓,应依据其危险因素在辨证论治的基础上给予活血化瘀、行气通络之品,如枳壳、牛膝、水蛭、地龙等。对于合并出血的患者,应分清疾病的阶段。早期出血多为瘀血阻络,血不归经,或血热灼伤脉络,热迫血行,应多加清热凉血药物;后期多为气不摄血,血溢脉外,可多加补气之品,病机不同,治则迥异,勿犯虚虚实实之戒;疾病后期向骨髓纤维化转化时,可应用地龙、水蛭、斑蝥等虫类药物;如有向急性白血病转化趋势的,可加入白花蛇舌草、半边莲等清热解毒类中药,以减缓疾病转化。本病治疗当循序渐进,不可急于求成,因活血化瘀法用药多较为峻猛,三棱、莪术、穿山甲、水蛭、大黄、桃仁等活血破血之药均为常用,若只是用较为平和的当归、川芎、赤芍、丹参之类,恐效果不如峻药,但使用峻药的同时应注意不可过于伤正,恐其有出血、动血的风险,正是"大积大聚,其可犯也,衰其大半而止"之意。

### (四)辨病辨证相结合

MPN 包括 PV、PMF、ET,杨淑莲教授认为此三类疾病患者常伴胁下癥块等类似的临床症状,但又各不相同。

PV 病理因素以"毒""瘀"为主,病因病机为瘀毒蕴积于血脉及四肢百骸。此类疾病瘀血证候明显,乃血气有余,热毒炽盛。"余"乃瘀也,瘀滞血脉,经气不通,热毒炽盛则转化为急髓毒的机会较多。多以实证为主、虚证为辅。病初多见气滞血瘀证,表现为面色暗红,口唇紫暗,肌肤甲错,舌质暗红或青紫,或有瘀点,脉弦细或涩;临床亦可见肝胆实火型,表现为头痛眩晕,耳鸣口苦,面色红赤,胁肋胀痛灼热,烦躁易怒,便秘尿黄,或齿鼻衄血等,舌质暗红,苔薄黄腻,脉弦略滑。疾病后期累及于肾,临床表现为低热虚烦、手足心热、午后潮热或畏寒肢冷、肢体麻木或痿废不用等阴虚或阳虚夹瘀之症。治疗原则为活血化瘀,或重以解毒或重以理气或重以扶正。

PMF 病理因素以"虚""瘀"为主,其病机演变与病程密切相关。因虚致瘀,正不御邪而转为他证危候较多。病初多属实证,表现为气滞血瘀、毒瘀互结,症见胸闷气短、脘腹胀满、唇甲色暗、固定不移或肋下癥积、口燥咽干、午后发热;久则气血渐耗,瘀滞愈甚,成虚实夹杂之证;后期损伤正气,气血微弱,则见倦怠乏力、头晕心悸、消瘦汗出等虚劳血虚的贫血之象,若累及脏腑可见低热盗汗、形体消瘦、颜面或下肢水肿、面色㿠白、小便清长等阴虚、阳虚之证,晚期骨髓衰竭,虚实夹杂,瘀毒蕴积于肚腹与骨髓,又有肋下肿块、胀满疼痛等实证表现。治疗以扶正为主、祛邪为辅。

ET 病理因素以"瘀"为主,其早期阶段很少伤及人体正气,晚期阶段因骨髓瘀阻也可形成虚损证候。疾病初期临床表现多不明显,瘀血内阻,血不归经,溢于脉外可见出血;或滞留于血脉而成血栓。"血瘀"始终贯穿疾病全程,临床以气滞血瘀多见,呈现倦怠乏力,面色少华,少言懒动,肋下痞块、肿胀疼痛,舌淡、苔白,脉弦细。晚期可见脾肾虚损,症见倦怠乏力、气短懒言、腰膝酸软、肢体瘀胀、口淡纳呆等。如不及时治疗,具有血瘀内停脉道之中的高风险,随时发生"中风""真心痛""肢体麻木"等病症。治疗上以活血化瘀、防治血栓为主。

### 四、从瘀论治MPN理论的外延

MPN 是以分化相对成熟的一系或多系髓细胞异常克隆性增殖为特点的一类发生在造血干细胞水平的疾病。这类疾病临床进展比较缓慢,其发生、发展不似白血病样凶险,但容易出现血栓、出血等并发症,甚至最终会向白血病等疾病转化。根据 WHO 恶性血液病分类方案,典型 MPN 主要包括:①Bcr/Abl 融合基因阳性的慢性粒细胞白血病;②Bcr/Abl 基因阴性的 PV、ET、PMF 等。本阶段内容主要阐述 BCR/ABL 阴性的 MPN。ET 的年发病率约为(1~2.5)/10 万,PV 发病率为(0.4~1.6)/10 万,PMF 发病率(0.2~2)/10 万,三者均以中老年人群发病居多,50~70 岁最为常见,罕见有儿童病例,男女发病率基本相当。血栓事件、出血、疾病转化及生存期是 MPN 患者治疗过程中最先要考虑的问题。其中,血栓事件发病率最高,影响最大。有研究报道,超过 30% 的 MPN 患者会发生血栓事件,大约 30% 的 PV 患者、高达 29% 的 ET 患者及 13% 的 PMF 患者均会发生血栓事件。MPN 诊断后每年再次发生血栓事件的概率在 PV、ET 中约为 3%,PMF 约为 2%。血栓栓塞是 MPN 患者主要的致残和致死原因,是影响 MPN 患者无病生存及总生存率的主要危险因素,血栓栓塞相关的致死率相当于 MPN 总病死率的 35%~70%。因此,降低血栓事件是本病治疗的关键。其次,目前尚无预防疾病转化的明确治疗方案。中医药在MPN 的辨治上积累了丰富经验,越来越多的患者寻求中西医结合治疗。

### （一）中医中药防治血栓

杨淑莲教授认为MPN为典型的血瘀证。血瘀证与血栓形成有密切关系，其病理改变基础也是血栓形成的主要原因之一，其核心病机为瘀血阻滞。导致瘀血的原因主要有创伤出血、肝郁气滞、气虚血瘀、寒凝血瘀、热蒸血结等。《血证论》曰："故凡血证总以去瘀为要。"活血化瘀为本病的基本治则，依据其病理因素给予理气活血、解毒活血、滋阴活血、益气活血、温阳活血法治疗，活血化瘀法应贯穿MPN治疗始终。

现代研究显示，活血化瘀中药能够降低血小板表面活性，抑制血小板聚集，降低血小板数目，改善血液循环，稳定红细胞膜，降低血液黏度，防止出血和血栓形成，且可直接或间接促进细胞凋亡，改善骨髓增生情况。破血中药对骨髓中异常红系细胞群体以及骨髓间质细胞有明显抑制作用；破血逐瘀之药可明显延长血小板血栓和纤维蛋白血栓形成时间，使血栓长度缩短、干重降低，并降低血液黏度，且可提高红细胞及血小板膜脂流动性。因此，活血化瘀法对防止MPN血栓并发症的发生有着极其重要的作用。逐瘀汤类方为经典活血化瘀名方，在临床用于治疗各类血瘀症疾病，疗效显著，被临床各家认可。经过临床医学工作者多年科研研究证实，逐瘀汤类方的药理学作用具有确实的实验数据支持。另外，活血化瘀类中成药注射液、单味药在临床上也可广泛应用，可有效预防血栓。

**1. 血府逐瘀汤**

基本药物组成：当归、赤芍、川芎、牛膝、桃仁、桔梗、枳壳、生地、红花、柴胡、甘草。

功效：活血祛瘀，行气止痛。

用法：水煎服，每日1剂。

**2. 少腹逐瘀汤**

基本药物组成：小茴香、干姜、延胡索、没药、当归、川芎、官桂、赤芍、生蒲黄、五灵脂。

功效：活血祛瘀，温经止痛。

用法：水煎服，每日1剂。

**3. 身痛逐瘀汤**

基本药物组成：秦艽、川芎、桃仁、红花、甘草、羌活、没药、当归、五灵脂（炒）、香附、牛膝、地龙。

功效：活血祛瘀，通经止痛，祛风除湿。

用法：水煎服，每日1剂。

### 4. 补阳还五汤

基本药物组成:黄芪、当归、赤芍、地龙、川芎、红花、桃仁。

功效:补气活血,祛瘀通络。

用法:水煎服,每日 1 剂。

### 5. 四妙勇安汤

基本药物组成:金银花、玄参、当归、甘草。

功效:清热解毒,活血止痛。

用法:水煎服,每日 1 剂。

### 6. 血栓通注射液

基本药物组成:三七。

功效:活血祛瘀,通脉活络。

用法:将血栓通注射液 300mg 加入 0.9% 氯化钠注射液 500ml 中静滴,每日 1 次。

### 7. 水蛭粉

基本药物组成:水蛭。

功效:破血,逐瘀,通经。

用法:水蛭粉 3g,每天 1 次,水冲服。

### 8. 丹参酮ⅡA 磺酸钠

基本药物组成:丹参。

功效:活血祛瘀,通经止痛,清心除烦,凉血消痈。

用法:丹参酮ⅡA 磺酸钠 60mg 加入 0.9% 氯化钠注射液 250ml 中静脉滴注,每日 1 次。

### (二)活血化瘀提高阿司匹林抵抗患者疗效

阿司匹林抵抗可分为实验室抵抗和临床抵抗。实验室阿司匹林抵抗定义为阿司匹林未能抑制血小板血栓素 A2 的产生或抑制依赖于血小板血栓素产生的血小板功能测试(例如血小板聚集)。临床阿司匹林抵抗被定义为阿司匹林未能预防处方阿司匹林患者的临床动脉粥样硬化血栓栓塞性缺血事件。

虽然临床中阿司匹林作为常用的抗血小板聚集药物广泛应用于 MPN 患者的血栓预防,但阿司匹林抵抗已成为影响其疗效的重要因素。血栓形成是 MPN 最常见和最重要的并发症,见于大约 1/3 的 MPN 患者。其中最常见的严重并发症为脑血管意外,约占血栓事件的 1/3,其次为心肌梗死。患者应用阿司匹林预防血栓时,阿司匹林抵抗的患病率为 5%~51%,且心脑血管血栓性疾病的发生与阿司匹林抵抗密切相关。

中医理论认为,血瘀证是心脑血管血栓性疾病的主要证候,研究证实,阿司匹林抵抗最终会导致血瘀证的形成,并以各种原因引起经络瘀血。活血化瘀中药可有效治疗血瘀证,抑制血小板活性,联合阿司匹林可提高预防血栓疗效。

MPN 患者出现阿司匹林抵抗者,主要推荐以下用药:

**1. 血府逐瘀胶囊**　血府逐瘀胶囊口服,每次 3.6g,每日 2 次,联合服用阿司匹林。

**2. 复方丹参滴丸**　复方丹参滴丸口服,每次 10~20 丸,每日 3 次,联合阿司匹林。

**3. 通心络胶囊**　通心络胶囊口服,每次 2~4 粒,每日 3 次,联合阿司匹林。

### (三)中医辨治防治疾病转化

目前,中医在辨治 MPN 方面尚无明确治疗方案,中药解毒抗癌药如青黛、雄黄、金银花、蒲公英、白花蛇舌草、半枝莲、黄药子、山慈菇等,破血化痰药如三棱、莪术、水蛭、石菖蒲、半夏、浙贝母等,软坚散结药如山楂、牡蛎、夏枯草、土鳖虫、鳖甲等,有一定的阻止疾病进展和转化的作用。临床中在辨证论治的基础上可酌情加减;同时注重维护正气,补肾填精,固本培元。侯丕华总结其临证经验指出,活血润髓,即活血化瘀、通畅髓络、消除髓血瘀滞、濡润髓海以恢复骨髓腔的微循环,保护其正常结构,此既有助于丰养髓海及抑制髓毒药物力量之发挥,又可防治髓内毒瘀互结,消减胁下积聚,减少部分疾病并发症的产生,延缓病势发展。解毒抑髓,即使用清热解毒及现代研究具有抗癌作用的药物清解深侵髓血的热毒之邪,泻肾中妄动之相火,抑制骨髓造血异常增生及浸润(或诱导其分化)控制白血病的进展及部分骨髓增生性疾病晚期急变。李莉等专家总结经验指出,痰湿瘀血互阻日久,可化热、化火,从而热毒内生。热毒内盛,灼伤津液,加重瘀血,导致出血,出现肝脾大、皮下瘀斑、脑出血及血虚表现,甚至转化为骨髓纤维化或急性白血病。此阶段应虚、火、瘀同调,清热化痰、活血散结,预防血栓、出血及转化为其他 MPN。

# 第九节　从肝论治原发免疫性血小板减少症

原发免疫性血小板减少症属于中医学中"血证""发斑""葡萄疫""肌衄"等范畴。2008 年中国中西医结合学会血液学专业委员会与中华中医药学会中医内科分会血液病专业组将其统一命名为"紫癜病",分为血热妄行、阴虚火旺、气不摄血三型论治。杨淑莲教授根据 40 多年临床治疗经验,在传统辨证论治基础上,从肝论治兼治他脏辨证治疗本病,获得了较好的效果。

## 一、从"肝"论治紫癜病理论形成与发展

肝在五行属木,主升,主动,主要生理功能是主疏泄和主藏血。足厥阴肝经与足少阳胆经相互络属,肝与胆相为表里。肝既贮藏有形之血,又能疏泄无形之气,以血为体,以气为用,与气血确有独特关系。紫癜病的发生与肝的疏泄、藏血功能密切相关。

### (一)肝·气·紫癜病

肝主疏泄。疏泄即疏通、宣泄。该词始见于《素问·五常政大论》:"发生之纪,是谓启陈,土疏泄,苍气达,阳和布化,阴气乃随,生气淳化,万物以荣";朱丹溪在《格致余论·阳有余阴不足论》中明确提出"司疏泄者,肝也";可见肝具有疏通、宣泄、条达、升发的生理功能和特点。肝主疏泄,体现在畅达气机、助脾胃运化、促气血运行、舒畅情志等方面,从而保证机体生理功能的正常发挥。

1. **调畅气机,促气血运行**　血液是人体肌肉筋骨活动及经络通利的物质基础,"气行则血行",故血的运行依赖于气的推动,更受肝主疏泄功能的调节。《读医随笔》云:"凡脏腑十二经之气化,皆必籍肝胆之气化以鼓舞之,始能调畅而不病。"由此可见,肝的疏泄正常则气机调畅,从而脏腑经络之气升降出入各得其常。气的推动作用是血液循行的动力,肝气舒畅条达,血液才得以正常运行、藏泄适度。如《血证论·脏腑病机论》曰:"肝主藏血焉,至其所以能藏之故,则以肝属木,木气冲和条达,不致遏郁,则血脉得畅。"因此,肝之疏泄功能正常,肝气条达,则推动血液运行,气血调畅,使之无瘀滞之虞。

2. **调畅气机,助脾之运化**　肝主疏泄与脾主运化功能相辅相成,肝调畅气机以协调脾主运化,脾气健旺,运化功能正常,水谷精微充足,则气血生化有源,肝体得养而肝气畅调,疏泄有度,则气血运行顺畅,血行脉中。

3. **调畅气机,使情志畅达**　《素问·灵兰秘典论》曰:"肝者,将军之官,谋虑出焉";《素问·六节藏象论》曰:"肝者,罢极之本,魂之居也";《灵枢·本神》言:"随神往来者,谓之魂""肝藏血,血舍魂"。魂为五脏精气化生的精神情志活动,精神状态的变化及情志活动是属于心主神明的生理功能,但亦与肝的疏泄功能密切相关。肝喜条达而恶抑郁,在志为怒,"万病不离郁,诸郁皆属于肝"。正常的情志活动,主要依赖于气血的正常运行,情志异常对机体生理活动的重要影响,也在于干扰正常的气血运行。肝的疏泄功能减退,则肝气郁结,心情易于抑郁,稍受刺激,即抑郁难解;肝的升泄太过,阳气升腾而上,

则心情易于急躁,稍有刺激,即易于发怒,这是肝的疏泄功能对情志的影响。紫癜病的患者,病程长,反复发作,其心理负担重,日久会影响肝的疏泄功能而导致肝气郁结,或升泄太过,导致血液系统病理改变加重,出血症状明显。

**(二)肝·血·紫癜病**

1. **肝主摄血** 明代李梴《医学入门》中记载:"动则血运于经,静则血归于肝。"说明肝有储藏血液的功能,对全身血量和血液的分布起到调节的作用。静止时部分血液储存于肝,活动时肝内的血液被动员出来,运送到全身,供给各器官组织。肝藏血之"藏"又有约束、固摄、收摄之义,如《卫生宝鉴》云:"夫肝摄血者也。"肝藏血功能障碍,可影响血液之归藏,致使血外溢而为出血。

2. **肝主藏血,精血互化** 《内经》云肾脏"受五脏六腑之精而藏之",肝血旺盛则可下归于肾,以化生肾精,而肾精充足,水以涵木,则化为肝血,精与血可互相转化。《内经》记载:"肝藏血""脾统血""故人卧血归于肝""夫脾健则能摄血""肝平则能藏血",说明肝藏血,调节血量;脾主生血,统摄血液,脾气健旺,生血有源,统血有权,则肝有所藏。

杨淑莲教授依据《内经》"肝主藏血"的理论认为,肝既能贮藏有形之血,又能疏泄无形之气,以血为体,以气为用,与气血确有独特关系,认为紫癜病的产生,关键在肝,与脾、肾关系密切;临证应以辨虚实为要,提倡"从肝论治"的原则,据此,临床实践常将紫癜病分为肝胆火旺、肝郁脾虚、肝肾阴虚三证,采用滋阴、疏肝、清热、健脾等法,方选小柴胡汤为基本方加减,形成柴胡类方系列方剂,取得了良好效果。

## 二、从"肝"论治紫癜病内涵

### (一)从"肝"论治紫癜病病因病机

1. **疏泄失常** 由于肝以血为体,以气为用,故疏泄失常之最初是以气分病变为主,日久常可波及血分。肝的疏泄功能是否正常,对于气的升降出入之间的平衡协调起着调节作用。如果肝的疏泄功能异常,则可出现两个方面的病理现象,一是肝的疏泄功能减退,即肝失疏泄,则气的升发不足,气机郁滞,肝郁克脾,脾虚失于统摄,血不循经,发为出血;或气机郁滞,不能鼓动血液运行,血液的运行和津液的输布障碍,出现气滞血瘀,导致瘀血而出血。二是肝的升发太过,气盛则化火,相火妄动,肆虐难遏,火扰动血,可见各类出血症状。如肝气上逆犯肺,可致鼻衄、咯血;火旺犯胃,胃络受灼,可见吐血;热迫血溢脉外,溢于肌肤,可见紫癜;若热入血室,可致月经过多,经色深红等;肝气上逆,气血逆乱,上犯于脑,血脉受损,则见颅内出血。

**2. 肝病传脾**　疏泄失常,脾气亏虚,木郁乘土,脾土统摄无力,则血溢脉外,可见肌衄;或脾失健运,湿浊内生,蕴而化热,热结肠道则肠络受损,引发便血。

**3. 气病及血**　疏泄失常,致使肝藏血的功能失调,从而影响血液的正常运行。血液妄行而出现出血症状。如唐容川《血证论》云:"怒气伤肝,肝火横决,血因不藏。"若肝不藏血,则致肝阴亏虚,肝失所养,阴不制阳,则生内热,血不得安而外溢。

**4. 肝血亏虚**　肝有"血之府库"之称,主要体现在肝内必须贮藏一定的血量,以制约肝的阳气升腾,勿使其过亢,以维护肝的疏泄功能,使之冲和条达。若肝血不足,阴血亏而内生虚热,即阳常有余,阴常不足。肝血不足无法充养肝体,则肝失所养,疏泄失职,血虚致郁,而致出血。其次,肝的藏血,也有防止出血的重要作用。因此,如果肝不藏血,可以出现肝血不足、阳气升泄太过等病变,最终导致出血。《景岳全书·妇人规》云:"凡人之气血,犹源泉也,盛则流畅,少则壅滞,故气血不虚则不滞。"

**5. 肝不摄血**　肝为藏血之脏,具有收摄血液、防止出血的功能。《杂病源流犀烛·肝流》说:"其职主藏血而摄血。"是以肝不摄血,血失归藏而外溢,从而出现咯血、呕血、大便下血和尿血等症。

**6. 精血不能互生**　肾水上济肝木,肝气下疏肾精,肝血、肾精互为资生,肝肾同源,盛则同盛,衰则同衰。肝阴、肝血不足,日久不能下及肾阴,肾阴亏虚,不能涵木制阳、温煦肝脉,最终导致肝肾亏虚,阴虚津少,则血行滞涩而出血。

**（二）从"肝"论治紫癜病辨治策略**

临证论治紫癜病应以辨虚实为要,遵循治火、治气、治血三原则。治火:实火者治宜清热泻火,虚火者治宜滋阴清热;治气:气实者多气郁化火,肝胆火旺,治宜疏肝清热;气虚者多脾气不足,气不摄血,治宜健脾益气;治血:依据病因病机,适当选用凉血、收敛、化瘀止血之药。

**1. 肝胆火旺证**

【主症】皮肤紫癜,齿鼻衄血,口苦咽干,急躁易怒,尿黄,或伴寒热往来,胸胁满闷。舌红,苔黄,脉弦数或滑数。

【治则】疏肝清热,凉血止血。

【方药】柴胡木贼汤(验方)加减。

| | | | |
|---|---|---|---|
| 柴胡 10g | 黄芩 12g | 木贼 10g | 青蒿 15g |
| 茜草 15g | 仙鹤草 20g | 马鞭草 15g | 白茅根 30g |
| 龙胆草 10g | 甘草 6g | | |

【加减】若出现肝火犯胃,心烦喜呕,可加半夏和胃降逆;气机郁滞重者

加枳壳、郁金；肝火灼津者加沙参、麦冬。

【方药阐述】方中柴胡疏肝清热，和解少阳；黄芩、龙胆草清肝泻火；木贼、青蒿入肝胆经，与柴胡合用起到疏风清热之效；茜草、仙鹤草止血；马鞭草清热解毒，活血散瘀；白茅根利水清热，凉血止血，令热邪出于下焦；甘草调和诸药。诸药合用起到疏肝清热，凉血止血的功效。

### 2. 肝郁脾虚证

【主症】面色无华或萎黄、反复发生肌衄，血色淡红、神疲乏力、气短懒言，纳呆食少，腹胀便溏，或有心悸、失眠、多梦。舌淡胖有齿痕，脉沉细弱等。

【治则】疏肝健脾，益气止血。

【方药】柴术升板汤（验方）加减。

| | | | |
|---|---|---|---|
| 柴胡 10g | 黄芪 20g | 白术 10g | 党参 10g |
| 枳壳 10g | 木贼 15g | 半夏 9g | 仙鹤草 30g |
| 马鞭草 10g | 三七 3g<sup>冲服</sup> | 茯苓 10g | |

【加减】若见心悸明显加远志、五味子；月经淋漓不尽加续断炭、棕榈炭等；气虚夹瘀者可加鸡血藤、蒲黄炭等。

【方药阐述】方中柴胡、枳壳疏肝解郁；黄芪、党参、白术、茯苓、半夏健脾益气利湿；木贼入肝胆经，与柴胡合用起到疏风清热之效；仙鹤草、三七、马鞭草凉血、收敛、化瘀止血。诸药合用起到疏肝健脾，益气止血的功效。

### 3. 肝肾阴虚证

【主症】情志抑郁，口苦，咽干，紫癜散在、时隐时现、色紫红，齿鼻衄血，五心烦热，夜寐盗汗，头晕目眩，腰膝酸软，妇女月经量过多等。舌淡干少津或舌红少苔，脉细数。

【治则】滋阴清热，凉血止血。

【处方】滋肾疏肝清热基本方（验方）。

| | | | |
|---|---|---|---|
| 柴胡 10g | 黄芩 10g | 女贞子 15g | 羚羊角粉 1g<sup>冲服</sup> |
| 生地黄 15g | 牡丹皮 10g | 仙鹤草 20g | 茜草 10g |
| 马鞭草 15g | 墨旱莲 15g | 三七粉 3g<sup>冲服</sup> | 阿胶珠 10g<sup>烊化</sup> |

【加减】盗汗明显者加用龙骨、牡蛎、麻黄根。气虚者加黄芪、党参。

【方药阐述】此类患者病情常反复发作，缠绵难愈，精神压力较大，患者往往在出血的基础上伴有口干、烦渴、五心烦热、盗汗等症状，证属肝肾阴虚、肝经郁热的表现。清代唐容川《血证论》提出"一切血证总不外理肝也"，而"水不涵木，肝血失藏""肝肾精血不主内守，阳气翔动而为血溢者"，即肝的正常生理功能必需肾水的涵养。因此,杨淑莲教授依据40余年的临床经验,确定了疏肝清热、滋补肝肾的治疗方法,并不断改进处方组成,最后确定以小柴胡汤合二至丸加味的治疗方药。血气不和者,小柴胡汤可以疏达肝气,木气冲和条达,则血气和平。方中柴胡轻清升散,升达肝气;黄芩苦寒,清降浊火,配合柴胡,一散一清,共解少阳之邪以逆流挽舟,提取下陷之热邪,从少阳达表而解,为"达表和里、升清降浊之活剂";而二至丸补肝肾益精血,以使精充血旺;生地黄、牡丹皮、羚羊角粉清热解毒,凉血止血,直折火势,以祛血中浮火;仙鹤草、马鞭草、茜草凉血止血,散瘀解毒;三七粉、阿胶珠活血止血养血。全方共达疏肝清热、滋补肝肾、扶正祛邪之效。

### (三)紫癜病之医护养结合

该病急性期出血严重者,要进清淡易消化食物,有消化道出血者禁食。平素可用冰硼散、锡类散各1支放入500ml生理盐水中,每日饭前饭后漱口,以保持口腔清洁并可防止感染。慢性患者饮食亦宜清淡为主,多食新鲜蔬菜及含高胶原蛋白类食物,禁食辛辣刺激之味。并需调情志,慎起居,避免剧烈运动及磕碰、创伤。

紫癜病的食疗原则可根据其病理关键及主要病理环节制定。一般急性紫癜病的食疗可遵循清热凉血的原则组方;慢性紫癜病则可以益气养血、温阳补肾的食物组成。

## 三、证治心悟

### (一)紫癜病发生,关键在肝,与情志密切相关

杨淑莲教授在临证中发现,部分起病或各种常规药物治疗效果欠佳者,多伴见情绪急躁或忧虑抑郁等情志异常,且半数以上长期服用糖皮质激素的患者,多见肝肾阴虚、阴虚内热的征象,症见情志抑郁、五心烦热、夜睡盗汗等;复因反复出血,致心情紧张,担心出血严重危及生命;或因情志不遂,郁怒伤肝从而导致肝气不舒,郁而化火,或肝火动血而进一步加重出血症状;或肝木克脾,脾气不足,气不摄血;或燔灼肾水而致阴虚内热加重。故认为本病的病因与情志密切相关,关键在肝,与脾、肾关系密切。临证辨虚实为要,肝胆火旺者或因外邪侵袭,郁于少阳,或因情志不遂,气机郁结,气郁化火所致,症见皮肤紫癜、齿鼻衄血、口苦咽干、胸胁满闷、急躁易怒,或伴寒热往来、尿黄等;肝郁脾虚者多见于病久不愈或素体脾胃虚弱者,症见面色无华或萎黄,反复发生肌衄,血色淡红,神疲乏力,气短懒言,纳呆食少,腹胀便溏,或有心悸、失眠、多梦等;阴虚火旺者多为肝火燔灼肾水所致,由实转虚或虚实夹杂,

多见情志抑郁,口苦,咽干,紫癜散在、时隐时现、色紫红,齿鼻衄血,五心烦热,夜寐盗汗,头晕目眩,腰膝酸软,妇女月经量过多等。

### (二) 治血必先治气,疏(清)肝贯穿始终

杨淑莲教授认为疏肝为治肝之通法。临床主要分三型,肝胆火旺型、肝郁脾虚型、肝肾阴虚型。但临床辨证应全面分析,以虚实为纲,并辨别其在脏在腑的不同,以提高辨证的准确性。清肝泻火、滋肾凉血、疏肝健脾为本病的治疗大法。三者当根据不同症情而有所侧重,要注意严格把握病机。急性ITP或初发者多属实证,以肝胆火旺,迫血妄行者居多;慢性ITP多属虚证,以肝郁脾虚,统摄无权和肝肾阴虚,阴虚火旺者为主,亦有兼阳虚、瘀血等变化,虚实错杂,病机复杂,但调畅气机,疏(清)肝应贯穿始终。另因本病属难治顽症,属本虚标实,或实多虚少,或虚多实少,应根据标本虚实缓急,权衡轻重,先后主次有序,不可犯虚虚实实之戒。

### (三) 病久不忘补虚,健脾补肾以调阴阳

气血之来源,皆由中焦脾胃以化生,并且脾气有统摄血液的功能,《灵枢·刺节真邪》云:"真气者,所受于天,与谷气并而充身者也。"说明真气是先天精气所化生,又赖于后天水谷精气的不断濡养,才能发挥作用。所以,治血要注意补气,健脾为其要务。如对肝郁脾虚证型,常采用疏肝、健脾、益气止血方法,方中注意加用黄芪、白术、山药等获效。

慢性ITP患者因其长期应用各种药物,加之久病体虚,多表现肝肾阴虚、阴虚火旺、阴阳失调之征象,或因肝火燔灼肾水,或因素体肾阴亏损,水不涵木,肝失藏血,则血外聚于络脉。因火乃虚火,虽不受温补,但也不任寒凉攻伐,故治疗宜滋补肝肾,调整阴阳,使阴平阳秘而获疗效。

### (四) 消瘀不可太过,治本更为重要

本病以各种出血为主症。但部分患者临床可兼有瘀血表现,如舌质淡暗、有瘀点瘀斑等,正所谓"离经之血即为瘀",此乃属本虚而标实或虚实夹杂证。此时,止血切防留瘀,治疗应在辨证的基础上适量加用活血消瘀之品,但切忌活血太过,热盛动血者宜在辨证基础上酌加赤芍、牡丹皮、茜草、三七等凉血化瘀止血药;久病气虚血瘀,有面色晦滞、出血紫暗等出血兼有瘀滞者,当在辨证基础上选用蒲黄炭、茜草炭、三七粉等活血祛瘀止血药物,止血的同时活血化瘀,达到止血而不留瘀之疗效。切不可过于破血逐瘀,以致出血不止,加重病情。总之,在用药过程中,要始终不忘疏肝健脾,宁血补虚,调整阴阳,忌用辛香走窜之品,避免使用耗血动血之品,如必须使用也要减量应用。如肝胆火旺或夹有瘀血者,待热清、瘀消、血止后,而改服滋阴或补气药等以调阴阳。

### （五）调情志，避外邪，慎起居是预防复发的关键

ITP治疗见效后易于复发，其原因多与情志、饮食、外邪及劳累等有关，所以在治疗的同时要使患者配合做到以下几点：①坚定战胜疾病的信心，保持乐观的情绪。患者因病情迁延不愈常表现出情绪的波动，如急躁易怒或忧愁思虑。此既是致病的因素，又可成为复发之诱因，故要鼓励患者坚定信心，保持豁达乐观的心态。②饮食有节。少食辛辣食物，多食一些枣、花生衣、肉皮冻等食物，避免服用对本病有影响的药物，如磺胺类、解热镇痛类药物等。③预防感冒。尤其是冬季，要预防流感，注意起居生活，避免外邪侵袭。④要劳逸结合。不可过度劳累，或嗜欲太过以防伤正而诱发本病。

## 四、从"肝"论治紫癜病理论外延

### （一）中药参与ITP急危重症的处理

本着急则治其标的原则，对重症ITP患者（血小板计数$<10 \times 10^9$/L）伴胃肠道、泌尿生殖道、中枢神经系统或其他部位的活动性出血）或需要急诊手术的ITP患者，应迅速提高患者血小板计数至安全水平。西医治疗除酌情给予随机供者的血小板输注，还可选用冻干静注人免疫球蛋白［1g/（kg·d），1~2d］静脉滴注、注射用甲泼尼龙琥珀酸钠（1 000mg/d，3d）静脉注射、重组人血小板生成素［300U/（kg·d）］皮下注射治疗，可单用或联合应用，并及时予以血小板输注迅速提升血小板数值，控制出血。针对热盛动血之症，可选择我院院内制剂羚黄凉血颗粒口服；针对肝胆火旺、阳明燥结者，可选择柴黄生血颗粒口服，临床证实，加用中药可快速起效，明显改善出血症状。

### （二）中药联合左旋咪唑治疗慢性难治性ITP

左旋咪唑主要用于再生障碍性贫血、MDS的治疗。研究发现，左旋咪唑可增强辅助性T细胞的功能，通过激活免疫活性细胞对造血系统产生作用。临床中应用左旋咪唑联合甲泼尼龙治疗新诊断ITP总有效率约为92.86%，治疗持续性ITP总有效率为90%，治疗难治性ITP总有效率为60%。针对慢性难治性ITP，笔者从肝论治，辨证应用中药联合左旋咪唑25mg，每日3次，口服，取得了良好治疗效果。杨淑莲教授认为，在中药干预下，左旋咪唑可以代替糖皮质激素治疗慢性ITP，长期应用副作用少，无不良反应。

### （三）中药调控糖皮质激素不良反应

现代医学对本病治疗多以糖皮质激素为首选，长期大量应用激素后，患者多出现乏力、易外感、五心烦热、盗汗、胃脘烧灼感、反酸、水肿等症，甚或因钙质脱失出现骨痛、腰痛、股骨头坏死等。乏力、易外感者多因糖皮质激素

导致免疫功能低下所致，即中医之正气不足，卫外失司也，可予玉屏风散益气固表；五心烦热、盗汗者为阴虚内热，可予知柏地黄丸/汤滋阴清虚热；胃脘烧灼感、反酸者为湿热内蕴，可予竹茹、黄芩、半夏等清热化湿，联合海螵蛸、瓦楞子、川楝子抑酸止痛；水肿者加茯苓、大腹皮等利水渗湿；骨病者加杜仲、牛膝、补骨脂、龙骨、牡蛎等补肝肾、强筋骨。

**（四）柴胡汤类方通过调节免疫，提高疗效**

现代药理研究表明，小柴胡汤及其组方在调节免疫系统、造血系统功能及增强激素疗效及减轻激素不良反应等方面均起到一定的作用。杨淑莲教授从肝论治紫癜病，在实验研究中发现柴胡汤类方可通过对T淋巴细胞亚群、调节性T细胞、血小板抗体等免疫指标的影响，提升血小板数值，改善出血症状，有效率达约93.33%；从实验研究证实柴胡汤类方通过祛邪扶正调整机体内部的不平衡状态，使五脏协调，阴平阳秘，气血冲和，诸症消除。

**（五）柴莲生血颗粒在难治复发性原发免疫性血小板减少症中应用**

我院院内制剂柴莲生血颗粒在难治复发性原发免疫性血小板减少症治疗中，有效率达96%。方中生地黄、牡丹皮、水牛角粉、黄芩清热解毒，凉血止血，直折火势；女贞子、墨旱莲滋阴降火；马鞭草、茜草凉血止血，散瘀解毒；柴胡疏肝清热；木贼凉血清热止血，使血不致妄行。全方共奏滋阴清热、凉血止血之功。

现代药理研究表明，生地黄能抑制巨噬细胞表面抗原表达水平，具有免疫抑制作用，且可拮抗阿司匹林诱导的小鼠凝血时间延长，提示其具有止血作用；牡丹皮可降低实验动物毛细血管的通透性，还能依赖性调节实验小鼠体液和细胞免疫的功能；水牛角粉具有快速缩短凝血时间的作用，可缩短出血时间，促进血小板聚集；女贞子有提高网状内皮系统吞噬能力、增强细胞免疫和体液免疫作用；马鞭草、茜草能促进骨髓巨核细胞的增殖、分化、成熟，抑制人体免疫抗体形成从而延长血小板的存活期。

柴莲生血颗粒各组成药物的现代药理研究为其治疗ITP提供了有力的科学依据。杨淑莲教授进一步完善实验研究，发现柴莲生血颗粒具有恢复T细胞亚群比例平衡、降低IL-4分泌水平、显著降低抗血小板的IgG、明显升高血小板的作用，从侧面说明柴莲生血颗粒治疗ITP的机制可能是通过调节机体的免疫功能，抑制血小板相关抗体的产生，减少血小板的破坏，使血小板生成及释放增加等。

## 第一节　血液系统疾病从血论治经验

杨淑莲教授临床常采用凉血、清热、解毒、疏肝、补气、化瘀等法治疗出血性疾病；采用健脾胃、填肾精、祛湿浊、化瘀血等法治疗血虚证；理气、清热、补气、温阳、滋阴、豁痰、消癥等法治疗瘀血证。

### 一、出血性病证

出血性病证多属于血液病中的急危重症，甚则危及生命，多见于（急性）重型再生障碍性贫血、原发免疫性血小板减少症、血友病、急性白血病、淋巴瘤等，可表现为肌衄、齿衄、鼻衄、吐血、便血、尿血、崩漏、颅内出血等。止血为其第一要务。根据临床辨证，常用清法、和法、补法兼以消法。

#### （一）热盛动血证

热盛动血证多见于原发免疫性血小板减少症、重型再生障碍性贫血初期及过敏性紫癜患者。杨淑莲教授以清热、凉血以止血为主要治则。本证多起病急骤或有先期发热感染史，以出血为最主要表现。出血量多而色鲜红，或皮下紫癜，或瘀斑成片，鼻衄频繁，齿龈渗血，口腔黏膜及舌面血疱，多伴有发热、口干、咽痛、小便黄赤、大便干结等无形热邪炽盛表现，舌质红或绛，苔薄黄，脉浮数或滑数。

杨淑莲教授遵吴瑭（号鞠通）《温病条辨》"太阴温病，血从上溢者，犀角地黄汤合银翘散主之。其中焦病者，以中焦法治之。若吐粉红血水者，死不治；血从上溢，脉七八至以上，面反黑者，死不治，可用清络育阴法"之意，兼有外感者，多为卫营同病，方选犀角地黄汤合银翘散，以羚羊角粉、水牛角粉代犀角；阳明热盛者仿犀角地黄汤合白虎汤之意，灵活化裁，如化斑汤、大黄黄连泻心汤等；热盛伤阴，肾精不足者用犀角地黄汤合知柏地黄丸、茜根散等。

过敏性紫癜患者初起多有病毒性感染、鱼虾蟹等海鲜等异种蛋白、药物应用等诱发因素，可伴瘙痒、发热、恶风、口干、咽痛等，方选犀角地黄汤合祝谌予教授之过敏煎加减,兼表证者合荆芥穗、淡豆豉、浮萍等以疏风透邪,火郁于内合升降散以内清外疏。

重型再生障碍性贫血乃骨髓造血之源衰竭,肾精枯涸,髓衰精枯,易感六淫温热之邪而发病,既可出现热入营血之动血表现,又可伴面色苍白、头晕目眩、心悸气短等气血亏虚之证,方选犀角地黄汤合三才封髓丹、苍耳子散、知柏地黄丸等,合理化裁,组成清热滋肾、凉血止血的验方凉血解毒汤。热在卫表加金银花、连翘、薄荷等;热在气分加生石膏、知母等;热入营血用紫雪散、安宫牛黄丸。本方清热解毒、凉血止血以减轻出血、感染等并发症的同时,也可通过下调 IFN-γ、sIL-2R 等造血负调控因子的含量而促进造血功能恢复,在(急性)重型再生障碍性贫血的治疗中起到有效降低病死率、缩短总体病程的作用。

**(二)邪毒内蕴,热毒炽盛证**

此类型多见于急性白血病、淋巴瘤、多发性骨髓瘤等初始阶段,在热盛动血基础上伴见毒邪内蕴骨髓、经络、脏腑,如骨痛、肝脾及淋巴结肿大、疼痛等,舌红绛,苔黄,脉多洪数或滑数。杨淑莲教授治疗此类型疾病时,在凉血止血基础上偏重清热解毒,可予犀角地黄汤加生石膏、贯众、玄参清气凉血,茜草、紫草、仙鹤草、侧柏叶炭凉血兼收敛止血,黄芩、栀子清泻三焦,半枝莲、白花蛇舌草、黄药子、山慈菇清热解毒,蜈蚣、全蝎、蜂房通络抗癌。肝脾大者可加鳖甲、三棱、莪术等;痰核瘰疬者可加夏枯草、猫爪草、海藻、昆布、穿山甲、土茯苓等侧重软坚散结之品。

**(三)肝不藏血证**

杨淑莲教授据《灵枢·本神》"肝藏血,血舍魂",《素问·五脏生成》"故人卧血归于肝,肝受血而能视,足受血而能步,掌受血而能握,指受血而能摄"等理论,认为肝既能贮藏有形之血,又能疏泄无形之气,以血为体,以气为用,与气血确有独特关系。如王冰在《重广补注黄帝内经素问》中所说:"肝藏血,心行之。人动则血运于诸经,人静则血归于肝脏。"肝藏血功能失常,一是血液亏虚。肝血不足则两目干涩昏花,或为夜盲;筋失所养,则筋脉拘急,肢体麻木,屈伸不利,以及妇女月经量少,甚至闭经等。二是血液妄行。肝不藏血可发生如吐血、衄血、月经过多、崩漏等出血倾向的病理变化。杨淑莲教授认为肝不藏血导致的出血常见肝胆火旺(实火)、肝肾阴虚(虚火)等证,多伴见情绪急躁或忧虑抑郁等严重的情志异常。以清法、和法为主要治疗方法,以小柴胡汤为基本方形成系列验方。肝胆火旺证在皮肤紫癜、齿鼻衄血等出血表现的基础上,伴口干口苦、寒热往来、胸胁满闷或急躁易怒、尿黄赤、舌红苔黄、脉弦数或滑数,治宜疏肝清热、凉血止血,方选验方柴胡木贼汤加减。肝肾阴虚者多伴情志抑郁、口苦、咽干、五心烦热、夜寐盗汗，舌红少津，脉弦细数等。治宜滋阴清热、凉血止血。方选验方滋肾疏肝清热基本方或院内制剂柴莲生血颗粒。

### （四）气不摄血证

本证常见于慢性或长期出血患者，治疗所需周期长，起效较缓，病久不愈，多伴有面色无华或萎黄、神疲乏力、气短懒言、纳呆食少、腹胀、便溏，或心悸、失眠、多梦等脾气不足或心脾两虚的证候，舌淡胖、齿痕，脉沉弦细弱无力。治疗以补法为主，常选补中益气汤、归脾汤、当归补血汤等加减。合并情绪异常，肝气不舒者治宜疏肝健脾、益气摄血，方选验方柴术升板汤加减。

### （五）出血兼瘀证

本证常见于原发免疫性血小板减少症、重型再生障碍性贫血或因热盛而过用寒凉或因气虚不能行血及急性早幼粒细胞白血病伴发 DIC 等患者。热盛动血者切忌苦寒而冰伏其邪，宜在辨证基础上酌加赤芍、牡丹皮、茜草、三七粉等活血化瘀药，止血而不留瘀；气虚血瘀者当选用蒲黄炭、牡丹皮炭、丹参、赤芍等，使瘀血去则络脉通，血归于常道，但不可过于破血逐瘀。急性早幼粒细胞白血病患者伴发 DIC 是导致其死亡的主要原因。《血证论》云："世谓血块为瘀，清血非瘀；黑色为瘀，鲜血非瘀，此论不确。盖血初离经，清血也，鲜血也。然既是离经之血，虽清血、鲜血，亦是瘀血。"杨淑莲教授认为瘀血阻络、血不循经是其主要病理机制，治疗则以活血化瘀为大法，应用大剂量复方丹参注射液输注，取得了明显疗效，无论对早期高凝状态，还是中晚期的继发纤溶亢进阶段都有很好的治疗效果，尤其是剂量达到 40~60ml 时，效果更著。

此外，在血液病整个病程中可并发咯血、呕血、便血等脏器内、体腔内出血，以及皮肤瘀点或瘀斑等。对于危及生命的出血，止血为第一要务，在辨证施治基础上可根据出血的虚实性质、出血量的多少、部位、色泽等辨证应用止血药物。血脱者宜急则治标，选用十灰散等收敛止血药；气脱者选用独参汤、当归补血汤等补气固脱；实热者宜选用羚羊角粉、水牛角、牡丹皮、仙鹤草、白茅根等凉血止血药；虚寒者宜选用艾叶、灶心土等温经止血药；尿血者宜选用小蓟饮子等；便血者宜选用地榆炭、槐花炭等。

### 二、血虚证

血虚证多见于血液系统红细胞相关疾病，亦可见于白血病、淋巴瘤、多发性骨髓瘤等恶性血液系统疾病及出凝血疾病伴发失血性贫血患者。临证可分为脾胃两虚、肾亏血虚、血虚兼湿、血虚兼瘀等证型。总体以温补脾肾为主，兼以和调肝脾。

## （一）脾胃两虚证

本证多见于缺铁性贫血、巨幼红细胞贫血等营养不良患者,常以面色萎黄、乏力、心慌、气短、纳差等脾胃虚弱表现为主,患者多有挑食、厌食、胃肠道失血或过度减肥生活史等。健脾益胃、益气生血为其根本治则。脾胃虚弱证治宜健脾和胃、益气生血,方选异功散、八珍汤、十全大补汤等加减;心脾两虚证治宜健脾益气、养血安神,方选归脾汤、人参养荣汤等加减;肝脾不调证治宜和调肝脾,方选半夏泻心汤加减;脾肾两虚证治宜健脾益肾,方选四君子汤合右归饮加减;气血衰竭证治宜补气生血,方选大剂当归补血汤加减,必要时联合输血急救。其验方血萎回春方(组成:黄芪、炒白术、茯苓、当归、升麻、柴胡、炙甘草、鸡血藤、浮小麦、鸡内金、黄精、麦冬、女贞子、牛肚、焦三仙等)有补益气血之功,由补中益气汤变化而来,紧紧抓住脾胃虚弱为主证的临床特点,重视顾护脾胃,补气生血。方中重用黄芪为君药,伍以黄精、当归、牛肚益气养血;茯苓、白术健脾渗湿,辅助当归补血汤以益气养血;鸡血藤、女贞子、麦冬生精养血;升麻、浮小麦、柴胡共为佐使,行气以消滋腻;以鸡内金、焦三仙助运化;炙甘草调和诸药。同时,杨淑莲教授认为药食结合,增其化源尤为重要,擅用验方乌梅消食颗粒健脾理气、消食导滞。

## （二）肾亏血虚证

本证主要见于慢性再生障碍性贫血、重型再生障碍性贫血恢复期或单纯红细胞再生障碍性贫血。再生障碍性贫血,中医命名为"髓劳",杨淑莲教授认为本病以肾虚为本,脾肾虚损为主,肾虚为因,血虚为果,临证以补肾填精益髓为基本治则,补肾为主,兼以补脾,主要分为肾阴虚、肾阳虚、肾阴阳两虚三个证型辨证论治,遵循凉、平、温、热的独特用药规律,以验方参芪仙补汤为基本方药(人参、黄芪、仙鹤草、补骨脂)。人参、黄芪相辅相成,人参以大补先天肾气,黄芪以大补后天中气,相须为用,先天、后天共补,正如《景岳全书》谓"有形之血难于速生,无形之气所当急固"。仙鹤草为臣药,针对出血为治,同时配伍参、芪以防气随血脱。补骨脂为佐助药,助参、芪补肾填精益髓。肾阴虚者加女贞子、墨旱莲、知母、黄柏、黄精、枸杞子、龙骨、牡蛎、山茱肉等;肾阳虚者加附子、肉桂、干姜、肉苁蓉、巴戟天、鹿角胶等;肾阴阳两虚者加黄精、枸杞、菟丝子、淫羊藿、桑椹、何首乌等平补阴阳。但需注意药物滋腻,易妨脾胃运化,应时刻注重顾护脾胃运化,酌加健脾胃、促运化、芳香化湿之品如焦三仙、鸡内金、白术、茯苓、陈皮、藿香、佩兰等。

## （三）血虚兼湿证

本证主要见于自身免疫性溶血性贫血、阵发性睡眠性血红蛋白尿、地中海贫血等，病情之轻重、缓急差异较大，甚者可出现溶血危象而导致死亡。常见畏寒、发热、腰背酸痛、面色黄如橘子色或晦暗、头晕、乏力、目黄、小便黄或如酱油色等。属"血虚"兼"黄疸"范畴，伴肝脾大者，亦可归属"癥瘕"范畴。证属脾肾不足，精血化生乏源，湿邪内生；或外感时邪与内湿相合；或饮食劳倦伤及脾气；或七情所伤，肝胆疏泄失司；或因他病药石攻伐等。病机总属血虚与湿相搏，或从热化致湿热为患，熏蒸肝胆，胆汁外溢，发为阳黄；或从寒化致寒湿为患，寒湿阻滞，胆失常道而发为阴黄，日久兼瘀之本虚标实之候。治以疏肝利胆、健脾化湿，常以"清"法、"补"法、"和"法相兼为用。急性发作期多以黄疸、贫血为主要表现，严重者可出现"危象"导致死亡，宜急则治其标，祛邪以扶正，利湿为其要，可用清开灵注射液、茵栀黄注射液静脉输注以清热利湿退黄，并联合龙胆泻肝汤、茵陈蒿汤加减治疗，同时兼顾补养气血或暂缓扶正。阴黄者多为病情后期或平素脾阳不足，湿从寒化，治宜温阳健脾、利湿生血，方选茵陈术附汤、茵陈五苓散合小建中汤、归脾汤、参芪仙补汤等加减。

### （四）血虚兼瘀证

本证多见于血虚证后期，气虚血亏无力鼓荡脉道，血液运行不畅，或久病入络，络脉瘀阻而成瘀。临证注重扶正化瘀。如缺铁性贫血、巨幼红细胞贫血等营养不良患者大多伴有慢性胃病，其中初期多因寒凝于胃、饮食积滞、肝气郁结等诸多原因导致气机郁滞、久治不愈者。因阳虚寒凝或热毒内蕴而常多伴有胃脘痛，不通则痛为其共有病机。临证多仿国医大师焦树德三合汤合失笑散、四逆散等，集理气调中、和胃醒脾、补血活血、化瘀止痛、温阳散寒、清热解郁等药于一炉。血瘀疼痛较重者加乳香、没药、三棱、莪术、延胡索等加强化瘀止痛功能。溶血性疾病迁延终末期气血不足、脾肾亏虚，多兼血瘀，表现为面色晦暗、舌质紫暗、苔黄腻、肌肤甲错、肝脾大等。《张氏医通·杂门》中有"有瘀血发黄，腹胁有块或胀，脉沉或弦"的记载，强调了瘀血也是黄疸发生的重要机制，且多因脾虚湿浊中阻，气机不畅而致瘀或气虚运血无力。瘀血内生，内停日久形成积聚，正如《血证论》云："瘀血在脏腑经络之间，结为癥瘕，气为血滞，则聚而成形。"故治疗以扶正为主，兼以清热利湿、活血化瘀、软坚散结。宜于健脾补肾、益气养血兼清热利湿的基础上合用桃红四物汤、膈下逐瘀汤等方药。

### 三、血瘀证

血瘀证主要见于血液系统疾病中真性红细胞增多症、原发性血小板增多症、骨髓纤维化等骨髓增殖性肿瘤。此外，白血病、淋巴瘤伴肝脾大者，亦多从血瘀论治。发病特点是以瘀、毒、虚为主，少数兼热邪，在疾病治疗过程中注重辨病与辨证相结合,根据患者年龄、危险度分层进行个体化治疗。年轻患者实证居多,多因嗜食烟酒、情志不舒、肝郁化火致瘀血内停;老年患者以虚为本,多因脏腑功能虚弱,正气不足,气虚推动无力而瘀血阻滞,活血化瘀为其基本治则,但上述疾病均为邪毒内蕴之恶性血液病,故多兼解毒治疗,并根据虚实盛衰的不同,确立相应的个体化治疗措施,攻补兼施,标本同治。分型论治如下:

（一）气滞血瘀证

本证多见于真性红细胞增多症患者,表现为面色暗红、口唇紫暗、胸胁满闷、心下痞满、肌肤甲错,或呃逆不适,或胁下积块、痛有定处,舌质暗红,或有瘀点、瘀斑,脉弦细或涩,治宜活血化瘀、理气通络,方选血府逐瘀汤合活络效灵丹、大黄䗪虫丸等加减。食欲缺乏者加焦三仙、白术以健脾和胃;伴痰湿者加陈皮、半夏、茯苓以理气燥湿化痰;胸闷、胸痛明显者加蒲黄、五灵脂以行气止痛;失眠不寐者加酸枣仁、夜交藤以养心安神;肌肤瘀点瘀斑者加仙鹤草、蒲黄炭等以凉血止血。中成药治疗多联合大黄䗪虫丸或丹参冻干粉、川芎嗪注射液等静脉滴注。

（二）热盛血瘀证

本证亦多见于真性红细胞增多症患者,多见貌如醉酒,肌似溢血,口苦目眩,咽干舌燥,尿赤便干。心悸不宁,食欲缺乏,烦躁易怒,失眠多梦,皮肤瘙痒。舌质红绛,或伴瘀斑瘀点,苔薄黄或黄腻,脉弦滑有力等,治宜活血化瘀、清肝泻火,方选龙胆泻肝汤合桃红四物汤加减。如口干、口渴明显者加沙参、麦冬、天花粉以滋阴清热、生津止渴;如大便秘结者加大黄、火麻仁、莱菔子以理气泄热、润肠通便;如肌衄、鼻衄明显者加白茅根、藕节、蒲黄炭、三七粉以凉血止血。中成药治疗可用血府逐瘀口服液联合龙胆泻肝丸等。

（三）气虚血瘀证

本证多见于原发性血小板增多症患者,多见面色暗红、头晕乏力、肢体困倦、少气懒言、胸脘痞闷、时有自汗、食欲缺乏,舌质淡暗、有瘀点、瘀斑,苔薄白,脉沉或沉细涩无力等,治以健脾益肺、补气活血,方选八珍汤、补阳还五汤等加减。自汗者加防风、煅牡蛎、浮小麦以固表敛汗;食欲缺乏者加鸡内金、焦三仙以健胃消食。中成药多选黄芪注射液联合丹参注射液等静脉滴注。

（四）阴虚血瘀证

本证多见于骨髓纤维化患者,表现为胁下包块、潮热盗汗、手足心热、周身乏力、口干或口渴思饮、腰膝酸软、小便色黄,舌边尖红、舌下脉络青紫、苔薄少津或少苔,脉细数,治宜滋阴益肾、活血化瘀,方选知柏地黄丸合膈下逐瘀汤加减。如有齿衄、鼻衄等出血症状,则去桃仁、红花,加蒲黄炭、血余炭、藕节、白茅根以收敛止血;盗汗明显者加浮小麦、麻黄根以滋阴敛汗;胁肋部隐隐作痛者加白芍、当归、延胡索以养血柔肝、行气止痛。中成药治疗可用血府逐瘀口服液联合知柏地黄丸等。

（五）阳虚血瘀证

本证多见于骨髓增殖性肿瘤终末期，多见胁下包块、形寒肢冷、腰膝酸软、周身乏力、面色㿠白或面色晦暗、食欲缺乏、颜面及下肢水肿、小便清长、大便稀溏，舌体胖大、边有齿痕，有瘀点、瘀斑，苔白滑，脉沉弱。治宜温阳补肾、活血化瘀，方选右归丸合桂枝茯苓丸加减。

（六）瘀毒互结证

本证多见于骨髓纤维化等伴肝脾明显肿大者，多见午后或夜晚发热、面色黧黑、唇甲色暗、胁下痞块、口燥咽干、头晕目眩、周身乏力，舌质暗红、有瘀点或瘀斑、苔黄，脉细涩或细数。治宜清热解毒、消癥散瘀，方选血府逐瘀汤合青蒿鳖甲汤加减。口干口渴者加沙参、天花粉、芦根以生津止渴；肌衄、鼻衄者加白茅根、藕节、蒲黄炭以凉血止血；胁下疼痛者加延胡索、川楝子以行气止痛。

（七）痰瘀互结证

本证多见于急、慢性白血病，淋巴瘤等，多表现为肝脾大伴形体消瘦、腹胀纳呆、倦怠乏力，女子或见经闭不行，舌质紫暗或有瘀斑，脉沉或细涩。治疗以消法为主，宜活血化瘀、软坚消癥，方选桃红四物汤合鳖甲煎丸、桃核承气汤、大黄䗪虫丸等加减。杨淑莲教授采用化瘀消癥中药，自拟丹香解毒消癥散外敷治疗伴脾周围炎的恶性血液病，可快速改善脾周围炎症状，如疼痛、脘腹胀满等。

（八）寒凝血瘀证

本证多见于骨髓增殖性肿瘤合并静脉血栓患者，症见肢体疼痛、水肿、青紫、寒凉感，舌质紫暗，脉沉弦而紧。如《灵枢·痈疽》云："寒气客于经脉之中则血泣，血泣则脉不通。"治宜温经活血、化瘀通络，如《诸病源候论》中指出："寒则血结，温则血消。"杨淑莲教授方选麻黄附子细辛汤、当归四逆汤、黄芪桂枝五物汤等加减，酌加乳香、没药、三棱、莪术、蜈蚣等破血逐瘀通络药物。

总之，血液系统疾病出血，血虚、血瘀多相互伴见，出血可导致血虚，离经之血亦可成瘀，血虚运行不畅即可成瘀，气无所依附亦可致气不摄血而出血，血瘀阻滞既可导致出血，又可妨碍新血化生。临证应从整体出发，谨守病机，圆机活法。

# 第二节　膏方治疗血液病经验

中医膏方也称膏剂、膏滋、煎膏剂等，是中医药丸、散、膏、丹等传统剂型之一。元代王海藏《汤液本草·东垣用药心法》中记载"大抵汤者,荡也,去大病用之;散者,散也,去急病用之;丸者,缓也,不能速去之,其用药之舒缓而治之意也。"膏方是介于汤剂与丸药之间的一种剂型,系采用经过炮制的中药加水经长时间煎煮、过滤、浓缩等工艺而制成的稠糊、半流状膏状物。

## 一、膏方起源

"膏"的历史可追溯到战国秦汉时期,《灵枢·痈疽》记载:"发于腋下赤坚者,名曰米疽,治之以砭石……涂以豕膏,六日已,勿裹之。"此膏以外用为特点。《金匮要略》大乌头膏、猪膏发煎可谓内服膏剂的最早记载。明代《御制饮膳调养指南》记载用人参、生地黄、茯苓、蜂蜜制"琼玉膏",用枸杞子制"金髓煎",用天冬制"天门冬膏"等;并规定以"慢火熬成膏",认为其具有延年益寿、添精补髓、白发变黑、返老还童等功效。现行膏剂的使用有外敷和内服两种,内服膏方又有成方膏方和临方膏方的不同。成方膏方如常用之益母草膏、蜜炼川贝枇杷膏等。临方膏方是根据人的身体状况,辨证处方,然后加工制成的膏剂。具有因人而异、随证处方的特点,更能体现中医临床辨证施治的特色,个体化给药,一人一方,针对性更强,疗效更加显著。常用临方膏方根据在糖或蜂蜜以外是否还加入动物来源的胶体物质,如阿胶、龟甲胶、鳖甲胶、鹿角胶等,又分为"素膏"和"荤膏"。

## 二、膏方的特点

近年来随着"治未病"理念深入人心,膏方作为具有扶正补虚、抗衰延年、防病治病、纠正亚健康等作用的中药剂型应用颇广。其特点有四:

1. **营养** 《说文解字》云:"膏,肥也。"段玉裁按曰:"肥当作脂。"膏剂具有补虚扶正的高营养特点,故凡气血不足、五脏亏损、体质虚弱或因外科手术、产后以及大病、重病、慢性消耗性疾病恢复期出现各种虚弱症状者,均可进补膏方,可有效促使虚弱者恢复健康,增强体质,改善生活质量。

2. **滋润** 《诗经·曹风·下泉》:"芃芃黍苗,阴雨膏之。"滋润一词概括了膏方的功能特点,故又多称其为膏滋药。

3. **味美** 《山海经》中曾说:"言味好皆滑为膏。"膏方经过蜂蜜、冰糖等调味可很好地改善中药汤剂苦涩难以下咽的窘迫。

4. **效宏** 《春秋·玄命苞》云:"膏者,神之液也。"中药膏方不仅补养气血,调理阴阳,辅益脏腑,还有外祛六淫、内通血脉、温化痰浊等祛邪作用,兼具补虚和治病两大特点。阴平阳秘,以衡为补,完全体现了传统医学治病必求于本、本于阴阳的观念。

### 三、膏方在血液科的应用

血液病是多种原发于造血系统的疾病,或其他系统疾病影响造血系统伴发血液异常改变,临床多以贫血、出血、发热、肝脾淋巴结肿大为主要表现的疾病。现代医学认为,血液病病因复杂,多与环境污染、药物损伤、病毒感染、放射元素等有关。中医认为,血液病病因在外为外感六淫邪气,邪毒内袭,耗伤气血;在内为劳倦过度或五志失调,损伤脏腑而致病,总体属于本虚标实之证。在治疗上以"急则治标,缓则治本"为原则。

1. **分期证治**　血液病急性期多伴有发热、感染、出血等并发症,此时患者虽有正虚或正虚不显,而以外感六淫、热毒内盛或瘀血痰浊等邪实为主要表现,如再生障碍性贫血、白血病急性期多有感染、发热、出血等表现;各种溶血性贫血急性发作期多伴有湿热内蕴;特发性血小板减少症急性期亦多热入营血或肝胆火旺等实证、热证,此期一般不建议采用膏方治疗。

慢性期病情稳定,以脾胃虚弱、脾肾亏虚、气不摄血等正虚为主,而邪实不显,需长期调养者,如再生障碍性贫血慢性期,溶血性贫血稳定期或不发作期,白血病、淋巴瘤的化疗间期或停化疗期,在辨证治疗基础上可应用膏方调理。但要强调个体特点,辨证与辨病相结合,辨证注重阴阳、虚实、脏腑综合调理,既不能一味呆补,又不宜孟浪攻泄,而常取通补兼施、动静相合、并行不悖的方法。

2. **辨病论治**　临床应用膏方,笔者多按疾病性质分为非恶性血液病和恶性血液病两种类型分型论治。

非恶性血液病包括缺铁性贫血、巨幼红细胞贫血、再生障碍性贫血、自身免疫性溶血性贫血等各类贫血性疾病;过敏性紫癜、自身免疫性血小板减少症等出血性疾病。缺铁性贫血、巨幼红细胞贫血以脾胃虚弱,气血两虚为基本病机。临床以面黄乏力、心悸气促、头晕耳鸣、视物模糊、爪甲色淡凹陷为主症。根据临床证候特点,脾胃虚弱为本病的常见证型,治宜补养气血,健脾益胃为原则,在调脾胃、复运化基础上还需重视病因治疗以及饮食调理。以扶助中焦脾胃,增加水谷精微摄纳为原则,侧重补虚,兼顾恢复脏腑功能,多选择八珍汤、十全大补汤、人参养荣汤等;再生障碍性贫血、中低危骨髓增生异常综合征等疾病属慢性期者一般辨证为肝肾阴虚、脾肾阳虚或阴阳两虚证,且多有伏邪在内,治疗以补肾填精益髓治本为要,据其病机,或滋阴补肾,或温补肾阳,或滋阴济阳。方以验方参芪仙补汤或左归丸、右归丸、金匮肾气丸等加减;慢性溶血性贫血一般辨为脾肾亏虚,伴有湿热瘀毒内伏,治宜益气养血基础上或健脾利湿,或温补脾肾,治以参芪仙补汤合茵陈蒿汤或茵陈术附汤加减等。

急性白血病、淋巴瘤、多发性骨髓瘤等经过化疗病情缓解后,多为肝肾精亏、气阴(血)两虚而易感外邪,可有伏热、湿毒、瘀毒、痰毒之邪隐伏体内,治以滋阴养血兼以扶正,用左归丸或归脾汤加减;病情平稳的患者,施以扶正祛邪之法,于益气养阴之验方参芪杀白汤中加入少量的白花蛇舌草、半枝莲、黄药子等清热解毒抗癌之品或合消瘰丸加龟甲、鳖甲等软坚散结之品。

## 四、膏方制定原则

膏方在应用前一般遵循先给予"开路方"1~2周的原则,开路方作用一般有三个方面:一方面是了解患者病情,选择适合患者的方剂;二是健脾运胃,增强消化吸收功能以防膏方滋腻碍胃;三是开路方还有祛除六淫、痰、瘀等邪毒的作用,以免闭门留寇。"阴平阳秘,精神乃治",是中医养生和治病的基本思想,也是制订膏方的主要原则。膏方用药,既要考虑"形不足者,温之以气""精不足者,补之以味",又应根据病者的症状,针对瘀血、痰浊等病理产物,适当加以行气、活血、化痰之品,疏其血气,令其条达,而致阴阳平衡。同时膏剂多滋腻,总宜佐以运脾健胃之品,或取炒麦芽以醒脾开胃;或用柴胡、桔梗、枳壳以升降相因;或配伍陈皮、焦三仙等以消食化积;尤其是苍术一味,气味辛香,为运脾要药,加入众多滋腻补品中,则能消除补药黏腻之性,以资脾运之功。

## 五、常用膏方举例

### (一)健补脾胃 益气养血膏方

【组成】炙黄芪200g,潞党参200g,炒白术250g,云茯苓150g,炙甘草100g,熟地黄200g,赤芍药100g,全当归150g,川芎90g,大枣200g,龙眼肉150g,白扁豆150g,怀山药200g,莲子肉150g,薏苡仁200g,枸杞子150g,女贞子200g,墨旱莲200g,芡实150g,黑料豆200g,核桃仁150g,酸枣仁150g,柏子仁150g,炙远志50g,夜交藤200g,桔梗80g,陈皮90g,广木香90g,佛手皮90g,合欢皮90g,生、炒麦芽各100g,阿胶150g,冰糖或砂糖400g,蜂蜜400g,黄酒400g。

【加减】胃脘痞闷合半夏泻心汤;反酸、烧心加海螵蛸、煅瓦楞子、川楝子;月经不调合温经汤。

【主治】缺铁性贫血、巨幼红细胞贫血等营养不良性贫血以脾胃虚弱,气血两虚为主证,见神疲乏力,面色苍白,头晕目眩,夜寐不安,平时气短,动辄更甚,食欲减退,大便干燥,心悸心慌,平素容易感冒,在妇女可见到月经愆期,经量减少,颜色淡红,舌苔薄白,舌质淡红,舌边有明显齿痕,脉象细软无力等。

**（二）补肾填精益髓膏方**

【组成】党参 150g,黄芪 300g,仙鹤草 300g,补骨脂 100g,黄柏 100g,知母 100g,女贞子 200g,墨旱莲 150g,黄精 100g,白术 100g,茯苓 100g,枸杞子 100g,沙参 100g,麦冬 100g,菟丝子 100g,龙骨 240g,牡蛎 240g,白茅根 150g,三七片 30g,阿胶 150g,紫草 100g,龟甲 150g,淫羊藿 100g,佩兰 100g,蒲黄炭 100g,黑芝麻 200g,大枣 200g,冰糖或砂糖 400g,蜂蜜 400g,黄酒 400g。

【主治】再生障碍性贫血、MDS 属于肾阴阳两虚者,表现为面色苍白,倦怠乏力,腰膝酸软,头晕耳鸣。兼自汗、盗汗,时有畏寒肢冷,或五心烦热,舌质淡,苔薄白,脉细弱或细数等。

**（三）炙甘草膏**

【组成】党参 100g,麦冬 200g,生地黄 250g,阿胶 300g,肉桂 50g,桂枝 100g,炙甘草 100g,枸杞 250g,干姜 100g,桂圆肉 250g,红枣 250g,熟地黄 100g,核桃肉 250g,黑芝麻 250g,冰糖或砂糖 400g,蜂蜜 400g,黄酒 400g。

【主治】血液病患者合并慢性心功能不全以气阴两虚为主,见羸瘦、面色憔悴,皮肤干枯、贫血、大便干结难解者。

**（四）益气养阴解毒膏**

【组成】人参 100g,太子参 100g,黄芪 300g,补骨脂 100g,女贞子 100g,黄精 100g,陈皮 100g,桃仁 60g,茯苓 100g,黄药子 100g,羌活 100g,葛根 100g,虎杖 100g,白花蛇舌草 100g,薏苡仁 200g,菊花 100g,麦冬 100g,冰糖或砂糖 400g,蜂蜜 400g,黄酒 400g。

【加减】伴有痰核瘰疬者加昆布、夏枯草、鳖甲以软坚散结;伴有痞块者加三棱、莪术、赤芍、丹参以活血化瘀;出血者加紫草、白茅根、阿胶珠;阴虚者加龟甲;恶心呕吐者加半夏、生姜。

【主治】白血病、淋巴瘤等恶性血液病以气阴两虚伴邪毒内蕴者。见面色苍白,乏力气短,腰膝酸软,自汗盗汗,反复低热。兼食少纳呆,皮肤时现紫癜。舌质淡或淡红,苔薄白或少苔,脉细数无力。

# 第三节　自身免疫性溶血性贫血诊疗经验

自身免疫性溶血性贫血是由于机体免疫功能紊乱、产生自身抗体,导致红细胞破坏加速(溶血)超过骨髓代偿时发生的贫血。临床主要表现为贫血和黄疸,可伴畏寒、发热、腰背酸痛等。其病情之缓急、轻重差异较大,严重者出现溶血危象可导致死亡。

## 一、病因病机

自身免疫性溶血性贫血在中医历代医籍中尚无此名词记载。杨淑莲教授依据其疾病演变的不同阶段,认为其归属有所不同。急性发病者,以身黄、目黄、小便黄伴发热、畏寒为主,属"黄疸"范畴;慢性非发作期,黄疸减轻,以气血亏虚或脾肾亏虚症状为主,属"虚劳""血虚"范畴;病程中伴腹部积块明显者,亦可归属"癥积"范畴。《卫生宝鉴》中云:"因官事劳役,饮食不节,心火乘脾,脾气虚弱,又以患怒,气逆伤肝,上下痞满,四肢困倦,身体麻木;次传身目俱黄,微见青色,颜黑,心神烦乱,怔忡不安,兀兀欲吐,口生恶味,饮食迟化,时下完谷,小便癃闭而赤黑,辰巳间发热,日暮则止……"说明脾气虚弱亦可致本病。杨淑莲教授结合历代文献及临床实践认为,本病起病或因先天禀赋不足,脾肾亏虚,精血化生乏源,水液输布失司,湿邪内生;或外感时邪入里化热,与内湿相合;或饮食劳倦失宜,伤及脾气;或七情过激,肝胆疏泄失司;或因病用药,药石与体不合,伤正助邪等。诸因或致湿热内蕴,内阻中焦,伤气耗血;或熏蒸肝胆,胆汁外溢,浸淫肌肤,下注膀胱,发为阳黄。或平素脾阳不足,湿从寒化而致寒湿为患,寒湿阻滞,瘀滞肝胆,胆失常道而发为阴黄;腰为肾之府,肾虚湿邪内陷,脉络瘀阻,经气不畅,则腰背疼痛;或湿邪阻滞,或气虚运血无力,或七情过激,气机逆乱,均可致水湿停聚,则见到腹部癥瘕痞块。

本病病程中常黄疸、气血亏虚兼见,病机总属湿热相搏,伤气损血,熏蒸肝胆,脉络受损,日久兼瘀之本虚标实之候。发病与肝、脾、肾三脏失调关系最为密切。

## 二、辨证施治

本病临证患者多以目黄、身黄、小便黄伴面色萎黄、发热、乏力、头晕耳鸣、心悸气短、腰背疼痛或腰酸腿软为主要表现,日久可兼瘀血、水饮为患。病机为本虚标实,虚实夹杂,邪正相争贯穿始终。杨淑莲教授认为本病临证应据邪正消长、标本缓急分为急性发作期、慢性非发作期、迁延终末期三期论治。

### (一)急性发作期

本病急性发作期多以黄疸、贫血为主要表现,严重者可出现溶血危象,多表现为面黄、乏力突然加重,皮肤黄色鲜明,目黄明显,伴急躁易怒,胁肋胀痛,口苦,尿色如浓茶色,舌质红或暗滞,苔厚腻,脉弦数或滑数等,可有严重的腰背及四肢酸痛,伴头痛、呕吐、寒战等,为溶血产物对机体的毒性作用所致,更严重者可致周围循环衰竭及骨髓造血衰竭,或由于溶血产物引起肾小管细胞坏死和管腔堵塞,最终导致急性肾衰竭。临床多表现为肝胆湿热证。治疗应"急则治其标",宜清利肝胆湿热为主,应用茵栀黄注射液、清开灵注射液静脉输注,并可用龙胆泻肝汤、茵陈蒿汤加减治疗,同时兼顾补养气血,或病情稳定后再扶正。常用茵陈、栀子、大黄、茯苓、郁金、白术、薏苡仁、山药、太子参、青蒿、佩兰、竹叶等。纳少腹胀者加陈皮、佛手、木香等健脾理气之品;少腹胀闷,尿赤者加泽泻、滑石清利下焦湿热;湿重脘胀者加半夏、厚朴祛湿消胀;血虚者加黄芪、当归补气养血。方中茵陈清热利湿退黄;青蒿、大黄助茵陈清肝利胆泄热;茯苓、薏苡仁利水渗湿,遵仲景"诸病黄家,但利其小便"之旨;佐以太子参、白术、山药益气健脾,脾气得健,水湿得运,湿邪自去;佩兰气味芳香,善于化湿醒脾;竹叶清热除烦、生津利尿;郁金行气活血退黄。全方配伍,共奏清热利湿退黄之功效。

阴黄者多为平素脾阳不足,感受湿邪而从寒化者,常以面色晦暗,周身乏力,皮肤及目珠黄染为主症。兼见食少纳呆,脘腹胀满,心悸气短,四肢困重,下肢水肿,大便溏薄等。舌质淡胖,边有齿痕,苔白腻,脉濡细。宜治以温阳健脾,利湿生血。选茵陈术附汤合小建中汤加减。药以茵陈、白术、干姜、附子、桂枝、白芍、茯苓、黄芪、党参、泽泻、山药、炙甘草等。血虚明显者加当归、熟地黄;水肿明显者加猪苓、车前草。方中用茵陈利湿退黄;黄芪、党参健脾益气生血;附子、干姜、桂枝温中散寒;茯苓、白术健脾祛湿;白芍、甘草酸甘化阴,配合饴糖补中健脾。诸药合用功能温阳健脾,利湿生血。

**(二)慢性非发作期**

本病在非发作期多见气血两虚证、脾肾亏虚证。

**1. 气血两虚证**　多以面色萎黄或㿠白,头晕乏力为主症。兼见皮肤轻度黄染、唇白、心悸气短、神疲懒言、自汗等。舌质淡,舌体胖,边有齿痕,苔薄白或微腻,脉细弱。治宜益气养血,健脾利湿。可选用归脾汤、八珍汤、当归补血汤加减。处方常选党参、茯苓、白术、炙甘草、当归、熟地黄、远志、白芍、黄芪、茵陈、陈皮、炒酸枣仁等。食少纳呆者加砂仁、鸡内金、焦三仙;便溏者加白扁豆、山药、炒薏苡仁。本型多病程日久,以气血亏虚为本,为正虚邪恋之证,方用党参、黄芪、茯苓、白术、炙甘草健脾益气;当归、熟地黄、白芍养血补血;茵陈清利胆经湿热;陈皮理气健脾燥湿;酸枣仁、远志养心安神。诸药合用共奏益气养血、健脾利湿之功。

**2. 脾肾两虚证**　多见面色萎黄或苍白,乏力,腰酸腿软,自汗,畏寒怕冷。兼见头晕耳鸣，心悸气短，食少便溏，夜尿频数，或伴皮肤轻度黄染等。舌质淡胖有齿痕，苔白，脉沉细弱。治宜健脾益肾，利湿退黄。方选右归丸合黄芪建中汤加减。常用党参、黄芪、补骨脂、怀山药、女贞子、墨旱莲、当归、生地黄、熟地黄、杜仲、菟丝子、山萸肉、枸杞子、制附子、白术、茯苓、茵陈等。阳虚甚者加淫羊藿、巴戟天以温肾助阳；黄疸明显者加龙胆草、虎杖、泽泻等；阴阳两虚者加地骨皮、青蒿。方中黄芪、党参益气健脾补中；辅以白术、茯苓健脾渗湿；附子、菟丝子温肾阳；辅以补骨脂、杜仲补肝肾，强筋骨；生地黄、熟地黄滋肾填精生血；枸杞子、山萸肉滋补肝肾；当归补血活血；茵陈清热退黄，合附子、白术成茵陈术附汤，亦可治脾阳不足之寒湿。诸药合用，达到补益脾肾，利湿退黄之功效。本类型多为黄疸病日久，病及脾肾，脾肾双亏，气血亦不足，且有湿热余邪留恋，属正虚邪衰之证。因此，补脾肾、益气血，佐以利湿退黄为其治法。

### （三）迁延终末期

1. **瘀血阻滞证**　本证多为湿浊阻滞气机而致瘀；或气虚运血无力，瘀血内生，内停日久形成积聚。《血证论》云："瘀血在脏腑、经络之间，则结为癥瘕……气为血滞，则聚而成形"；《张氏医通·杂门》："有瘀血发黄，大便必黑，腹胁有块或胀，脉沉或弦。"强调了瘀血也是黄疸发生的重要机制。故迁延终末期多可兼夹瘀血，症见面色、舌质紫暗，肌肤甲错，腹部癥瘕痞块等。治宜活血化瘀、软坚散结，可选用桃红四物汤、膈下逐瘀汤等方。药用当归、川芎、桃仁、红花、莪术、丹参之品。同时兼顾气血及兼夹证，如气血亏虚明显，佐加八珍汤之类益气养血之品；兼有阴虚者，加生地黄、麦冬、枸杞子、黄精等益阴之品；兼有气滞，佐加柴胡、香附之理气药。

2. **水饮凌心证**　本病病程多迁延难愈，贫血日久，常合并贫血性心脏病，而出现心悸气短，甚则喘促，颜面或下肢水肿，表现为水饮为患，治疗时应当益气养血，温阳利水，心阳不足可选苓桂术甘汤、复脉汤等加减。肾阳虚衰，阳虚水泛，以真武汤加减之。

此外，造血衰竭者宜补肾填精益髓，以左归丸、右归丸方加减；循环衰竭亡阳者予独参汤、参附汤、四逆汤等；亡阴者，生脉饮、加减复脉汤等养阴复脉为治。

## 三、心得体会

### （一）正虚为本，湿邪贯穿始终

杨淑莲教授认为本病以正虚为本，湿邪贯穿始终。患病初期，以黄疸为主要表现，此时正虚不甚，当以祛邪为主；偏于湿热者当分清湿重还是热盛，热重于湿,当以茵陈蒿汤加减;湿重于热,以茵陈五苓散加减;湿热得祛,当注意补虚,治以益气健脾、淡渗利湿,湿热尽祛后,可健脾益肾、填精益髓,以期气血早日得复。后期以气血亏虚为主,首当益气补血,此时亦不能一味滋补,益气健脾、补肾生血同时,要注意加用健脾利湿、活血化瘀药物,以防湿浊内生,瘀血阻滞,致死灰复燃或危及生命。

**(二)标本有缓急,治亦有先后**

本病发作期多以黄疸、贫血为主要表现,宜急则治其标。阳黄者治以清热利湿退黄,采用茵陈蒿汤加减,或同时兼顾补养气血,或病情稳定后再扶正;若素体虚弱,感受湿邪而从寒化者,应温阳利胆,以茵陈五苓散加减;在非发作期多见气血不足、脾肾亏虚,或兼血瘀。脾虚湿浊中阻,湿为阴邪,易阻气机,气机不畅而致瘀。气行则血行,气虚运血无力,瘀血内生,内停日久形成积聚,故治疗以扶正为主,兼以清热利湿、活血化瘀、软坚散结。扶正以健脾补肾、益气养血为主,可选用归脾汤、八珍汤、当归补血汤、右归丸等方加减;清热利湿可选用茵陈蒿汤、茵陈五苓散加减;活血化瘀、软坚散结可选用桃红四物汤、膈下逐瘀汤等方药。决定本病证候演变的主要因素有三:感邪的性质、体质的强弱和治疗是否及时合理。本证为本虚标实,虚实夹杂,以正虚为本,以邪实为标,所以掌握扶正祛邪之标本缓急,使邪祛正安,是证候演变的中心枢纽,这是一个问题的两个方面。

# 第四节　再生障碍性贫血诊疗经验

再生障碍性贫血为多种病因引起的造血障碍,导致红骨髓总容量减少,代以脂肪髓,造血衰竭,以全血细胞减少为主要表现的一组综合征。以贫血、出血、感染、发热等症状为主要表现。

中医古代文献无"再障"病名,现代医家多将慢性再障归属"虚劳"、急性再障归属"髓枯""热劳""急劳"等范畴。虚劳又称虚损,历代医家论述颇多。《素问·通评虚实论》所云"精气夺则虚"可谓虚劳之总纲。《难经·十四难》论述了"五损"的症状及转归,谓"自上损下者,一损肺(劳嗽)。二损心(盗汗)……诚以脾胃为精与气生化之源也,故治虚劳,以能食为主"。《圣济总录·虚劳门》云:"热劳之证,心神烦躁,面赤头疼,眼涩唇焦,身体壮热,烦渴不止,口舌生疮,饮食无味,肢节酸疼,多卧少起,或时盗汗,日渐羸瘦者是也。"又说"急劳之病,其证与热劳相似,而得之差暴也,缘禀受不足,忧思气结,荣卫俱虚,心肺壅热,金火相刑,脏气传克,或感外邪,故烦躁体热,颊赤心忪,头痛盗汗,咳嗽，咽干。骨节酸疼，久则肌肤销铄，咯涎唾血者，皆其候也。"可见"劳"亦有轻重缓急之不同。杨淑莲教授依据再障骨髓受损、髓不生血的特点，认为虽可泛称虚劳，但"髓劳"更直接反映疾病的本质。

## 一、病因病机

血气之形，成始于精。《灵枢·痈疽》云："肠胃受谷……中焦出气如露，上注溪谷，而渗孙脉，津液和调，变化而赤为血……骨伤则髓消，不当骨空……血枯空虚。"说明脾胃运化、肾之藏精与气血化生密切相关。另外，精可化生血液，《张氏医通》有"精不泄，归精于肝而化清血"的论述，亦说明精在血液生成中的重要作用。《理虚元鉴·虚症有六因》云"有先天之因，有后天之因，有痘疹及病后之因，有外感之因，有境遇之因，有医药之因"，对虚劳的病因作了系统归纳。《类证治裁》曰："凡虚损症，多起于脾胃，劳瘵症，多起于肾经。""经言：精气夺则虚。凡营虚卫虚，上损下损，不外精与气而已。精气内夺，则积虚成损，积损成劳，甚而为瘵，乃精与气虚愈之极也。"可见脾、肾在虚劳、虚损中占有主要地位。出血亦是本病常见之症，《素问》云："不远热则热至……热至则……血溢血泄。"《济生方》亦载："夫血之妄行也，未有不因热之所发，盖血得热则淖溢……"脾虚气弱则阴火内生；肾阴精亏耗，日久则虚热自生；肾阳亏虚，命门火衰，火不归原，无根之火浮于上，阴阳不相为守，则血行障碍，错行脉外，此皆为"虚火"。髓劳患者正气亏虚，最易感受外邪，当外感风热或风寒之邪时，正不敌邪，入里化热，则可灼伤脉络，发为各种出血，这即是"实火"。

综上所述，杨淑莲教授认为急性再障乃造血之源枯竭，可出现反复高热、出血等表现，类似温病热入营血之重症，病机概括为"急劳髓枯温热"。慢性再障病程长，病久不复，以肾虚为本，脾肾虚损为主。

## 二、辨证施治

1. **急劳髓枯温热证**　临证多见起病急骤，面色苍白，壮热不退或低热持续，头晕目眩，心悸气短，全身泛发紫癜，斑色红紫。兼齿、鼻衄血，尿血，便血，妇女月经过多或淋漓不断，甚则神昏谵语。舌红绛，苔黄或黄腻，脉洪大数疾。治宜清热解毒，凉血止血。方选验方凉血解毒汤加减。本证为本虚标热，方中羚羊角粉、牡丹皮、生地黄清热凉血；女贞子、麦冬、白芍滋肾阴清虚热；贯众、黄芩、板蓝根、地肤子清热散风解毒；辅以茜草、三七、琥珀止血；甘草调和诸药。诸药合用，共奏滋阴补肾，清热解毒，凉血止血之功。若壮热口渴者加生石膏、知母、天花粉清热生津；低热明显者加地骨皮、白薇、青蒿以滋阴清虚热；大便干结加生大黄以清脏腑实热；鼻衄不止者加辛夷、苍耳子；出血明显者加仙鹤草、茜草以凉血止血。

2. **肾阴虚证**　临证多见面色苍白，唇甲色淡，指甲枯脆，肌肤不泽，低热盗汗，手足心热。舌红，少苔，脉细数。治宜滋阴补肾，填精益髓。方选验方参芪仙补Ⅰ号方。此证型多见于慢性再障之初，伴随造血功能减退和全血细胞减少而出现代偿性功能亢进的不同程度的阴虚表现。方中太子参、黄芪、补骨脂补益气血，填精益髓；仙鹤草凉血止血；麦冬、生地黄、女贞子、墨旱莲滋阴补肾；知母、黄柏滋阴降火，清肾经虚热，以防肾阴耗散；龙骨、牡蛎收敛固涩，以敛肾阴、固肾精；阿胶养血滋阴润燥。诸药合用，共奏滋补肾阴，填精益髓之效。若口干渴甚者加沙参、天花粉、芦根以滋阴生津；出血者加白茅根、藕节、三七粉、侧柏炭以凉血止血；阴虚内热明显者加青蒿、地骨皮以清虚热；少寐多梦者加炒枣仁、夜交藤以养血安神；盗汗明显者加煅牡蛎、白芍、麻黄根以滋阴敛汗。

3. **肾阳虚证**　临证多见面色苍白或面目虚浮，头晕乏力，虚汗自出，畏寒肢冷。兼气短懒言，腰膝酸软，齿鼻衄血，肌衄发斑，妇女月经过多，小便清长，大便不实。舌质淡白，胖嫩，苔薄白，脉沉细无力。治宜温补肾阳，填精益髓。方选验方参芪仙补Ⅱ号方。此证多见于慢性再障中后期。方中人参（或党参）、黄芪、补骨脂益气养血，填精益髓；配肉桂、附子温肾阳，使阳生而阴长；仙鹤草凉血、收敛止血；菟丝子、巴戟天、熟地黄、鹿角胶温阳补肾养血；当归活血养血；佐以砂仁行气健脾，以防滋腻。诸药合用温补肾阳，填精益髓且不滋腻碍胃。若纳食不佳者加炒白术、焦三仙健脾理气；失眠多梦者加炒枣仁、合欢皮以养血安神。

4. **肾阴阳两虚证**　临证多见面色苍白，倦怠乏力，腰膝酸软，头晕耳鸣。兼自汗、盗汗，时有畏寒肢冷，或五心烦热。舌质淡，苔薄白，脉细弱或细数。治宜滋阴济阳，填精益髓。方选验方参芪仙补Ⅲ号方。方中党参、黄芪、补骨脂填精益髓，补益气血；仙鹤草凉血止血；女贞子、墨旱莲滋阴补肾；龟甲、黄精、生地黄滋阴填精；熟地黄、何首乌、阿胶、鹿角胶温阳补肾养血；佐以当归养血活血。诸药合用有滋阴济阳，填精益髓之功。若出血明显者加蒲黄炭、侧柏炭、三七粉凉血止血。

### 三、并发症辨治

#### （一）出血

出血于急、慢性再障各证型中均可见，轻者皮肤瘀点瘀斑，重者融合成片或皮下血肿、口腔血疱、齿鼻衄血不止，甚或便血、颅内出血，常为再障患者死亡诱因之一。实热出血，方用黄连泻心汤、龙胆泻肝汤、犀角地黄汤等化裁。阴虚内热出血，方用大补阴丸、茜根散化裁。气虚出血酌配补气升提之品，如升麻、黄芪之类。

古人云："血见黑则止。"大多具有止血作用的药物，炒黑成炭只要存其性，则止血功效尤佳。十灰散即是代表，常用于治疗急性出血，即使慢性出血，亦可从中选择2~3味于当用方中，对止血甚有助益。云南白药虽然色白，但止血之力强，无论急、慢性出血皆可用之。本病病程漫长，久病多瘀，治疗时，凡所出之血紫暗或成块，且有瘀滞征象者，当以活血止血为法，选用蒲黄炭、茜草炭、三七粉等活血止血之品，使瘀血去则络脉通，血归于常道，则出血自止，所谓"筑堤坝不如疏浚道"。此法多用于急性出血的后期阶段，或慢性出血日久络脉阻滞者。

杨淑莲教授等针对急劳髓枯的病本选用《卫生宝鉴》补肾泻火的三才封髓丹；针对标证的上焦外感温热多伴齿鼻衄血的特点，投《济生方》的苍耳子散；针对温热之邪内陷营血，取《备急千金要方》的犀角地黄汤。三方合用，合理化裁，功能清热解毒，凉血止血，对急性再障毒热炽盛之出血疗效颇佳，可有效减轻感染、出血等并发症。

### （二）发热

关于再障发热的治疗，对辨证为阴虚内热或血虚发热的非感染性发热，除按基础方参芪仙补汤合大补阴丸外，可选加地骨皮、当归、青蒿、龟甲、玄参、知母、黄柏等。对辨证为实热的感染性发热多因外感温热毒邪所致，可在凉血解毒汤基础上按卫气营血辨治，随证处方用药。高热神昏者可予安宫牛黄丸或紫血散口服；清开灵注射液静脉输注等。

## 四、心得体会

### （一）急髓劳清热凉血，凉中兼散

叶天士云："入营犹可透热转气，入血就恐耗血动血，直须凉血散血。"急性再障多见热盛动血，治疗以清热凉血为要，但注意用药以凉但切勿过于苦寒，因苦能燥而伤阴，寒能清更易冰伏其邪。用药注意凉中兼散，多用水牛角、羚羊角等。

### （二）慢髓劳从肾论治，遵凉、平、温、热独特用药规律

杨淑莲教授将慢性再障分为初、中、后、末四期，遵循凉、平、温、热独特用药规律。杨淑莲教授认为，慢性再障之初伴随造血功能减退和全血细胞减少而出现代偿性功能亢进的不同程度的阴虚表现。肾不藏精，精不化血，阴

虚血少而呈现五心烦热、夜出盗汗、虚烦不眠、口干舌燥、齿龈渗血、舌质淡干少津、脉弦细数。治疗上应以滋阴补肾、填精益髓为主,佐以凉血止血。这一阶段证候不稳定,用药以凉为主,忌用大剂温补,反致虚不受补。中期治疗上应滋补肾阴与温补肾阳兼顾。后期用药多温而不燥,补而不峻。末期阴阳渐趋平衡,但尚未达"阴平阳秘",阴、阳虚损症状多不明显,舌、脉象接近正常,往往难于辨证,造血恢复多出现一个停滞平台期,粒红两系多已正常或接近正常,血小板虽上升但多难于完全恢复。本期用药应重用辛热药物,选择附子、肉桂等峻补肾阳为要。

**(三)标本兼顾,序贯治疗**

杨淑莲教授等总结多年临床经验,并结合相关实验研究,以我院自拟参芪仙补系列方剂(Ⅰ、Ⅱ、Ⅲ号方)序贯治疗慢性再障,取得良好疗效。方中以人参、黄芪、仙鹤草、补骨脂四药为基本构架,为不可轻易之药。人参、黄芪共为君,重用人参以大补元气,温肾阳、固肾气,补先天而防气血进一步耗散;重用黄芪以大补中气,温脾阳、益脾气,以生化气血。二者相须为用,先天、后天同补,正所谓"有形之血不能速生 无形之气所当急固"。仙鹤草一药兼具凉、散、敛、清等作用,为臣药。补骨脂重在温补脾肾、补骨生髓,为佐药。诸药合用,共奏补肾益精填髓之功。

**1. 肾阴虚组方规律**　杨淑莲教授认为"阳虚易治,阴虚难调",肾阴虚型组方应兼顾阴虚、精亏及内火(热)之耗散,故以滋肾阴、敛肾精、清虚火而坚肾阴为要,临床中常以三组对药相须为用。

(1)女贞子、墨旱莲:两药合用名二至丸,均入肝、肾经,相须为用,互相促进,有交通季节,顺应阴阳之妙用。功能补肝肾,强筋骨,清虚热,凉血止血,疗失眠。本方用之以滋补肾阴,壮水之主。

(2)知母、黄柏:知母苦、甘,寒,归肺、胃、肾经;泻火之中长于清润。黄柏苦,寒,归肾、膀胱、大肠经;功能清热燥湿,泻火解毒,除骨蒸清虚热。《景岳全书·本草正》载:"古书言:知母佐黄柏,滋阴降火,有金水相生之义。盖谓黄柏能制膀胱、命门阴中之火,知母能消肺金,制肾水化源之火,去火可以保阴,是即所谓滋阴也,故洁古、东垣皆以为滋阴降火之要药。"两者相须为用,重在滋阴降火,清肾经虚热,以防肾阴耗散。

(3)龙骨、牡蛎:龙骨甘涩,平;入心、肝、肾、大肠经;功能镇静安神,敛汗固精,止血涩肠,生肌敛疮。牡蛎咸,微寒;归肝、胆、肾经;有平肝潜阳,益阴之功。龙骨得地阴而长,牡蛎得水液而生,二者皆有养阴之功。两者相须为用,功能滋阴潜阳,镇静安神,益阴固精,止血止带。本方二者相须为用,重在收敛固涩，以敛肾阴，固肾精。

肾阴虚较重者加枸杞子、山萸肉滋补肝肾之阴；津伤口干苔燥或舌红无苔者加沙参、麦冬、天冬以滋养阴液；阴虚内热见手足心热、潮热、盗汗者加青蒿、地骨皮以清虚热；骨蒸劳热者加鳖甲、龟甲以入阴搜邪；高热、出血血色鲜红者加紫草、茜草、羚羊角粉、生地黄以清热凉血止血；出血夹瘀者加三七粉活血止血。

2. **肾阴阳两虚组方规律**　重在阴阳双补，注重阴中求阳，正所谓"善补阳者，必于阴中求阳，则阳得阴助，而生化无穷；善补阴者，必于阳中求阴，则阴得阳升，而源泉不竭"。缓慢酌加黄精、菟丝子、淫羊藿、何首乌等平补之品，不用或少用附子、肉桂、干姜等燥热药物，并酌减寒凉滋腻之药。

3. **肾阳虚组方规律**　后期、末期逐渐由平补过渡到温补或峻补，酌加附子、肉桂、干姜、鹿角胶、鹿茸等，但应注重阴中求阳，避免温燥伤阴，耗伤气阴之弊。"久病必瘀"，在补肾填精基础上联合活血化瘀治疗，重点选择三七、丹参、鸡血藤、当归等药物改善骨髓造血微循环，联合升阳发表作用的葛根促进造血细胞由骨髓向外周血释放，以温补、活血、升阳为治则，可进一步提高疗效。

**（四）注重血肉有情之品**

阿胶、龟甲胶、鹿角胶、紫河车等可以补助人的精、气、神三宝，填补人体之下元，达到调整阴阳、补益冲任之目的，各期均应按其滋阴、济阳之偏性酌情选用。

**（五）注重顾护脾胃**

慢性再障患者先天之肾精亏耗，后天之气血亏虚，脾胃化源不足，本易伴食少、食欲缺乏等症，且滋补药物多寒凉滋腻，更易妨碍脾胃运化，故临床应时刻注重顾护脾胃，酌加健脾胃、促运化、醒脾化湿之药。食欲缺乏者加焦三仙、鸡内金等；苔腻便溏者，温脾祛湿，加白术、茯苓、陈皮等；纳食不香或口淡无味者，加藿香、佩兰等以醒脾。

# 第五节　白细胞减少症诊疗经验

白细胞减少症是由于各种病因引起的一组临床综合征，临床类型不同，其临床表现很不一致，且缺乏特异性，少数无症状，多数常自觉乏力、头晕、倦怠，易诱发感染而有发热等症状，甚至导致败血症而危及生命。近年来，由于肿瘤患者增多，放、化疗普遍开展以及各种化学制剂和化学药物的广泛应用，使白细胞减少症发病率明显增多，为临床常见急症之一。

## 一、病因病机

本病中医尚无统一病名，根据其临床表现多伴乏力、发热及病程多迁延难愈等特点，可归属于中医学的"虚劳""温病"等病证范畴。本病的致病因素较多，诸如先天禀赋不足、后天失调、久病失养或某些化学毒物中毒等。禀赋不足、后天失调或劳倦过度，可致脾肾亏虚，气血生化不足；大病、久病失养，或放、化疗后及某些毒物又可致元气亏损，精血虚少，脏腑功能衰退；正虚于内，卫外不固则外邪易袭而反复发热。总之，本病所见虚证为本，或因虚致病，因病成劳；或因病致虚，久虚不复成劳。笔者认为其病机变化虽多，但不外气血亏虚、阴阳失调，心、肝、脾、肾功能受损，其中脾肾两虚为其发病关键，虚、热、瘀、湿为其主要病理表现。近年来因放、化疗所致白细胞减少症比例增多，故应重视热、毒等外邪相关因素的致病作用。

## 二、辨证施治

本病辨证论治一般不出心、肝、脾、肾四脏，按虚而补之的原则调治。大多是补阴和补阳，补气和补血的有机结合，体现了阳生阴长之意。笔者依据临床证候，四诊合参，结合八纲、脏腑辨证，将本病分为气血两虚、脾肾阳虚、肝肾阴虚、毒瘀互结四型辨证论治，气血两虚、阴阳失调，脏腑功能失常为本，正虚不固，六淫外袭而反复发热、感染为标，其中脾肾两虚为其发病关键，故治疗当以扶正兼祛外邪为基本法则。

1. **气血两虚证** 此证是本病慢性期的常见证型。临证多见倦怠乏力，面色无华，头晕目眩，失眠多梦，心悸气短，纳呆食少，舌质淡，苔薄白，脉细弱。治宜补气养血。方选八珍汤、十全大补汤等加减。方中人参、黄芪大补元气；辅以当归、熟地黄、白芍以养血；用白术、陈皮以健脾理气，使补而不滞；茯苓、远志以养心安神；甘草、大枣和胃健脾，以资生化；桂心温运心阳亦利生血。

2. **脾肾阳虚证** 临证多见面色㿠白，或面目虚浮，畏寒肢冷，头晕目眩，气短懒言，自汗，溲清，便溏或完谷不化，腰膝酸软，或见阳痿、滑精，舌质淡胖边有齿痕，苔白，脉沉细弱。治宜温补脾肾。方选右归丸加减。方中以党参、黄芪、白术、甘草健脾益气；淡附片、菟丝子、杜仲温补肾阳；鹿角胶乃血肉有情之品，温补肾阳；与熟地黄、山药、当归、山萸肉配伍，在温肾壮阳之中，兼能填补肾精，取补阴以配阳之意。张景岳曰："善补阳者，必于阴中求阳，则阳得阴助而生化无穷。"焦三仙、鸡内金健运中州。

3. **肝肾阴虚证** 临证多见形瘦神疲，眩晕耳鸣，腰膝酸软，失眠健忘，潮热盗汗,烦躁易怒,五心烦热,尿赤便干,舌红少苔或无苔,脉细数。男子或见遗精;女子或见月经不调。治宜滋养肝肾。方选知柏地黄汤加减。方中生地黄、熟地黄、山萸肉、龟甲、鳖甲滋肾阴养肝血;女贞子、墨旱莲滋肾阴,知母、黄柏清虚热坚肾阴,生龙骨、生牡蛎敛肾精。治疗时应注意滋阴易滞气,寒凉易碍胃,故予山药、茯苓以健运化。随着阴虚症状改善,可逐渐减少寒凉药或减轻药量,并辅以补阳药,借阳药的温运,以制阴药的凝滞,使之滋而不滞,阴有所化。

**4. 毒瘀互结证**　此证多见于癌肿或血液恶性疾患。临床多表现为气血虚衰伴癥瘕等症状,有口唇暗红,舌有瘀点、瘀斑,或伴癥瘕等。治宜健脾益肾,化瘀解毒。方选右归饮合归芪建中汤加减。以右归饮温补肾阳,填充精血,补其先天;归芪建中汤健运中州,调理后天之本。全方有补气而不留邪,行瘀而不伤正之功。白花蛇舌草清热解毒抗癌,穿山甲、鸡血藤、益智仁、川芎活血消癥。

## 三、并发症辨治

发热是本病最常见的并发症,发生概率与粒细胞缺乏程度成正比。临床宜辨外感、内伤之不同。

临床所见外感者多。外感发热是指感受六淫之邪或温热疫毒之气,导致营卫失和,脏腑阴阳失调,出现病理性体温升高,伴有恶寒、面赤、烦躁、脉浮数等为主要临床表现的一类外感病症。感受风寒者可选桂枝汤敛阴和营,解肌发汗,或荆防败毒散疏风散寒,夹湿者选用九味羌活汤加减,成药可选感冒清热颗粒、感冒软胶囊等;感受风热者,卫分证选银翘散加减或银翘解毒片口服,气分证选麻杏石甘汤、白虎汤加减,热入营血选犀角地黄汤加减,成药可选用双黄连粉针、清开灵注射液、喜炎平注射液等静脉输注,咳痰黄稠者可选痰热清注射液输注。

多数白细胞减少症患者,发热既有外邪侵袭,又存在正虚无力,托邪外出的宜选小柴胡汤加减。

## 四、心得体会

### (一)补气养血、健脾补肾为本

脾胃为后天之本,气血阴阳生化之源;肾为先天之本,内寓元阴元阳,为生命之根。本病突出表现为气血亏虚,脾肾不足,故补气养血,调补脾肾在本病的治疗中尤为重要。同时,要根据气血的偏衰和在脾、在肾的不同,有重点地进行治疗。偏于脾胃功能较差者,或大病久病患者,治疗重点应以健运脾胃为主,不仅气血生化之源旺盛,亦有利于扶正药物更好地发挥作用。故每在选用党参、黄芪、茯苓、白术、白扁豆、山药的同时,适当配以鸡内金、焦三仙等。如肾虚证明显者,治疗当以补肾为主。但在处方用药上应注意阴阳之互根互用,意在阴中求阳、阳中求阴。且先天、后天相互为用,故补肾的同时,必须同时伍用参、芪、术等健脾益气药。

### (二)辨证论治与辨病论治的有机结合

近年来,因放、化疗所致白细胞减少症比例增多,故应重视热、毒等外邪相关因素的致病作用,药毒(放疗或化疗从中医理论分析,均属以毒攻毒之法,毒易伤正)损伤致脾肾亏损,从而出现脾不生血,精不化气,气不行血,可致血流凝涩,"久病入络、久病多瘀"导致气滞血瘀。临床要把辨证施治和辨病施药紧密结合,具体用药遣方时不可片面地根据临床某一症状,盲目地选用某一类中药,如清热解毒虽可防治感染,但不能临床见到发热,便投以清热解毒之品。特别是对于肿瘤患者,针对肿瘤本病治疗,抑制邪毒发作和对白细胞的恢复同样重要,必要时亦须联合重组人粒细胞集落刺激因子/巨噬细胞集落刺激因子等治疗方法,以避免严重并发症的发生,提高疗效。

### (三)中西医优化选择

治疗白细胞减少症,应积极去除各种可能影响骨髓造血和白细胞生存能力的因素,如慢性隐匿性感染病灶、肿瘤或血液系统恶性疾病等。随着病因的消除或抑制,外周血白细胞计数多可恢复正常。临床上用来提升白细胞的化学药物较多,但除重组人粒细胞集落刺激因子/巨噬细胞集落刺激因子外多疗效不佳,且对患者生活质量改善欠佳,往往只能用来对症治疗。中医药通过调理脏腑阴阳,健脾补肾,益气生血,可促进骨髓的造血功能,提高机体抗病能力,既有提升白细胞的功用,又可改善机体一般状态。只是通常起效较缓,治疗时间每需较长。因此,对非肿瘤性白细胞减少症,主要选用中医药治疗,西药可作为辅助性措施配合运用或不应用。放、化疗肿瘤患者多选中西医结合治疗为佳。

部分患者合并反复感染,如不能控制,甚可危及生命。此时可选用有效抗生素,结合输注丙种球蛋白、重组人粒细胞集落刺激因子/巨噬细胞集落刺激因子,常有助于迅速控制感染,同时结合支持疗法以改善机体虚弱状态,增强抗病能力。此时中医药常采用攻补兼施疗法,标本同治,有助于提高疗效。肿瘤患者由于放、化疗药物的大量使用及身体抵抗力的极度低下,极易导致二重感染或加重粒细胞缺乏状态,此时运用中医药,可减轻西药的不良反应,防治二重感染,为促进病情的缓解起到积极作用。

# 第六节　原发性血小板增多症诊疗经验

原发性血小板增多症是 Bcr/Abl 融合基因阴性的骨髓增殖性肿瘤之一，以骨髓巨核细胞持续增殖和外周血血小板计数增高且功能异常为特点，以出血、血栓形成、肝脾大为常见症状。本病病程缠绵，难以治愈，具有向骨髓纤维化和急性白血病转化的风险。根据其临床表现，许多医家将其归属于中医学"血瘀""积证""血积""脉痹"等范畴。杨淑莲教授认为"血瘀"是血液运行的一种状态；积证是指有形之邪积于腹部，形成固定不移的包块；《金匮翼·积聚统论》："……跌仆努力者，多有此症。或忧怒伤其内，风寒袭于外，气逆血寒，凝结成积。""脉痹"出自《素问·痹论》，指以血脉症状为主的痹证，多因血虚、寒湿之邪留滞血脉所致。上述命名均未能概括本病的整体特征，只是体现了疾病的某一阶段或某一方面的病理状况。

## 一、病因病机

杨淑莲教授认为原发性血小板增多症为邪毒蕴结骨髓之病，故其病位在"髓"。外感六淫不正之气或药毒、环境之毒为其外因，内生五邪、胎毒等为其内因，内外合邪，深蕴于髓，且具有转化白血病的"髓毒"特点，故其因为"毒"。而"邪之所凑，其气必虚"，故气血阴阳之"虚"为其本。临证以血运迟滞，积于脉道为主要病理基础，血瘀、癥瘕（肝脾大）为其特点，日久因瘀致血不循经、因瘀致虚自理所当见，故瘀毒互结之血脉、脏腑、经络之"瘀"为其主要标象。内外合邪，导致脏腑功能失调，气机郁滞，血行凝涩或血不循经。瘀血阻滞于肌肤，可见肌肤紫暗；瘀血不去，新血不生，日久可见气血两亏；气虚则血行无力，又会加重血瘀，形成恶性循环；久病伤肾，肾阴亏耗，则见腰膝酸软、自汗盗汗；瘀血阻滞经脉，结于胁下，可见癥瘕痞块；瘀血积于肺脏，宣发肃降失司，故见咳嗽不已、胸中满闷、喘息不得卧；积于心脉，经络不通，不通则痛，可见胸痛彻背、背痛彻胸；瘀血阻于脑络，可见头痛、头晕、中风不语、半身不遂、昏不识人。

本病以老年发病为主，患者多正气亏虚，血行无力为成瘀，本质上属本虚标实，同时兼有"热""毒""瘀"，成虚实夹杂之证。

## 二、辨证施治

杨淑莲教授认为，本病总体发病特点是瘀、毒、虚为主，气机郁滞不行可兼火郁,在疾病治疗过程中注重辨病与辨证相结合,根据患者年龄、危险度分层进行个体化治疗。年轻患者实证居多,多因嗜食烟酒、情志不舒,肝郁化火致瘀血内停;老年患者多因脏腑功能虚弱,正气不足,气虚推动无力而瘀血阻滞,以虚为本。

**1. 气虚血瘀证**　本证为原发性血小板增多症最常见证型。起病常隐匿,多见疲劳乏力、四肢困倦,头痛眩晕,视物昏蒙,肢体麻木,痹痛,或烧灼感,胁下癥瘕,胀闷不适,甚至坏疽,或见口眼㖞斜、半身不遂。舌质淡,有瘀点、瘀斑,苔薄白,脉虚大无力或沉细涩无力。本证以脉沉取无力或减,伴瘀血阻滞为特点,以补虚、化瘀、消癥、解毒为法,治宜益气活血通络。方选四君子汤、桃红四物汤、膈下逐瘀汤或补阳还五汤加等化裁加减。临证重用黄芪、人参、当归等益气活血;川芎、桃仁、赤芍、红花等助当归活血祛瘀;地龙、全蝎、蜈蚣通经活络;龟甲、醋鳖甲、生牡蛎等软坚消癥;白花蛇舌草、黄药子等清解毒邪而防变。中成药可选择健脾益肾颗粒口服、参麦注射液或生脉注射液联合丹参(冻干粉)静脉输注等。

**2. 气滞血瘀证**　临证多见面色晦暗,唇甲青紫,胸胁痞闷,兼见头涨头昏,颈项拘束不舒,呃逆嗳气,妇女可见闭经或痛经、经色紫暗、血块。舌质暗红,伴瘀点、瘀斑,脉弦细或涩。本证以脉涩,伴气郁血滞为特点,以行气、化瘀、消癥、解毒为法,治宜行气化瘀,软坚消癥。方选血府逐瘀汤合大黄䗪虫丸、抵挡汤等化裁加减。临证药用桃仁、红花、当归、川芎、赤芍等活血祛瘀;柴胡、枳壳、香附、郁金疏肝理气行瘀;气血瘀滞易郁而生热,可加生地黄、牡丹皮,既可清热凉血除血分之郁热,也可益阴生津防理气药耗伤阴津;䗪虫、水蛭、乳香、没药等破瘀之品宜斟酌加用。中成药可选大黄䗪虫丸、血府逐瘀口服液口服或香丹注射液、血塞通(冻干粉)等静脉滴注。

**3. 火郁迫血证**　本证多伴有情志、精神症状,为火郁迫血,血不循经成瘀之证。临证多见面红目赤,烦躁易怒,肌衄发斑,齿鼻衄血,尿血、便血,或经血不断,口渴多饮,或口渴而不欲饮,咽干舌燥,尿赤便干。舌质红绛,或伴瘀斑瘀点,苔黄或黄腻,脉滑数有力或沉弦躁动。本证以脉沉而躁急有力,伴热盛迫血妄行为特点,治宜清热、凉血、化瘀、止血为法,兼以解毒,方选犀角地黄汤合升降散为基础方。肝胆火旺者合小柴胡汤、龙胆泻肝汤等化裁,阳明热盛者合桃核承气汤化裁、少阳阳明合病者合大柴胡汤化裁。临证选升降散以升清降浊,疏风清热;犀角地黄汤以羚羊角粉或水牛角代犀角,以清热凉血散血,合龙胆泻肝汤以清肝火,小柴胡汤以和解枢机,桃核承气汤以通腑化瘀泄热,大柴胡汤以泻少阳、阳明之合热。但需注意慎用苦寒,以免冰伏其邪而留瘀。临证多加用三七、五灵脂、茜草等化瘀止血药物。中成药可选：羚黄凉血颗粒(廊坊市中医医院方,组成：羚羊角、牛黄、生地黄、牡丹皮、黄芩、贯众、地肤子、茜草、板蓝根、三七、龙骨、牡蛎、琥珀、太子参、麦冬、苍耳子、辛夷花)口服或清开灵注射液静脉滴注。

4. 瘀毒互结证　多见于ET后期伴骨髓纤维化者,多表现为肝脾巨大、疼痛,脘腹饱胀,饮食难进。临证多见午后或夜晚发热,面色黧黑,唇甲色暗,胁下痞块,口燥咽干,头晕目眩,周身乏力。舌质暗红,有瘀点或瘀斑,苔黄,脉细涩或细数。本证以脉涩而细,伴巨大癥瘕,伤及气阴为特点,治宜滋阴、益气、化瘀、消癥为法兼以解毒,方选血府逐瘀汤合青蒿鳖甲汤或知柏地黄汤加减。临证重用炮山甲、三棱、莪术、乳香、没药等破瘀消癥药物,但此类药物易耗伤气血,要注意扶助气血,健运脾胃。伴心烦心悸,腰膝酸软,自汗盗汗,口燥咽干,颧红耳赤,舌质淡红,苔少而干之肝肾阴亏者,合一贯煎,加龟甲胶、阿胶、枸杞子、山茱萸等滋补肝肾之阴精。伴畏寒肢冷,大便稀溏,小便清长,夜尿频多,手足麻痹,体倦乏力,头痛眩晕,气短懒言,心悸怔忡,口淡,纳呆,舌淡胖、暗或有瘀点,苔白滑,脉沉细,或细涩无力之脾肾阳虚者合附子理中汤、四逆汤、金匮肾气丸等温补脾肾。根据兼证可选择健脾益肾颗粒、金匮肾气丸、知柏地黄丸、大黄䗪虫丸等联合口服。

### 三、心得体会

杨淑莲教授认为,临证虽以辨证论治为基本原则,但本病多证型兼夹,虚实并见,兼证繁多,临证宜抓住"虚""毒""瘀"为要点,以补虚、化瘀、解毒为核心,辨证结合辨病,时刻注意本病向骨髓纤维化、急性白血病的恶性转化趋势,及时截断病程,以延长患者生存为第一原则。

#### (一)活血化瘀贯穿始终

《素问·举痛论》曰："血泣不得注于大经,血气稽留不得行,故宿昔而成积矣。"《血证论》曰："此血在身,不能加于好血,而反阻新血之化机,故凡血证总以祛瘀为要。"杨淑莲教授认为活血化瘀法可用于疾病任何阶段,瘀象轻微时适量选加活血之品;若瘀象显著及因瘀而合并中风、胸痹、脉痹时,可酌情加大活血药量甚或加用破血之品。

#### (二)攻补兼施,活血不伤正

《素问·至真要大论》提出"坚者削之,结者散之,留者攻之。"《景岳全书·积聚》曰："治积之要,在知攻补之宜,而攻补之宜,当于孰缓孰急中辨之。"《理虚元鉴》又云："治虚有三本,肺、脾、肾是也。"且李东垣十分重视人体元气，提出"真气又名元气，乃先身生之精气也，非胃气不能滋之"，《医学衷中参西录》曰："凡破血之药，多伤气分。"杨淑莲教授在治疗本病中应用了大量活血通络及清热解毒药物，且老年患者多合并脾肾亏虚，故在本病治疗过程中注重攻补兼顾，加用黄芪、白术、党参、山药等扶助正气，活血不伤正，同时加用三七、当归补气而不留瘀，化瘀而不伤新，使瘀血得去，新血而生。

### （三）脏腑辨治，重视调肝

肝主疏泄、藏血，肝木条达，则气机调畅，血行流利。肝藏血功能可贮藏血液，调节血液分布。《血证论·脏腑病机论》云："凡周身之血，总视血海为治乱，血海不扰，则周身之血，无不随之而安……肝属木，木气冲和条达，不致遏郁，则血脉得畅。"肝失疏泄，气机郁遏阻滞，郁而积热，气血运行无力，久之则致瘀血形成；肝主藏血，更依赖气机畅达以助血行，肝中之血藏而未运，其血久留，则失去濡养温煦，进而成瘀、成积、成毒。

此外，肝藏血功能障碍，血液妄行，亦可致出血。杨淑莲教授重视肝在血证中的作用，灵活使用调肝理血之法治疗 ET 患者各种出血、瘀血症状，得心应手，经验颇丰。女性患者，家事烦心，情绪抑郁、时有叹息、胁下痞闷、脘腹胀满、寒热表现不明显者，多选柴胡疏肝散、逍遥散加减，药用柴胡、白芍、薄荷、郁金、陈皮、枳壳等。对心烦易怒、胸膈满闷、时有胸骨后灼热疼痛的胸膈郁热患者，方用栀子豉汤加减，药用生栀子、豆豉、黄芩、夏枯草等。对面红目赤、血压升高、自感面部发热的肝阳上亢患者，多选用平肝潜阳之天麻钩藤饮加减，药用天麻、钩藤、代赭石、石决明、生栀子等。对往来寒热、口苦、食欲缺乏之邪在少阳患者多用小柴胡汤和解少阳，药用柴胡、黄芩、半夏、生栀子等。对胁肋胃脘灼痛、食欲缺乏、口苦、舌苔黄腻的肝胆湿热患者，治疗多用清利之法，使热邪随水湿从下焦而走，方用茵陈蒿汤合五苓散加减，药用茵陈、生栀子、猪苓、车前子、茯苓、泽泻等。

### （四）擅用虫类药，逐瘀活络

虫类药为血肉有情之品，喜攻逐走窜、搜剔疏利、通达经络，具有破积消癥、活血化瘀、搜风剔络、行气和血、补益培本等独特的功效。《神农本草经》记载䗪虫治"血积，癥瘕，破坚，下血闭"；水蛭"破血瘕，积聚"，鳖甲"主心腹癥瘕，坚积寒热，去痞息肉"，虻虫"主逐瘀血，破下血积、坚痞癥瘕、寒热、通利血脉及九窍"。张锡纯赞誉水蛭"但破瘀血而不伤新血"。杨淑莲教授认为早期正气强，邪气浅，以攻伐为主，可酌情加大虫类药的用量，中期者受病渐久，邪气较深，正气较弱，则且攻且补；末期者病程日久，正气消残，邪气未除，则补益为先，扶正以驱邪。另，叶天士曾云："飞者升，走者降""无血者走气,有血者走血。"此即言虫类药功效各有不同,杨淑莲教授认为虽然虫类药物均有活血通络散结功效,但其性味归经不同,功效亦有所偏重,所以在应用虫类药物时也当辨证论治。

**（五）从毒论治,防传防变**

杨淑莲教授认为本病毒邪蕴结于骨髓导致疾病后期的转化,解毒抗癌至关重要。尤其在疾病恶变前期及恶变后,此法当重用。但强调,抗肿瘤是通过扶正和祛邪两个途径来完成的,滋阴补肾、益气健脾、活血化瘀、清热解毒都是抗肿瘤的常用方法,简单地罗列具有抗肿瘤作用的药物是不可取的。

# 第七节　过敏性紫癜诊疗经验

过敏性紫癜是以全身性弥漫性小血管炎为主要病理表现的变态反应性疾病,伴有 IgA 为主的免疫沉积。本病初起多呈急性发作,多由病毒感染、药物因素、异种蛋白(鱼虾蟹等海鲜、牛羊肉、鸡蛋、花粉、动物皮毛)等诱发。儿童起病前 1~3 周往往有上呼吸道感染史。表现为皮肤紫癜,多出现于下肢关节周围及臀部,呈对称分布、分批出现、大小不等、颜色深浅不一,可融合成片。一般在数日内逐渐消退,但可反复发作。患者可有胃肠道症状,如腹部阵发性绞痛或持续性钝痛等;可有关节疼痛;肾脏症状,如蛋白尿、血尿等。急性发作期紫癜性肾炎多与皮肤型、腹型、关节型紫癜伴发而出现,临床可见到两种伴发或数种共同出现的混合性紫癜,但也可见到以紫癜性肾炎的血尿、蛋白尿为首发表现者。慢性期患者多反复发作,迁延难愈,紫癜时出时隐,多于劳累、受寒或再次接触过敏原后加重或反复,肾脏在此期最易受累,常表现为尿液隐血持续阳性,尚可见尿蛋白持续难消,严重者可导致肾衰竭。

## 一、病因病机

过敏性紫癜属于中医学"血证""紫癜风""紫斑""葡萄疫"等范畴,是以血液溢出肌肤之间,呈现青紫斑点或斑块高于皮肤,扶之碍手,多伴瘙痒为特征的一种疾病。外因或感受六淫之邪,或饮食不节,或药毒损伤;内因多为禀赋不足所致。初起如风热或风热夹湿袭表,损伤皮肤脉络,离经之血外溢肌肤黏膜而成紫癜,湿流关节则关节疼痛;如饮食不节或药毒损伤致湿热内生中伤,脾胃脉络,可见腹痛、便血;湿热下损肾与膀胱血络或热盛伤阴、阴虚火旺则尿血;严重者肾虚失其统摄,水谷精微流失而出现蛋白尿。此期血尿多严重于蛋白尿。慢性期病机主要为久病致脾肾亏虚,气不摄血或肾失固摄则精微外泄。或疾病过程中离经之血成为瘀血,《血证论》云:"离经之血,虽清血鲜血,亦是瘀血。"瘀血阻络,血行不畅,可诱发或加重出血,故脾肾亏虚、瘀血阻络常为过敏性紫癜反复不愈的病机之一。

## 二、辨证施治

《景岳全书·血证》载:"凡治血证,须知其要,而血动之由,惟火惟气耳。故察火者,但察其有火无火,察气者,但察其气虚、气实,知此四者而得其所以,则治血之法无余义矣。"在急性期治疗中,要注重疏风清热、清利湿热、养阴透邪、凉血止血等相互兼顾,辨证施治,使祛邪而不伤正。

1. **风热或实热证**　多遵吴鞠通《温病条辨》"血从上溢者,犀角地黄汤合银翘散主之"之训,方用苦咸寒之水牛角代替犀角,凉血清心而解热毒,使火平热降,毒解血宁;以甘苦寒之生地黄,凉血滋阴生津;赤芍与牡丹皮,清热凉血,活血散瘀,可收化斑之功;金银花、连翘、薄荷辛凉,清解上焦风热;蝉蜕散风热、透疹;紫草、茜草、白茅根、小蓟草等凉血止血;芦根清热生津,生甘草清热解毒,又可调和诸药。合而用之,共成疏风清热,解毒凉血之功。

加减:伴皮肤瘙痒者加白鲜皮、地肤子;腹痛明显者加当归、白芍、白芷;夹湿关节肿痛者加生石膏、防己、生薏苡仁;咽喉肿痛者加山豆根、板蓝根、牛蒡子;尿血者加小蓟草、白茅根。

2. **湿热蕴结证**　需兼顾利湿与清热。多选用苦杏仁、白蔻仁、生薏苡仁宣上、畅中、渗下以祛湿邪;半夏燥湿化痰,消痞散结;通草、石韦、滑石导湿热从小便而解;茜草、紫草凉血止血;木香行气化湿;泽兰活血化瘀,行水消肿;生甘草调和诸药。

加减:便血加三七粉、阿胶珠;尿血加小蓟草、白茅根;脘胀腹痛重者加白芍、白芷;关节痛者加桑枝、防己、忍冬藤。

3. **阴虚火旺证**　方选知柏地黄丸合茜根散加减,方中知母、黄柏为君药,坚肾阴清虚热;生地黄、女贞子、天冬滋阴清热凉血;辅以地骨皮、青蒿清肾经虚热;牡丹皮、赤芍、紫草凉血散血;蝉蜕散热透疹;生甘草清热解毒,调和诸药。

加减:皮肤紫癜明显者加白鲜皮、地肤子、仙鹤草;尿血者加石韦、小蓟草、白茅根、三七粉;蛋白尿者加山萸肉、芡实。

4. **气不摄血证**　方选补中益气汤或归脾汤加减,但必重用黄芪大补中气以固摄;党参、茯苓、白术、莲子、炙甘草健脾益气;当归、白芍养血;柴胡升举阳气;陈皮调理中气以防滋腻;仙鹤草、海螵蛸收敛止血,共奏补气摄血之效。

加减:气虚重者重用黄芪,改党参为人参;便溏者加山药、白扁豆;尿血者加白茅根炭、小蓟草；蛋白尿者重用黄芪，加芡实。

5. **脾肾两虚证**　用验方双蛸汤加减，方中以桑螵蛸、海螵蛸补肾固摄，以防精微物质外泄；杜仲、菟丝子、淫羊藿温补肾阳；配山萸肉以阴中求阳；黄芪、白术补脾益气摄血；白茅根炭、益母草、小蓟清利下焦而止血，炙甘草调和诸药。诸药合用，脾肾得固，精微不泄。

加减：尿血重者加蒲黄炭、侧柏炭；蛋白尿重者加芡实、金樱子；水肿者加茯苓、泽泻、大腹皮等。

## 三、并发症辨治

### （一）血尿

血尿为过敏性紫癜比较顽固难愈的症状之一，其病机多为热蓄下焦，灼伤阴络。如白花蛇舌草、小蓟、石韦、白茅根等。其中白茅根具有凉血止血、清热解毒之功效，《神农本草经》认为其具有"主劳伤虚羸，补中益气，除瘀血、血闭寒热，利小便"之功效，既可以补虚，又可以清热，利小便，除瘀血而止血。石韦药性苦甘凉，具有利水通淋作用，对淋痛、尿血有效，为尿血对症治疗要药。白花蛇舌草、小蓟清热凉血止血。

### （二）蛋白尿

过敏性紫癜肾型常见症状除尿血外，尚可见尿蛋白持续难消，如尿中含有大量蛋白可致尿中有泡沫、尿液浑浊，故可以"尿浊"表述。其本虚标实，以本虚为主。本虚为肾气亏虚，肾气不固，不能藏精。精气宜藏不宜泄，肾为封藏之本，受五脏六腑之精气而藏之；脾主统摄、升清，精微物质的生成输布、吸收、转化都与脾肾两脏密切相关；若肾藏失职，或脾虚不能运化水谷精微，不能上输于肺而布运全身，及与湿毒混杂，从小便而泄，精微外泄故致尿浊；标实为热毒、瘀血、湿浊等。故应标本兼治，在补肾固摄的基础上，兼顾解毒化瘀祛湿。临床常应用大剂量黄芪大补中气而健脾以固肾气，同时给予补肾药物如墨旱莲、女贞子、菟丝子、山萸肉等以脾肾双补，并加固摄药物如海螵蛸、桑螵蛸等。少佐白花蛇舌草清热解毒，益母草活血止血，玉米须利水渗湿消肿，共同消除蛋白尿。

## 四、心得体会

### （一）紫癜肾炎，重用黄芪

紫癜性肾炎，即使紫癜症状全消，亦可持续在尿检查中发现尿蛋白、隐血阳性。患者多伴有倦怠乏力、水肿、腰膝酸痛等脾肾亏虚症状。治疗中切不可一味攻伐，再伤正气，当分清虚耗之脏腑，治以健脾益肾，并酌加收敛固涩之品。临床对肾虚者需辨阴阳，常治以滋阴清热、益肾固精之黄精、女贞子、墨旱莲或益肾温阳之山萸肉、菟丝子、淫羊藿等药物，益精收敛固涩之品常重用桑螵蛸、海螵蛸、芡实等以提高疗效。脾气虚不能固摄者常用大剂量黄芪 30~120g，补脾益气固摄。黄芪作为传统中药在我国应用已有几千年的历史，《神农本草经》就将其列为上品。黄芪味甘，微温，归脾肺经，功能补气升阳，益卫固表，托毒生肌，利水退肿。黄芪作为中药补气药中的代表药物，具有补而不腻的特点，可单味使用，也可与其他药物配伍应用。体内、外试验均证实，黄芪能显著纠正过敏性紫癜患者 Th1/Th2 亚群失衡，并且能够明显改善 IgA 肾病模型大鼠 Th1/Th2 亚群失衡，同时使肾组织 Th2 型细胞因子表达面积明显减少。黄芪注射液作为黄芪的提取物，近年来广泛应用于治疗以蛋白尿为主要表现的紫癜性肾炎。笔者在临床实践中总结发现，应用大剂量黄芪治疗以蛋白尿为主要表现的紫癜性肾炎疗效显著，未见任何不良反应，为治疗难治性紫癜肾开辟一条新思路。

**（二）清热凉血，莫忘祛风**

本病起病多急骤，有外感风热之症，初期多紫癜色鲜红，伴见咽部红肿，流涕，舌红，苔黄，脉数等风热之象。对血热发斑者通常遵叶天士"入血犹恐耗血动血，直须凉血散血"之意，并应佐以祛风散热。此时祛风即是散热，犹屋中燠热而开敞户牖，常用的祛风药如防风、蝉蜕等。防风既为风中之润药，兼祛内外之风，又能胜湿理脾，一药可多用。蝉蜕具有清透达邪、发散诸热、拔毒外出之功。皮肤紫癜长期不愈者可在方中重用白鲜皮、白蒺藜等。

**（三）止血消斑，不留瘀滞**

离经之血即为瘀血，并成为疾病迁延不愈的病机之一。故在止血消斑之时需注重不留瘀滞。初期出血多属热毒或湿热迫血妄行。遵叶天士"入营犹可透热转气，入血犹恐耗血动血，直须凉血散血"之旨。治以清热凉血止血，并注意凉中兼散，避免过于苦寒，以防留瘀。常选用水牛角、羚羊角、牡丹皮等。后期出血多由气虚不摄或阴虚火旺所致。气虚推动无力可致瘀血形成，阴虚火旺可以造成血液凝滞。气虚者多用活血止血药物如蒲黄炭、血余炭、三七粉等止血不留瘀且无寒凉之弊的药物。对阴虚火旺者可给予赤芍、牡丹皮等凉血活血药物。

# 第四章 验案集萃

## 第一节 贫血类验案

### 案1 健脾祛湿、滋肾养阴治疗自身免疫性溶血性贫血

患者王某,女,21岁,学生,河北省固安县人,主因面黄、乏力2周就诊。患者2周前无明显诱因出现面目发黄、小便色黄,伴有乏力,无发热、腰痛等症状,当地医院查血常规提示:贫血(具体不详),为进一步诊治,来我院就诊。既往身体健康,无高血压、糖尿病、冠心病等病史。

首诊(2019年10月14日):患者颜面皮肤黄染,乏力,头晕,心悸,活动后加重,身体困重、口渴而不思饮,纳食差,大便溏,尿深黄,夜寐安,舌质淡胖、苔白腻,脉濡细。血常规:白细胞 $9.97 \times 10^9$/L,红细胞 $0.95 \times 10^{12}$/L,血红蛋白 50g/L,血小板 $217 \times 10^9$/L,网织红细胞百分比 17.07%;生化检查:总胆红素 62.86μmol/L,间接胆红素 46.09μmol/L;库姆斯试验分型:抗 IgG 阳性;抗核抗体谱均阴性。骨髓细胞形态:增生明显活跃,粒系比例减低,红系明显增生,中晚幼红细胞比例均增高,形态正常,部分可见处于有丝分裂中的红细胞、花瓣形核幼红细胞,成熟红细胞大小不一,全片巨核细胞不少,血小板成堆可见。

中医诊断:黄疸 脾虚湿困。

西医诊断:自身免疫性溶血性贫血。

治则:益气养血,健脾渗湿。

方药:参苓白术散加减。

| | | | |
|---|---|---|---|
| 党参 15g | 白术 15g | 黄芪 30g | 砂仁 10g<sup>后下</sup> |
| 山药 15g | 茯苓 15g | 当归 10g | 熟地黄 15g |
| 猪苓 10g | 白扁豆 10g | 茵陈 15g | 青蒿 10g |
| 鸡内金 10g | 焦三仙<sub>各</sub>30g | 阿胶 10g<sup>烊化</sup> | |

10剂,水煎服,每日1剂。同时应用泼尼松50mg口服,每日1次。

二诊（2019年10月20日）：患者皮肤黄染、乏力、身体困重症状较前减轻，纳食可，二便调，舌质淡、苔白，脉沉细。血常规：白细胞 8.77×10⁹/L，红细胞 1.77×10¹²/L，血红蛋白 73g/L，血小板 246×10⁹/L，RE 10.4%，泼尼松继续 50mg 口服，每日 1 次。患者症状均得到改善，中药在原方基础上去焦三仙、鸡内金，20 剂。

三诊（2019年12月3日）：患者黄染消失，乏力明显减轻，自觉手足心热，时有盗汗，纳食可，夜寐安，二便调，舌质淡红、少苔，脉细略数。血常规：白细胞 10.14×10⁹/L，红细胞 4.12×10¹²/L，血红蛋白 121g/L，血小板 176×10⁹/L，网织红细胞百分比 4.2%。

治则：滋阴清热，补肾养血。

方药：知柏地黄汤加减。

| | | | |
|---|---|---|---|
| 黄柏 10g | 知母 10g | 牡丹皮 10g | 山茱萸 15g |
| 茯苓 10g | 当归 10g | 熟地黄 15g | 地骨皮 10g |
| 党参 15g | 黄芪 30g | 白术 10g | 煅龙骨 30g^先煎 |
| 煅牡蛎 30g^先煎 | 生甘草 6g | | |

15 剂，水煎服，日 1 剂。泼尼松逐渐减量。

【心得体会】自身免疫性溶血性贫血临床主要以乏力、身黄、目黄、尿黄等为主要表现，西医以激素为首选治疗，疗效肯定；但同时应用激素常伴有多种不良反应，故在应用激素基础上应用中药辨证论治，不仅可以改善患者贫血、黄疸症状，同时可以减轻因应用激素出现的手足心热、盗汗等阴虚内热症状。此患者为青年女性，正虚之体，复感湿热之邪，或脾胃虚弱，运化失职，湿浊内生，郁而化热，湿热邪毒伤营败血，熏蒸肝胆，胆汁外溢，浸渍肌肤，下注膀胱，故表现为目黄、身黄、尿黄、乏力为主，发病之初脾虚与湿邪并重，虚实夹杂，故应用参苓白术散加减，益气养血，健脾渗湿，祛湿不忘扶正，以免祛邪太过，伤及正气，使湿浊得以驱除，气血得以生化。但随着激素应用时间增长，患者表现阴虚内热为主证，应用知柏地黄汤加减滋阴清热，改善患者症状。

本病为贫血性疾病，正虚贯穿始终，宜根据气血阴阳之盛衰，随证或益气、或养血、或滋阴、或温阳，治疗时应依据脏腑辨证，补其不足，损其有余，扶正祛邪并举，标本兼治，方可取得佳效。

## 案2 滋阴济阳治疗再生障碍性贫血

患者胡某，女，48岁，河北省保定市人，主因全血细胞减少 10 余年，加重

3 年就诊。患者于 10 年前体检发现全血细胞减少，就诊于河北省某医院，经骨髓穿刺、活检等相关检查确诊为再生障碍性贫血，间断服用药物治疗（具体药物不详），效果不佳。2016 年被确诊为乳腺癌，保乳治疗。2021 年 10 月乳腺癌复发予全切及放疗、化疗，后血象下降明显。今为求进一步治疗，遂来我院门诊。既往身体健康，无高血压、糖尿病、冠心病等病史。

首诊（2022 年 6 月 23 日）：患者乏力，间断齿衄，手足肿胀感，周身无明显瘀斑、瘀点，无发热盗汗，食欲缺乏，寐可，小便调，大便稀。舌红苔薄黄，脉弦细。血常规：白细胞 $4.0 \times 10^9/L$，血红蛋白 123g/L，血小板 $85 \times 10^9/L$。

中医诊断：髓劳病 肾阴阳两虚证。

西医诊断：1. 再生障碍性贫血。2. 乳腺癌术后。

治则：滋阴济阳，填精益髓。

方药：参芪仙补方加减。

| | | | |
|---|---|---|---|
| 太子参 10g | 黄芪 15g | 炒白术 10g | 当归 10g |
| 茯苓 10g | 陈皮 10g | 仙鹤草 30g | 补骨脂 15g |
| 牡丹皮 6g | 马鞭草 15g | 山药 20g | 炒薏苡仁 10g |
| 砂仁 6g后下 | 桔梗 10g | 鸡内金 15g | 炙甘草 6g |

30 剂，水煎服，每日 1 剂。

二诊（2022 年 7 月 18 日）：患者仍偶有乏力，齿衄较前稍好转，手足仍有肿胀感，周身无明显瘀斑、瘀点，食欲缺乏，寐差，入睡困难。小便可，大便偏稀。舌红苔薄黄，脉弦细。血常规：白细胞 $3.07 \times 10^9/L$，血红蛋白 109g/L，血小板 $39 \times 10^9/L$。

上方太子参换党参，去当归、陈皮、牡丹皮、山药、炒薏苡仁、桔梗、炙甘草等药，加焦三仙以增强开胃消食功效，加煅龙骨、煅牡蛎、酸枣仁以重镇敛精、养心安神助睡眠，加蒲黄炭以止衄，加枸杞子、女贞子、墨旱莲、菟丝子以滋补肝肾，大枣以养血。

| | | | |
|---|---|---|---|
| 党参 10g | 黄芪 15g | 炒白术 10g | 茯苓 10g |
| 仙鹤草 30g | 补骨脂 15g | 煅龙骨 30g | 煅牡蛎 30g |
| 马鞭草 15g | 砂仁 6g后下 | 鸡内金 15g | 焦三仙各 10g |
| 酸枣仁 30g | 蒲黄炭 10g包 | 枸杞子 15g | 女贞子 15g |
| 墨旱莲 15g | 菟丝子 15g | 大枣 9g | |

30 剂，水煎服，每日 1 剂。

三诊（2022 年 9 月 19 日）：患者乏力较前减轻，双腿沉重感，双手关节疼痛，手部肿胀感，晨僵、齿衄明显好转，纳食可，寐可，小便可，偶有大便稀。舌红,无苔,脉细。血常规:白细胞 $4.07 \times 10^9/L$,血红蛋白 $114g/L$,血小板 $66 \times 10^9/L$。骨髓细胞形态:增生活跃,无核细胞:有核细胞 $=1\,000:75$,粒系占 52%,红系占 31%,粒:红 $=1.68:1$。粒系增生活跃,各阶段细胞比值及形态大致正常,嗜酸性粒细胞易见。红系增生活跃,以中晚幼红细胞为主,形态未见异常。全片巨核细胞 13 个,血小板少见,形态正常,未见其他异常细胞。

上方去茯苓、马鞭草、酸枣仁、砂仁、焦三仙、蒲黄炭、枸杞子、女贞子、墨旱莲、菟丝子、大枣等药,加桂枝、葛根解肌、温通经脉,威灵仙、独活、土茯苓、秦艽、白芍通利关节止痛,山药、芡实以补脾肾。

| | | | |
|---|---|---|---|
| 党参 15g | 黄芪 30g | 白术 15g | 仙鹤草 30g |
| 当归 10g | 桂枝 10g | 白芍 20g | 葛根 30g |
| 威灵仙 10g | 山药 20g | 芡实 20g | 补骨脂 15g |
| 独活 10g | 土茯苓 20g | 秦艽 15g | 煅龙骨 20g<sup>先煎</sup> |

煅牡蛎 20g<sup>先煎</sup>

30 剂,水煎服,每日 1 剂。

西药:达那唑胶囊,0.2g,口服,每日 1 次。

四诊(2022 年 12 月 29 日):患者乏力较前减轻,无明显齿衄,自觉手部肿胀感及关节疼痛较前缓解,纳食可,寐可,小便频数,大便不成形。舌红,苔薄黄,脉细。血常规:白细胞 $4.29 \times 10^9/L$,血红蛋白 $116g/L$,血小板 $58 \times 10^9/L$。

继用参芪仙补汤加减:

| | | | |
|---|---|---|---|
| 太子参 15g | 黄芪 20g | 仙鹤草 30g | 补骨脂 10g |
| 生地黄 20g | 熟地黄 20g | 麦冬 15g | 柴胡 10g |
| 黄芩 10g | 马鞭草 15g | 制远志 10g | 炙甘草 6g |
| 黄精 15g | 女贞子 15g | 墨旱莲 10g | 菟丝子 10g |
| 五味子 10g | 三七粉 3g<sup>冲</sup> | 阿胶珠 10g<sup>烊化</sup> | 羚羊角粉 0.3g<sup>冲</sup> |

30 剂,水煎服,每日 1 剂。

方中太子参、黄芪、补骨脂填精益髓,补益气血,仙鹤草、马鞭草、三七粉、羚羊角粉清热凉血止血,生地黄、女贞子、墨旱莲、黄精滋阴补肾,熟地黄、菟丝子、阿胶珠温阳补肾养血,远志、醋五味子益智固精缩尿,麦冬养肺胃之阴,柴胡与黄芩共奏小柴胡之功以调和阴阳,少量炙甘草调和诸药。

西药:盐酸左旋咪唑,25mg,口服,每日 3 次;达那唑胶囊,0.2g,口服,每日 2 次。

五诊(2023 年 2 月 23 日):患者乏力较前明显减轻,无明显齿衄,手部肿胀感及关节疼痛较前缓解,纳食可,寐可,小便频,大便干。舌淡红,苔薄黄,脉弦细。血常规:白细胞 $4.22 \times 10^9$/L,血红蛋白 129g/L,血小板 $83 \times 10^9$/L。

上方去补骨脂、麦冬、柴胡、黄芩、马鞭草、远志、黄精、女贞子、菟丝子等药,加白鲜皮、肿节风、地榆、紫草以清热凉血解毒;加桂枝、桑枝、地龙、油松节以通经脉除湿,通利关节,白芍缓急止痛;加黄柏炭、小蓟、茅根炭以清热凉血止血;石韦、绵萆薢去浊利小便;当归以养血活血。

| | | | |
|---|---|---|---|
| 太子参15g | 黄芪20g | 仙鹤草30g | 白鲜皮10g |
| 生地黄20g | 熟地黄20g | 肿节风10g | 地榆10g |
| 墨旱莲10g | 紫草15g | 桂枝10g | 地龙10g |
| 油松节10g | 白芍15g | 黄柏炭10g | 小蓟15g |
| 茅根炭30g | 石韦10g | 绵萆薢10g | 当归10g |
| 五味子10g | 三七粉3g$^{冲}$ | 阿胶珠10g$^{烊化}$ | 羚羊角粉0.3g$^{冲}$ |
| 炙甘草6g | 桑枝10g | | |

30剂,水煎服,每日1剂。

六诊(2023年3月23日):患者乏力较前明显减轻,无明显齿衄,手部肿胀感及关节疼痛明显缓解,活动后周身偶有酸痛,纳食可,寐可,小便频较前好转,大便调。舌淡红,苔薄黄,脉弦。血常规:白细胞 $5.05 \times 10^9$/L,血红蛋白 134g/L,血小板 $99 \times 10^9$/L。

上方去紫草五味子等药,加桑寄生、杜仲、续断补肝肾,强筋骨;加威灵仙增强全方祛湿通利关节作用;萹蓄加强利湿通淋之功。

| | | | |
|---|---|---|---|
| 太子参10g | 黄芪20g | 仙鹤草30g | 当归10g |
| 白芍15g | 肿节风10g | 地榆10g | 油松节10g |
| 桂枝10g | 桑枝10g | 黄柏炭12g | 小蓟15g |
| 茅根炭30g | 地龙10g | 石韦20g | 白鲜皮20g |
| 绵萆薢10g | 甘草片6g | 墨旱莲10g | 熟地黄10g |
| 生地黄10g | 桑寄生20g | 杜仲10g | 续断10g |
| 威灵仙10g | 萹蓄10g | | |

30剂,水煎服,每日1剂。

月余后电话随诊,前症皆除,未诉其他特殊不适。

【心得体会】患者为中老年女性,以乏力为主要表现,中医辨证属肾阴阳两虚。患者先天禀赋不足,劳倦内伤,情志失调,饮食不节,感受邪毒,引起脏腑亏虚,肾精匮乏,生髓无力。血虚无法濡养肢体筋脉,则肢体筋脉拘挛疼痛;肾精不足,骨髓枯竭,精不化血致阴亏,肾阴亏则阴不敛阳,相火妄动,热从内生,热迫血行则致齿衄;阴阳互根,阴亏日久则损及阳,肾阳不足则食少便溏。治疗应以补肾阴助肾阳,填精益髓为本,方用参芪仙补方加减。方中党参(太子参)、黄芪填精益髓,补益气血,仙鹤草、马鞭草、三七粉、羚羊角粉清热凉血止血,生地黄、女贞子、墨旱莲、黄精滋阴补肾,熟地黄、菟丝子、阿胶珠温阳补肾养血,加桂枝、桑枝、地龙、油松节以通经脉除湿,通利关节;加黄柏炭、小蓟、茅根炭以清热,凉血止血;石韦、绵萆薢、萹蓄等药去浊利小便,给邪毒以出路;当归养血活血;鸡内金、焦三仙等药消食开胃,加陈皮以行气,防止滋腻碍胃;少量甘草调和全方。诸药合用,共奏补益阴阳,填精益髓之功。

### 案3 滋阴补肾、填精益髓治疗难治性再生障碍性贫血

患者范某,男,28岁,吉林省吉林市人,主因再生障碍性贫血23年余,加重3个月就诊。患者23年前因发热在当地医院诊断为再生障碍性贫血,予司坦唑醇片、十一酸睾酮胶囊及中药治疗。2013年外周血常规恢复正常。其后,未规律服药及监测血常规。3个月前患者血常规显示全血再次下降,当地医院给予十一味参芪片4片,口服,每日3次;地榆升白片4片,口服,每日3次,未见疗效。为寻求进一步治疗到我院就诊。既往身体健康,无高血压、糖尿病、冠心病等病史。

首诊(2017年10月23日):患者诉近3个月手足心热,自觉身体发热,伴眼睑水肿2个月,畏寒肢冷近1个月。纳食可,食后腹胀,腰膝酸软,偶有遗精,夜寐欠安,多梦。便秘,偶有便中带血,尿频,夜尿增多,舌质淡,苔薄白,脉滑细。血常规:白细胞 $2.8 \times 10^9$/L,血红蛋白65g/L,血小板 $36 \times 10^9$/L。

中医诊断:髓劳 肾阴虚证。

西医诊断:再生障碍性贫血。

治则:滋阴补肾,填精益髓。

方药:参芪仙补汤加减。

| | | | |
|---|---|---|---|
| 太子参15g | 黄芪24g | 仙鹤草24g | 补骨脂10g |
| 生地黄20g | 熟地黄20g | 当归10g | 枸杞子10g |
| 女贞子20g | 墨旱莲15g | 黄精15g | 槐花10g |
| 炒酸枣仁20g | 合欢皮10g | 桑寄生30g | 杜仲10g |
| 三七粉3g<sup>冲</sup> | 天花粉10g | 鹿角粉10g<sup>冲</sup> | |

90剂,水煎服,每日1剂。

患者初诊见手足心热,自觉身体发热,腰膝酸软、便秘、失眠多梦、遗精等

肾阴虚症状，同时可见畏寒肢冷、眼睑水肿之肾阳虚症状，但以肾阴虚为主。故予我院自拟参芪仙补汤加减滋阴补肾，填精益髓。方中太子参、黄芪、熟地黄、当归补益气血；仙鹤草、槐花凉血止血以改善便中带血；三七粉化瘀止血；生地黄、枸杞子、女贞子、墨旱莲滋阴补肾；黄精补肾益精；桑寄生、杜仲补肝肾、强筋骨以缓解腰膝酸软；补骨脂、鹿角粉补肾助阳，改善畏寒肢冷，同时取意阳中求阴；炒酸枣仁、合欢皮养心安神；天花粉清热生津，降心火，助阳入于阴，改善失眠多梦。诸药合用共奏滋补肾阴，填精益髓之效。

二诊（2018年1月10日）：患者服药后诸症改善，齿龈间断渗血，偶有头晕，手心热，阳痿早泄。夜寐可，纳食可，二便大致正常。舌质淡，苔黄腻，脉滑数。血常规：白细胞$3.11 \times 10^9$/L，血红蛋白81g/L，血小板$57 \times 10^9$/L；肝功能：丙氨酸转氨酶49.1U/L。尿隐血（+）。

患者经治疗后血象改善明显，诸症好转，减杜仲、桑寄生、天花粉、合欢皮、当归等药物。目前齿龈渗血、阳痿早泄明显，尿隐血（+），结合手心热，苔黄腻，脉滑数，考虑仍以阴虚为主。虚火上炎可见齿龈渗血，故调整处方，加羚羊角粉、白茅根凉血止血；卷柏、藕节收敛止血；马鞭草活血祛瘀，以消散离经之血；麦冬、银柴胡滋阴清虚热；加巴戟天、菟丝子助鹿角粉补肾助阳；加砂仁行气化湿和胃，以防滋腻。此外患者转氨酶升高，予谷胱甘肽片0.4g，口服，每日3次，保肝降酶。

| | | | |
|---|---|---|---|
| 太子参15g | 黄芪24g | 仙鹤草30g | 马鞭草15g |
| 生地黄20g | 麦冬20g | 白茅根15g | 女贞子20g |
| 墨旱莲15g | 卷柏10g | 藕节10g | 砂仁6g |
| 银柴胡10g | 菟丝子10g | 枸杞子15g | 三七粉3g<sup>冲</sup> |
| 巴戟天10g | 鹿角粉5g<sup>冲</sup> | 羚羊角粉0.9g<sup>冲</sup> | 熟地黄20g |

90剂，水煎服，每日1剂。

三诊（2018年4月16日）：患者一般情况可，齿龈渗血及头晕均较前明显好转，乏力、耳鸣，腰膝酸软，偶有胃脘部胀痛，进食后明显，无气短、胸闷等症状，夜寐安，纳可，二便调。舌质淡，苔薄白，脉滑细。血常规：白细胞$3.2 \times 10^9$/L，血红蛋白79g/L，血小板$60 \times 10^9$/L；尿隐血（++）；肝功能未见异常。

患者血象大致同前，乏力，胃脘胀痛，改太子参为党参，黄芪加量以增强益气之功；砂仁加量增强温中行气作用以改善胃脘胀满；耳鸣、腰膝酸软明显，予加黄精、补骨脂补肾填精。尿隐血（++），白茅根改为白茅根炭以增强凉血、收敛止血作用。

| | | | |
|---|---|---|---|
| 党参 15g | 黄芪 30g | 补骨脂 10g | 仙鹤草 30g |
| 马鞭草 15g | 生地黄 20g | 枸杞子 10g | 黄精 10g |
| 女贞子 15g | 菟丝子 10g | 墨旱莲 10g | 藕节 10g |
| 麦冬 15g | 卷柏 10g | 白茅根炭 20g | 三七粉 3g<sup>冲</sup> |
| 砂仁 9g | 羚羊角粉 0.3g<sup>冲</sup> | 熟地黄 20g | |

90 剂,水煎服,每日 1 剂。

四诊(2018 年 7 月 9 日):患者乏力,偶有齿龈渗血,手心热,无自汗,夜间盗汗,偶有胃胀痛,进食后明显,无口干、口苦,无畏寒肢冷,纳食可,夜寐安,小便调,大便干,舌质淡,苔薄白,脉弦细。血常规:白细胞 $2.5 \times 10^9/L$,血红蛋白 76g/L,血小板 $53 \times 10^9/L$;肝肾功能未见异常;尿隐血( + )。

患者血象大致同前,阳虚症状好转明显,减巴戟天等药物。目前阴虚症状明显,大便干,加青蒿、知母清热凉血,滋阴润燥;偶有进食后胃胀痛,予鸡内金消食健胃,牡丹皮、赤芍清热凉血兼散瘀止痛。加制何首乌、鹿角胶补肝肾,益精血,促进造血,同时鹿角胶还可增强止血之力。

| | | | |
|---|---|---|---|
| 党参 15g | 黄芪 20g | 仙鹤草 20g | 生地黄 20g |
| 当归 10g | 马鞭草 15g | 黄精 20g | 青蒿 10g |
| 知母 10g | 制何首乌 10g | 女贞子 20g | 墨旱莲 15g |
| 藕节 10g | 菟丝子 10g | 牡丹皮 10g | 赤芍 15g |
| 卷柏 10g | 鸡内金 10g | 羚羊粉 0.6g<sup>冲</sup> | 三七粉 3g<sup>冲</sup> |
| 鹿角胶 10g<sup>烊化</sup> | 熟地黄 20g | | |

90 剂,水煎服,每日 1 剂。

五诊(2018 年 10 月 15 日):患者乏力好转,偶有头晕,齿龈渗血较前减少,无自汗盗汗,无手足心热、畏寒肢冷,偶有胃脘不适,进食后胀满,夜间疼痛,咽喉异物感,无口干、口苦,夜寐欠安,多梦,纳少,大便干,小便正常。脉滑细,舌胖大,苔薄白。血常规:白细胞 $2.8 \times 10^9/L$,血红蛋白 77g/L,血小板 $69 \times 10^9/L$。

患者气虚,气机不畅表现明显,减生地黄、熟地黄、黄精等药物,党参、黄芪加量。胃脘不适,加陈皮、砂仁、焦三仙消食化积,行气除滞;患者仍可见肾阳虚症状,予山萸肉平补肾之阴阳,益精固涩,巴戟天温肾助阳,填精益髓,肾精充足方能上充脑窍,改善头晕;夜寐欠安,予灵芝补气安神,补养气血。

| | | | |
|---|---|---|---|
| 党参 20g | 黄芪 30g | 仙鹤草 30g | 补骨脂 10g |
| 当归 15g | 白芍 15g | 白术 10g | 陈皮 10g |
| 女贞子 15g | 菟丝子 10g | 枸杞子 10g | 巴戟天 10g |

| 灵芝 10g | 合欢皮 10g | 山萸肉 15g | 砂仁 10g |
| 藕节 10g | 焦三仙各 10g | 三七粉 3g<sup>冲</sup> | 羚羊粉 0.6g<sup>冲</sup> |

90 剂，水煎服，每日 1 剂。

六诊（2019 年 1 月 7 日）：患者口苦，齿龈渗血，面部及背部痤疮，无汗出，无手足心热，纳食可，偶有胁肋胀满，夜寐欠安，大便调，小便黄，舌质淡红，苔黄，脉沉细。血常规：白细胞 $3.3 \times 10^9$/L，血红蛋白 78g/L，血小板 $58 \times 10^9$/L。

患者口苦，齿龈渗血，皮肤痤疮，小便黄，苔黄，少阳热象明显，减补骨脂、白术、陈皮等药物，加柴胡、黄芩清半表半里之热，和解少阳；胁肋胀满，予木香行气止痛，疏肝利胆；患者齿龈渗血，皮肤痤疮，予马鞭草活血祛瘀。

| 党参 15g | 黄芪 20g | 仙鹤草 30g | 当归 15g |
| 白芍 15g | 柴胡 10g | 黄芩 10g | 女贞子 20g |
| 枸杞子 15g | 巴戟天 10g | 木香 6g | 灵芝 10g |
| 山萸肉 10g | 炒酸枣仁 20g | 藕节 10g | 马鞭草 15g |
| 焦三仙各 10g | 三七粉 3g<sup>冲</sup> | 羚羊角粉 0.6g<sup>冲</sup> | |

90 剂，水煎服，每日 1 剂。

七诊（2019 年 4 月 22 日）：患者一般情况可，乏力，面部痤疮，手足心热，无自汗、盗汗，纳食可，夜寐安，二便调。舌体胖大，边有齿痕，苔白，脉沉细。血常规：白细胞 $3.0 \times 10^9$/L，血红蛋白 81g/L，血小板 $49 \times 10^9$/L；尿隐血（+）。

患者少阳热象消失，减柴胡、黄芩等药物，睡眠改善，减灵芝、酸枣仁，阳虚不明显，减巴戟天。目前仍以滋补肾阴为主，手足心热明显，加银柴胡清虚热。尿隐血持续阳性，予牡丹皮、黄柏炭凉血止血，砂仁、炙甘草和中。

| 党参 15g | 黄芪 24g | 仙鹤草 30g | 当归 15g |
| 白芍 15g | 银柴胡 10g | 女贞子 20g | 枸杞子 15g |
| 牡丹皮 10g | 藕节 10g | 马鞭草 15g | 黄精 15g |
| 黄柏炭 10g | 山萸肉 10g | 砂仁 10g | 炙甘草 6g |
| 三七粉 3g<sup>冲</sup> | 羚羊角粉 0.6g<sup>冲</sup> | | |

60 剂，水煎服，每日 1 剂。

八诊（2019 年 6 月 17 日）：患者一般情况可，乏力及痤疮好转，手足心热，偶有盗汗，纳食可，夜寐安，二便调。舌质淡，苔薄黄，脉沉细。血常规：白细胞 $2.9 \times 10^9$/L，血红蛋白 85g/L，血小板 $60 \times 10^9$/L。

患者诸症好转，病情稳定，虚热明显，上方加青蒿 10g，90 剂，颗粒剂，每日 1 剂，早晚温开水冲服。

九诊（2019 年 9 月 23 日）：患者乏力，长时间行走后双下肢酸痛明显，偶有齿龈渗血，畏寒，夜寐安，纳可，晨起排尿疼痛，尿色略黄，大便正常。舌质淡暗，苔薄白，脉沉细。血常规：白细胞 $3.2 \times 10^9$/L，血红蛋白 99g/L，血小板 $67 \times 10^9$/L。尿隐血:（+）。

患者血象好转明显，症见齿龈渗血，尿黄，上方藕节加量至 15g 以增加凉血止血功效。乏力、腰膝酸软明显，加桑寄生 30g，怀牛膝 10g 以补肝肾，强筋骨。90 剂，颗粒剂，每日 1 剂，早晚温开水冲服。

【心得体会】患者既往口服西药治疗有效，血象可恢复正常，其后自行停药。逾时四年，旧病复发，因抵触西药不良反应而至我院寻求纯中医治疗。治疗早期兼证颇多，需分清主次，优先解决主要矛盾，同时兼顾次要矛盾。其中具体尺度的把握颇有学问，需投药问路，适时调整。奈何患者路途遥远，就诊成本较高，故每 3 个月复诊 1 次。此之弊端在于处方调整不及时，补阴补阳难于恰到好处。因此，疾病诊治更需要医师具备大量临床经验，难度极大。提示吾辈平素诊治病患需处处留心，时时总结，方能有备无患，临证从容。患者幼年起病，提示先天不足，加之病程日久，体质虚弱，病久阴损及阳或阳损及阴，引起肾阴阳俱损，出现气血亏虚，阴阳失调。因此，此类患者常常临床表现复杂，不能以单纯滋阴、补阳为治疗手段，而需要在治疗过程中根据偏阴虚、阳虚还是阴阳俱虚拟定治法，调整用药侧重。

# 第二节　骨髓增生异常综合征验案

## 案 1　补益脾肾、温中散寒、降逆止呕治疗骨髓增生异常综合征

患者王某，女，54 岁，农民，河北省保定市人，主因间断面色萎黄、乏力 3 年，恶心、呕吐 3 周就诊。患者 3 年前无明显诱因出现面色萎黄、乏力，活动后气短，2021 年 3 月就诊于当地医院，查血常规示：白细胞 $1.89 \times 10^9$/L，血红蛋白 61g/L，血小板 $88 \times 10^9$/L。经骨髓穿刺等相关检查，诊断为骨髓增生异常综合征，给予达那唑、沙利度胺、环孢素、粒细胞刺激因子治疗，效果欠佳。2022 年 10 月 17 日于我院住院治疗，查血常规示：白细胞 $2.9 \times 10^9$/L，血红蛋白 86g/L，血小板 $88 \times 10^9$/L。查肌酐升高，遂停用环孢素，调整为西罗莫司、司坦唑醇及中药口服治疗，血常规可上升至接近正常。后因感冒血象再次出

现下降。2023 年 5 月出现恶心、呕吐,当地医院给予对症治疗未见明显好转,就诊于门诊。既往身体健康,无高血压、糖尿病、冠心病等病史。

首诊(2023 年 5 月 18 日):患者面色萎黄、乏力,间断夜间头部胀痛,心中烦闷,无头晕,纳食少,厌食油腻,偶有恶心,无明显呕吐,大便次数增多,每天 2~3 次,质稀,不成形,小便可,夜寐差,易醒,情绪紧张。舌质淡暗,苔黄,脉滑细。

中医诊断:髓毒劳　肾精亏虚,肝郁脾虚,寒热错杂。

西医诊断:骨髓增生异常综合征。

治则:补益脾肾,疏肝解郁,温中散寒。

方药:参芪仙补汤合半夏泻心汤加减。

| | | | |
|---|---|---|---|
| 柴胡 15g | 清半夏 9g | 干姜 6g | 炙甘草 6g |
| 香附 15g | 川楝子 10g | 木香 6g | 当归 10g |
| 酸枣仁 20g | 煅龙骨 20g | 煅牡蛎 20g | 夜交藤 15g |
| 合欢皮 10g | 茯苓 15g | 砂仁 10g | 焦三仙各 20g |
| 茵陈 20g | 车前草 20g | 山药片 20g | 薏苡仁 20g |
| 党参 10g | 红景天 10g | 黄芪 30g | 枸杞子 10g |
| 菟丝子 15g | | | |

30 剂,水煎服,每日 1 剂。西药予西罗莫司、司坦唑醇促造血治疗。

二诊(2023 年 6 月 16 日):患者面色萎黄、乏力,胃脘胀满嘈杂不适,纳食少,厌食油腻,口干口苦,无恶心呕吐,大便次数增多,每天 1~2 次,成形,小便可,失眠。舌边尖红,苔黄厚,少津,脉滑细。

患者无夜间头部胀痛,出现口干口苦,考虑为湿热内蕴,去香附、川楝子,加用黄芩 10g,黄连 10g,紫苏梗 10g,竹茹 10g,石菖蒲 10g。

三诊(2023 年 7 月 15 日):患者面色萎黄、乏力,胃脘胀满嘈杂不适减轻,纳食少,厌食油腻,口干口苦,手足心热,易汗出,盗汗,无恶心呕吐,大便正常,小便可,失眠改善。舌边尖红,苔黄厚,脉滑细。

患者出现手足心热、盗汗,考虑为肾阴亏虚,日久化热,加用牡丹皮 10g,浮小麦 30g,生龙骨 30g,生牡蛎 30g。

患者持续治疗 6 个月,血红蛋白较前上升,症状明显好转。

【心得体会】患者诊断为骨髓增生异常综合征,以乏力、头部胀痛、纳食少、厌食油腻、恶心、腹泻、寐差为主要症状,属中医"髓毒劳"范畴。患者饮食不节,损伤脾胃,致脾肾虚损,日久不复而引起机体正气不足,邪毒侵袭,伤及营阴致骨髓受损而发病。脾为后天之本,气血生化之源,肾为先天之本,主骨生髓，藏精化血。脾肾亏虚，复受邪毒侵袭，气血之源枯竭，气血不足而发为髓毒劳。辨证属肝郁脾虚，寒热错杂，结合髓毒劳脾肾亏虚之根本，中医治以补益脾肾、温中散寒、降逆止呕为法，方选我院验方参芪仙补汤和半夏泻心汤加减。《金匮要略》曰："呕而肠鸣，心下痞者，半夏泻心汤主之。"本患者症见恶心、厌食油腻、腹泻、心中烦闷，故以半夏泻心汤加减治之，方中半夏降逆止呕开结，干姜温中散寒，首方中未用黄芩、黄连，意恐苦寒伤胃，反予茵陈、车前草清热祛湿；患者头部胀痛、心中烦闷，加柴胡、香附、川楝子、木香疏肝行气；用党参、黄芪、茯苓、砂仁、焦三仙、山药、薏苡仁、煅龙骨、煅牡蛎、枸杞子、菟丝子、当归组成我院验方参芪仙补汤以健脾补肾、填精益髓；患者夜寐差，加用酸枣仁、夜交藤、合欢皮安神助眠；红景天补心肺、益气；甘草调和诸药。

二诊患者无恶心呕吐，腹泻好转，口干口苦明显，加之舌边尖红、苔黄腻，考虑湿热内蕴，加用黄芩、黄连清热泻火，紫苏梗、竹茹、石菖蒲醒脾化湿。

三诊出现手足心热、盗汗等阴虚内热症状，原方加用牡丹皮、浮小麦、生龙骨、生牡蛎等以滋阴清热治疗。经治疗患者症状明显好转。

### 案2 健脾补肾、清热化湿治疗骨髓增生异常综合征

患者王某，男，73岁，河北省霸州市人，主因渐进性面黄、乏力3个月就诊。患者3个月前自觉乏力，当地查血常规提示：白细胞4.2×10⁹/L，血红蛋白114g/L，血小板82×10⁹/L，未进一步诊治，后自觉乏力加重，复查血常规：白细胞2.87×10⁹/L，血红蛋白68g/L，血小板51×10⁹/L，来院就诊。既往糖尿病病史15年；高血压病史10年；下肢静脉血栓病史2年，口服利伐沙班。

首诊（2022年8月29日）：患者面色萎黄、颜面水肿，四肢散在皮疹伴瘙痒，周身乏力，活动后心悸、气短、咳嗽、咳白痰，纳食差，二便调。舌质暗淡，苔黄腻，脉沉弦无力。骨髓细胞形态：增生活跃（－），粒系原始细胞占1.5%，部分细胞可见颗粒缺失，红系比例增高，可见双核、三核、大小核，巨核细胞6个。免疫分型：CD34 0.1%，表型未见明显异常，侧向散射（SSC）减少，部分细胞CD71表达减弱，同时可见小巨核细胞。骨髓活检：增生活跃，各阶段粒红系细胞散在分布，偏幼稚阶段细胞散在，巨核细胞少见，淋巴细胞、浆细胞散在分布，网状细胞（MF-0级）。染色体核型未见异常，MDS相关荧光原位杂交均阴性，MDS基因突变：DNMT3A阳性。

中医诊断:髓毒劳 脾肾两虚,湿热内阻。

西医诊断:1. 骨髓增生异常综合征。2. 2 型糖尿病。3. 高血压 2 级(极高危)。4. 下肢静脉血栓形成。

西医治疗:达那唑 0.2g,每日 2 次,口服。

治则:健脾补肾,清热化湿。

方药:柴胡加龙骨牡蛎汤加减。

| | | | |
|---|---|---|---|
| 柴胡 15g | 黄芩 10g | 桔梗 10g | 太子参 15g |
| 百合 10g | 黄芪 20g | 仙鹤草 30g | 马鞭草 15g |
| 熟地黄 15g | 酒萸肉 10g | 菟丝子 10g | 阿胶珠 10g<sup>烊化</sup> |
| 黄精 20g | 砂仁 6g<sup>后下</sup> | 白术 10g | 陈皮 6g |
| 半夏 9g | 蝉蜕 6g | 白鲜皮 15g | 焦三仙<sub>各</sub>10g |
| 龙骨 20g<sup>先煎</sup> | 牡蛎 20g<sup>先煎</sup> | 枸杞子 10g | 三七粉 3g<sup>冲</sup> |

28 剂,水煎服,每日 1 剂。

二诊(2022 年 9 月 29 日):患者颜面水肿及四肢皮疹消失,周身乏力好转,活动后心悸、气短、咳嗽、咳白痰,纳食可,二便调。舌质暗淡,苔薄黄,脉沉弦无力。血常规:白细胞 3.12×10⁹/L,血红蛋白 76g/L,血小板 50×10⁹/L。

上方减桔梗、蝉蜕、白鲜皮、焦三仙等药物,太子参改党参增强补气作用,加丹参、红景天、茯苓益气活血定悸。

方药:柴胡加龙骨牡蛎汤加减。

| | | | |
|---|---|---|---|
| 柴胡 15g | 黄芩 10g | 竹茹 10g | 党参 15g |
| 百合 10g | 黄芪 20g | 仙鹤草 30g | 马鞭草 15g |
| 熟地黄 15g | 酒萸肉 10g | 菟丝子 10g | 阿胶珠 10g<sup>烊化</sup> |
| 黄精 20g | 砂仁 6g<sup>后下</sup> | 白术 10g | 陈皮 6g |
| 半夏 9g | 红景天 20g | 丹参 20g | 茯苓 10g |
| 龙骨 20g<sup>先煎</sup> | 牡蛎 20g<sup>先煎</sup> | 枸杞子 10g | 三七粉 3g<sup>冲</sup> |

28 剂,水煎服,每日 1 剂。

三诊(2022 年 10 月 27 日):患者乏力好转,间断腰背酸痛,口干、口苦,纳食可,二便调。舌质暗淡,苔薄黄,脉沉细。血常规:白细胞 3.89×10⁹/L,血红蛋白84g/L,血小板 52×10⁹/L。

方药:上方去熟地黄,加木瓜 10g,葛根 30g,龙胆草 10g 以清肝舒筋通络。28 剂,水煎服,每日 1 剂。

【心得体会】骨髓增生异常综合征归属"髓毒劳"范畴,是以精亏气乏为本,毒蕴血瘀为标,涉及"虚""毒""瘀",以正气亏虚为主,气(阳)虚、阴

（血）虚者均较常见，实证以血瘀证为主，兼痰、兼湿；但本病证候往往非单独出现，而是二三种证候同时出现，形成复合证候，骨髓增生异常综合征的治疗依据邪正消长，"虚则补之，实则泻之"为基本治疗原则。本病低危或中危阶段，辨证往往以虚证为主，常见气阴两虚证或脾肾两虚证，治疗应以扶助正气为主，以期"正气存内，邪不可干"。高危和极高危阶段，患者以热毒、瘀血、癥瘕等标实表现为主，治宜清解热毒、化瘀消癥，并在此基础上兼顾扶助正气，以使"邪去正自安"。本患者老年男性，综合四诊，患者以脾肾亏虚为本，同时兼湿、兼瘀；在治疗过程中攻补兼施，以补为主，同时清热化湿，活血化瘀，以防扶正留邪而使邪难祛，祛邪伤正而使正难复。

### 案3 活血化瘀、扶正透邪治疗骨髓增生异常综合征

患者赵某，男性，45岁，河北省秦皇岛市人，主因面色晦暗伴乏力2年余，加重伴发热、皮肤紫癜3个月余就诊。患者2年前于外院因面色晦暗伴乏力经骨髓穿刺等检查被确诊为MDS-RCMD，经治疗效果不佳。3个月前因症状加重，伴发热、皮肤紫癜，复查骨髓穿刺等被诊断为MDS-RAEB-Ⅱ，给予CAG方案化疗，效果不佳，拒绝化疗，而来我院寻求中医治疗。既往身体健康，无高血压、糖尿病、冠心病等病史。

首诊（2021年8月10日）：患者面色晦暗，周身乏力，伴发热（37.6℃），五心烦热，盗汗，骨蒸劳热，偶有咳嗽，无痰，周身皮肤大片瘀点瘀斑，无齿鼻衄血，纳可，夜寐安，二便调，颌下可切及瘰疬，腹部可切及癥瘕；舌质暗淡，苔薄黄，脉沉涩。

中医诊断：髓毒劳 瘀毒内阻证。

治则：活血化瘀，扶正透邪。

方药：膈下逐瘀汤合青蒿鳖甲汤加减。

| 青蒿 30g | 生地黄 20g | 鳖甲 15g | 知母 10g |
| 赤芍 10g | 牡丹皮 15g | 太子参 6g | 枳壳 10g |
| 当归 10g | 川芎 10g | 延胡索 10g | 炙甘草 6g |
| 玄参 10g | 青黛 3g<sup>包</sup> | 雄黄 1g<sup>冲</sup> | 三七粉 3g<sup>冲</sup> |

7剂，水煎服，每日1剂。

二诊（2021年8月17日）：患者纳可，低热有所好转，仍有面色晦暗，骨蒸劳热，周身乏力，盗汗，舌质暗淡，苔薄黄，脉沉涩。原方去延胡索，加败龟甲30g，黄柏10g以养阴透热。14剂，水煎服，每日1剂。

三诊(2021年9月2日):患者偶有低热,仍面色晦暗,气短乏力,腹部癥瘕,舌质暗淡,边尖有瘀点,苔薄黄,脉沉涩。加用红花10g,桃仁10g,同时给予西黄丸研磨醋调,癥瘕区域外敷。

四诊(2021年11月2日):患者已无低热症状,腹部癥瘕明显回缩,诉气短乏力,食欲缺乏,夜寐欠安,舌质淡,少苔,脉细弱。考虑患者为瘀毒渐去,正气亏虚,故调整中药为归脾汤加减。

五诊(2022年2月2日):服上方治疗3个月,患者症状明显好转,自觉神清气足,饮食如常,舌质淡,苔薄白,脉弦细。继予参芪清热颗粒每次15g,每天3次,口服治疗,定期随访,目前症状稳定。

【心得体会】患者面色晦暗伴乏力2年余,加重伴发热、皮肤紫癜3个月余就诊,归属于中医"髓毒劳",证属瘀毒内阻证。为正气亏虚,感受邪毒不解而入里化热,蕴结于骨髓。气血生化乏源而气血亏虚,阴虚火旺,迫血妄行,气血津液运行失常,瘀血阻滞,日久搏结于胁下而成癥瘕痞块。"癥瘕皆由寒热不调,饮食不化,与脏器相搏所生也。"加之患者化疗后正气愈亏,阴虚内热,故治疗应活血化瘀,养阴透热,药用膈下逐瘀汤合青蒿鳖甲汤加减。方中青黛、雄黄组成青黄散,于明代《奇效良方》即有记载,青黛咸寒,消肿散瘀,凉血解毒;雄黄辛温,解百毒,消积聚,化瘀血,两药合用祛邪解毒,活血化瘀。外用药西黄丸原载于《外科证治全生集》,为清代名医王洪绪的家传秘方,由麝香、牛黄、乳香、没药组成,具有清热解毒、和营消肿之功效,联合外用共达解毒化瘀之功效。经治疗后患者瘀毒渐去而正气亦亏,故应佐以益气健脾扶正,药用归脾汤加减。方中虽无大寒清热之品,亦无破血逐瘀之药,而予补中益气、健脾扶正为主,亦能"平中见奇",通过调补脾胃,以助化源,益其元气,达邪外出。

杨教授认为,髓毒劳证候复杂,病位在髓,涉及脾肾,有脏腑虚损、气虚血瘀、正虚邪侵等不同的侧重点。临床表现多种多样,但基本证候特点为面色萎黄、神疲乏力、皮肤紫癜等。依据临床证候学特点分为气阴两虚、脾肾两虚、热毒炽盛、瘀毒内阻四型。方药分别予生脉散合大补元煎、右归丸合归脾汤、犀角地黄汤合化斑汤、膈下逐瘀汤等进行加减,杨教授在多年的临床实践中始终秉持动态辨证施治的治疗原则,认为辨证不同,治则亦各异,但还要注意辨证求本,唯有抓住病机为关键,治疗才能获得较满意的疗效。但在临床治疗中不要拘于某一家,应综合各家所长,对不同患者、疾病的不同阶段进行辨证论治,灵活运用,才能取得满意疗效。

# 第三节　恶性血液病验案

## 案1　化痰消瘀、解毒散结治疗慢性淋巴细胞白血病

患者郝某,男,62岁,农民,河北省张家口市人,主因周身浅表淋巴结肿大2个月就诊。患者2个月前发现颈部、腋下、腹股沟等浅表淋巴结肿大,未予重视,后逐渐增大,最大者可达5cm×4cm,1月前就诊于北京某医院,经骨髓细胞形态、骨髓活检、免疫组织化学、免疫分型、基因、染色体等相关检查,被诊断为慢性淋巴细胞白血病/小淋巴细胞淋巴瘤,建议应用伊布替尼或泽布替尼治疗。患者及家属拒绝,为求进一步诊治就诊于我院门诊。既往身体健康,无高血压、糖尿病、冠心病等病史。

首诊(2022年8月29日):患者自觉乏力,食欲缺乏,无发热,无胸闷、气短等不适,面色萎黄,全身皮肤未见瘀点瘀斑,颌下、颈部、腋下、腹股沟可触及肿大淋巴结,最大者可达5cm×4cm,触之坚硬,推之不移,胸骨无压痛,心肺正常,腹软,无压痛、反跳痛,肝脾肋下未触及,双下肢无水肿,二便调,夜寐差。舌质暗,苔白,脉滑数。血常规示:白细胞140.87×10⁹/L,血红蛋白128g/L,血小板103×10⁹/L。

中医诊断:恶核　痰瘀互结。

西医诊断:慢性淋巴细胞白血病/小淋巴细胞淋巴瘤。

治则:化痰消瘀,解毒散结。

方药:三棱汤合消瘰丸加减。

| | | | |
|---|---|---|---|
| 三棱10g | 莪术10g | 当归15g | 浙贝母10g |
| 茯苓15g | 炒白术20g | 陈皮15g | 法半夏15g |
| 夏枯草10g | 白芥子20g | 牡蛎30g | 川芎10g |
| 海藻15g | 玄参15g | 山慈菇6g | 白花蛇舌草15g |
| 木香10g | | | |

14剂,水煎服,每日1剂。

方中三棱、莪术破血消瘀;当归、川芎养血活血;木香行气解郁,陈皮、法半夏理气化痰;白芥子散结理气、化痰止痛;夏枯草、浙贝母软坚散结;佐以茯苓、白术健脾和中,防破血药物辛燥性烈伤及脾胃;玄参解毒滋阴;牡蛎、海藻咸寒,育阴潜阳,软坚消瘰;加山慈菇及白花蛇舌草解毒。综观全方,具破血消瘀、化痰散结、健脾和中、清热解毒之功。

同时,给予中药颗粒外敷肿大淋巴结。

西医治疗方案:患者白细胞偏高,拒绝利妥昔单抗、苯达莫司汀、BTK抑制剂等药物治疗,暂给予苯丁酸氮芥,每次2mg,每日3次,口服。

二诊(2022年9月13日):患者乏力症状明显好转,淋巴结较前缩小,最大者3cm×4cm,纳食略增加,二便可,夜寐差。舌质暗红,苔白,脉滑数。血常规:白细胞86×10⁹/L,血红蛋白150g/L,血小板114×10⁹/L。原方加山药15g,党参15g健脾益气。

三诊(2022年10月11日):患者乏力好转,淋巴结较前明显缩小,最大者1cm×2cm,纳食正常,二便可,夜寐差。舌质暗红,苔薄白,脉滑数。血常规:白细胞33×10⁹/L,血红蛋白145g/L,血小板101×10⁹/L。患者白细胞下降明显,淋巴结较前明显缩小,建议加用BTK抑制剂泽布替尼/伊布替尼治疗,患者拒绝,要求继续口服中药治疗。患者夜寐差,加用炒酸枣仁20g,合欢皮10g,夜交藤15g安神助眠。

随访:患者持续治疗1年,白细胞恢复正常后停用苯丁酸氮芥,持续口服中药治疗,病情平稳。

【心得体会】本病属于中医"恶核"范畴。"恶核"起病,痰瘀互结,胶结于脏腑经络,难祛难消,若气血能够得以宣通,则痰瘀易消。此患者为中西医结合成功救治典型案例。朱丹溪曰:"气不能作块成聚,块乃有形之物也,痰与食积、死血而成也"痰凝血瘀,相互胶结,渐积肿块,日久发为恶核。结合病机,痰瘀的消除是治疗的关键,其治疗重点应从痰入手。诊时常需化疗配合中药口服,邪毒及药毒可耗伤阴液、气血,且患者年龄较大,当顾护胃气,二诊加用山药、党参健脾益气,以防攻邪伤正。

### 案2　"髓毒"理论指导治疗TKI治疗失败慢性粒细胞白血病

患者陈某,男,44岁,河北省霸州市人,主因患慢性粒细胞白血病4年余,TKI治疗失败就诊。患者于2017年3月无明显诱因出现双侧上肢酸胀感,轻度乏力,间断发热,于当地查血常规示:白细胞131.52×10⁹/L,红细胞3.42×10¹²/L,血红蛋白105g/L,血小板83×10⁹/L。考虑为血液病,就诊于天津市某医院,经骨髓细胞形态学、骨髓活检、骨髓染色体、融合基因等相关检查,被诊断为慢性粒细胞白血病(慢性期),BCR-ABL/ABL(IS)P210定量:79%。予甲磺酸伊马替尼胶囊每日0.4g,口服治疗。患者治疗1年左右时复查融合基因BCR-ABL/ABL(IS)P210定量:4.2%,未达到最佳疗效,调整为尼洛替尼胶囊每次400mg,每日2次,口服,应用1年余,多次查融合基因BCR-

ABL/ABL（IS）P210 定量：2.285%~3.637% 之间，仍未达到最佳疗效。2020 年 12 月改为甲磺酸氟马替尼 600mg，每日 1 次，口服，BCR-ABL/ABL（IS）P210 定量下降仍不明显。为求进一步治疗，就诊于我院。既往身体健康，无高血压、糖尿病、冠心病等病史。

首诊（2021 年 12 月 6 日）：患者神清，精神可，轻度乏力，汗出，无咳嗽、咳痰，无发热，无头痛、头晕，无心慌、气短，无恶心、呕吐，无骨痛，腹部平软，肝脾肋下未及，无便血、尿血，纳食可，夜寐安，二便调。舌质紫暗，苔薄白，脉弦细涩无力。血常规：白细胞 8.52×10$^9$/L，红细胞 4.67×10$^{12}$/L，血红蛋白 138g/L，血小板 145×10$^9$/L。骨髓细胞形态：骨髓增生活跃，粒、红、巨三系基本正常。BCR/ABL 融合基因：BCR-ABL/ABL（IS）P210 定量：3.43%。BCR/ABL 激酶区突变：弱阳性。染色体核型分析：46，XY［20］。

中医诊断：慢髓毒　毒瘀互结，气阴两虚。

西医诊断：1. 慢性粒细胞白血病（慢性期）。2. TKI 治疗失败。

治则：益气养阴，化瘀解毒。

方药：益气活血解毒汤（验方）加减。

| | | | |
|---|---|---|---|
| 炒桃仁 10g | 藏红花 10g | 醋三棱 6g | 醋莪术 6g |
| 青黛 3g 包煎 | 潞党参 10g | 山慈菇 15g | 怀山药 30g |
| 炒薏苡仁 30g | 芡实 30g | 蜈蚣 3 条 | 全蝎 3g |
| 白花蛇舌草 30g | 鸡内金 9g | 炒白术 15g | 人参破壁饮片 1g 冲服 |

30 剂，水煎服，每日 1 次。继续氟马替尼胶囊每次 400mg，每日 2 次，口服。

二诊（2022 年 1 月 6 日）：患者服用后无明显不适，复查 BCR-ABL/ABL（IS）P210 定量：0.356%；BCR/ABL 激酶区突变：检测到 Bcr/Abl1 融合基因为阴性，未检测 ABL1 激酶区突变。继服上方。

2022 年 3 月 10 日复查 BCR-ABL/ABL（IS）P210 定量：0.100 1%；2022 年 5 月 3 日复查 BCR-ABL/ABL（IS）P210 定量：0。BCR/ABL 激酶区突变：检测到 Bcr/Abl1 融合基因为阴性，未检测 ABL1 激酶区突变。患者病情平稳，达到主要分子学反应（major molecular response，MMR）。继续上述方药略作加减治疗观察 1 年，持续 MMR。

【心得体会】慢性粒细胞白血病是一种以骨髓粒系偏成熟细胞异常增殖为主的造血干细胞恶性疾病。以伊马替尼代表的 TKI 的应用使慢性粒细胞白血病的病程彻底改观，患者的生存得到极大改善。对于绝大多数患者来说，慢性粒细胞白血病已经成为一种慢性可控制的肿瘤，达到和维持深度分子学响应(DMR: BCR-ABL1 IS≤0.01% 或 MMR: BCR-ABL1 IS≤0.003 2%)从而达到无治疗缓解成为本病患者治疗的新目标。但临床仍有 20%~30% 患者对多种 TKI 药物耐药或反应不佳,导致治疗失败。TKI 耐药原因很复杂,根据是否与 ABL 突变相关,可分为依赖性和非依赖性,两种机制均能够诱导出显著的临床耐药性,但继发性耐药更倾向于 ABL 依赖性途径,如 BCR-ABL 突变、基因扩增或表达增加等,目前对于耐药或治疗失败患者除了更换 TKI 药物种类或积极研发新型 TKI 药物外,尚无根本解决办法。

患者为 12 个月以上治疗 BCR-ABL IS>1%,且伴有 BCR/ABL 激酶区突变:弱阳性,已经过甲磺酸伊马替尼、尼洛替尼、甲磺酸氟马替尼等治疗,预后不良。中医学历代文献中并无"慢性粒细胞白血病"中医病名,据其临床特征,常归于"虚劳""血证""温病""癥瘕""积聚""瘰疬""恶核"等范畴。白血病本质是由于骨髓中白血病细胞的异常增殖而致。中医学认为髓乃奇恒之腑,与肾紧密相关,髓由肾精所化生,即"肾藏精""精生髓"。肾精亏虚易致邪毒恋髓,毒入骨髓,毒邪未去,正气日衰,致气血津液运化不利,产生气滞、血瘀、痰凝、浊毒等病理变化,日久积滞而成。根据白血病发病机制及其病理特点,我院自 20 世纪 80 年代提出"髓毒"理论,指导白血病的中医诊疗,并逐渐丰富、发展、完善,认为本病因其病程进展缓慢,故将其命名"慢髓毒"。慢髓毒发生于骨髓,播散于血液,其发生与外界的六淫邪毒,内在的饮食失调、情志怫郁、宿有旧疾、年老体衰等因素有着密切关系,属于正虚邪实、邪盛正衰的一类疾病。邪毒内蕴骨髓,肝脾肿大之瘀血标实症状明显,但实质以正气不足的本虚为之根本,故"毒""瘀""虚"为本病之病理关键,瘀血、浊毒相互搏结,耗伤正气。现代大数据分析也显示中医治疗慢性粒细胞白血病多采用补益肝肾、活血化瘀、凉血止血、清热解毒、补益气血等法遣方用药,常用药包括当归、生地黄、黄芪、白花蛇舌草、青黛等;用药以补虚药、清热药为主。本案患者以乏力、舌质紫暗,脉弦细涩无力为特点,"瘀""虚"病机为主,以益气、活血、解毒为核心联合甲磺酸氟马替尼取得了 MMR 的效果。

### 案 3 补肾化瘀、温经通络治疗多发性骨髓瘤周围神经病变

患者李某,男,54 岁,河北省廊坊市人,主因多发性骨髓瘤 10 余年,手足麻木 6 个月就诊。患者 10 余年前无明显诱因出现腰痛,至当地医院经骨髓穿刺等相关检查,被诊断为"多发性骨髓瘤",给予 8 个疗程化疗治疗(具体方案不详)后停药。4 年前患者再次出现腰痛,经相关检查,考虑疾病复发,继续给

予化疗达缓解后行自体造血干细胞移植治疗。6个月前患者出现手足麻木，考虑周围神经病变，当地医院给予营养神经药物等治疗，症状未见好转，为求中西医结合治疗，故来我院门诊就诊。既往身体健康，无高血压、糖尿病、冠心病等病史。

首诊（2022年6月19日）：患者神清，精神可，面色可，时有腰酸，易汗出，夜间尤甚，手足麻木，以双足底麻木为著，无头晕、头痛，无发热，无手足心热，纳食可，夜寐安，小便调，大便干，舌质淡暗，舌苔薄白，脉弦细。

中医诊断：1.骨瘤病　肾虚血瘀证。

2. 痹证　寒凝经络证。

西医诊断：1. 多发性骨髓瘤（DS分期Ⅲ期A，ISS分期Ⅲ期）。

2. 周围神经病变。

治则：补肾化瘀，温经通络。

方药：益肾活血解毒汤（验方）联合黄芪桂枝五物汤加减。

| | | | |
|---|---|---|---|
| 黄芪 15g | 桂枝 10g | 白芍 10g | 桑枝 10g |
| 桃仁 10g | 木瓜 15g | 当归 10g | 鸡血藤 20g |
| 白花蛇舌草 20g | 水蛭 2g | 地龙 10g | 炙甘草 6g |
| 川芎 10g | 赤芍 10g | 白术 10g | 陈皮 10g |
| 生地黄 10g | 龙葵 10g | 枸杞子 10g | 红花 10g |

30剂，水煎服，每日1剂。

二诊（2022年7月20日）：患者诉腰酸较前减轻，仍有汗出，手足麻木、疼痛较前稍有减轻，纳食可，夜寐安，二便调，舌质淡暗，舌苔薄白，脉沉细。

考虑患者病程日久，病久必瘀，故减去桃仁、生地黄、枸杞子、红花等，重用三棱、莪术以破血逐瘀，同时加重水蛭用量，应用虫类药物以入经搜邪，攻坚破积，活血化瘀，应用山药、灵芝以防破血伤正，加用瓜蒌清热涤痰，同时减轻解毒药物的应用以去龙葵，减量白花蛇舌草。

| | | | |
|---|---|---|---|
| 当归 10g | 川芎 10g | 赤芍 10g | 地龙 10g |
| 水蛭 4g | 桑枝 10g | 鸡血藤 20g | 白术 10g |
| 陈皮 10g | 三棱 10g | 山药 15g | 黄芪 15g |
| 炙甘草 6g | 莪术 10g | 木瓜 10g | 灵芝 10g |
| 桂枝 6g | 白芍 10g | 瓜蒌 15g | 白花蛇舌草 15g |
| 山药 15g | | | |

90剂，颗粒剂，开水冲服，每日1剂。

三诊（2022年10月22日）：患者腰痛明显减轻，手足麻木好转，汗出好转,诉受凉后出现咳嗽、咳痰,色白,易咳出,夜寐欠安,舌红,苔薄白略腻,脉沉弦细。

患者汗出,营卫失调,邪入少阳,予柴胡、黄芩和解少阳。外感风邪,外邪袭肺,肺失宣肃,故见咳嗽、咳痰,予枇杷叶、浙贝母、百部化痰止咳,桔梗、杏仁宣降肺气,清半夏、陈皮健脾化痰,酸枣仁、合欢皮、首乌藤安眠。调整处方予小柴胡汤合止嗽散加减以和解少阳,疏风宣肺,止咳化痰。

| | | | |
|---|---|---|---|
| 柴胡 12g | 黄芩 6g | 清半夏 9g | 太子参 10g |
| 酸枣仁 20g | 合欢皮 10g | 首乌藤 15g | 鸡血藤 15g |
| 桔梗 10g | 木香 10g | 水蛭 3g | 百部 10g |
| 杏仁 10g | 白花蛇舌草 15g | 白术 10g | 陈皮 10g |
| 牡蛎 20g<sup>先煎</sup> | 枇杷叶 15g | 地龙 10g | 浙贝母 10g |

30 剂,水煎服,每日 1 剂。

四诊(2022 年 11 月 25 日):患者腰痛明显减轻,手足麻木好转,汗出好转,无咳嗽、咳痰,10 天前出现面部带状疱疹,至针灸科行针灸、拔罐等治疗,症状改善,但仍留有神经痛,口眼㖞斜,夜寐欠安,舌淡暗,苔薄黄略腻,脉细略数。

患者病程日久,素体较虚,合并带状疱疹,患者舌脉亦为湿热兼瘀之征,治以清利湿热、凉血解毒、通络止痛,予小柴胡汤合活络效灵丹加减。

| | | | |
|---|---|---|---|
| 柴胡 12g | 黄芩 10g | 清半夏 9g | 地龙 10g |
| 石膏 15g<sup>先煎</sup> | 桑叶 10g | 水蛭 2g | 丹参 10g |
| 僵蚕 10g | 乳香 5g | 没药 5g | 白茅根 15g |
| 茵陈 10g | 白鲜皮 30g | 紫草 10g | 牛膝 6g |
| 薏苡仁 15g | 土茯苓 15g | 乌梅 10g | 竹茹 10g |
| 大血藤 30g | 首乌藤 15g | | |

30 剂,水煎服,每日 1 剂。

【心得体会】多发性骨髓瘤古代文献中并无本病记载,目前多归属于"虚劳""骨痹""水肿""腰痛""骨蚀"等。杨淑莲教授结合临床经验,指出本病病位在"髓",病因为"毒",病机为邪毒内蕴骨髓,肝肾阴精气血耗损,瘀血痰浊阻滞为患,病性虚实夹杂,以"虚""毒""瘀"为病理基础。本病起源于髓,流注于骨,痰瘀邪毒搏结于内,以肾虚为本,以血瘀、毒结为标,虚责之肝、脾、肾之阴阳气血亏虚,实责之痰凝、血瘀、热毒。杨教授认为髓毒理论同样适用于本病,在临床治疗过程中提出益肾、活血、解毒三法,结合现代医学研究以精准分层、分期论治、辨证辨病相结合,动态灵活运用三法,逐步形成验方益肾活血解毒汤。其基本方药组成：党参、黄芪、生地黄、枸杞子、当归、地龙、桃仁、丹参、半枝莲、白花蛇舌草、黄药子、甘草等。方中党参补中益气、健脾益肺，黄芪补气固表，二药相辅相成，补益脾肾，生津养血，达到脾气健，肾气充。生地黄清热凉血、养阴生津，枸杞子滋补肝肾、益精明目，当归、丹参活血补血，地龙清热息风、通络，半枝莲、白花蛇舌草、黄药子有清热解毒、化瘀止痛之功。此外桃仁辅助当归活血化瘀，甘草调和诸药。全方共奏益肾活血，清热解毒之效。杨教授治疗疾病过程中强调经方的应用，临证时对周围神经病变出现肢体麻木疼痛者，多处以黄芪桂枝五物汤加减。

本案患者以骨髓瘤病为基础，病机以肾虚、血瘀为主，同时寒凝经脉，故见上述诸症。黄芪桂枝五物汤方出《金匮要略》，"血痹，阴阳俱微，寸口关上微，尺中小紧，外证身体不仁，如风痹状，黄芪桂枝五物汤主之"。阴阳营卫俱微，营不足涩腠理，卫不能司开合，使得风邪入侵，与血相搏，而成血痹，肌肤麻木。本案患者腰痛，多汗，可知营卫之虚，腠理开泄，风寒侵袭。因其疾患日久，身常多汗，血气大虚，不能充养肌肤四末，加以黄芪桂枝五物汤益其气血营卫可愈。患者病程日久，素体较虚，化疗后免疫功能低下更易出现带状疱疹，中医称之为"蛇串疮"，其病机主要外受邪毒，湿热内蕴，故治则为清利湿热、凉血解毒、通络止痛。

## 第四节　骨髓增殖性肿瘤验案

### 案1　和解少阳法治疗骨髓纤维化

患者代某，男，64岁，农民，河北省廊坊市人，主因间断面色萎黄、乏力1年，加重伴心慌2天就诊。患者1年前无明显诱因出现面色萎黄，周身乏力，活动后加重。2021年5月就诊于天津医院行骨髓穿刺、骨髓活检等相关检查，未予明确诊断，6月就诊于北京某医院行骨髓穿刺、AML/MDS/MPN突变基因筛查、染色体等相关检查，考虑贫血待查，间断输注红细胞，输注周期约4U/14d。自发病来体重下降约15kg。现为求进一步系统治疗，遂来我院就诊。既往身体健康，无高血压、糖尿病、冠心病等病史。

首诊（2022年6月6日）：患者面色萎黄，略显晦暗，周身乏力，活动后加重，伴心慌，无胸闷胸痛，自汗明显，两胁肋胀满不适，腰膝酸软、疼痛，血红蛋白下降后加重，口干，周身无明显瘀斑瘀点，无齿鼻衄血，无发热盗汗，纳食可，夜寐安，大便不成形，舌淡暗，苔白，脉沉细无力。血常规：白细胞

$4.74 \times 10^9/L$,红细胞 $1.53 \times 10^{12}/L$,血红蛋白 43g/L,血小板 $333 \times 10^9/L$。骨髓活检:增生极度活跃,幼稚阶段细胞略多见,伴少部分巨核细胞形态异常及纤维组织灶性增生,可见淋巴细胞灶,免疫组织化学示骨髓内淋巴细胞多为红细胞,形态异型不明显,MF-2级。

中医诊断:髓癥 气虚血瘀证。

西医诊断:骨髓纤维化。

治则:益气养血,活血化瘀。

方药:四君子汤合膈下逐瘀汤加减。

| | | | |
|---|---|---|---|
| 党参15g | 黄芪20g | 炒白术10g | 炙甘草6g |
| 桃仁10g | 红花10g | 赤芍、白芍各10g | 鳖甲10g<sup>先煎</sup> |
| 枳壳10g | 香附10g | 柴胡12g | 川芎15g |
| 巴戟天10g | 桑寄生20g | 杜仲10g | 牛膝15g |
| 郁金10g | | | |

30剂,水煎服,每日1剂。

西药:沙利度胺 50mg,口服,每晚1次;泼尼松 30mg,口服,每日1次;司坦唑醇2mg,口服,每日3次;碳酸钙D₃1片,口服,每日2次。

二诊(2022年7月4日):患者诉腰膝酸软、疼痛较前好转,仍觉周身乏力,活动后加重伴心慌,自汗明显,上午觉周身潮热,午后自觉周身冷,口干、口苦,体温正常,两胁肋胀满不适,食欲缺乏,眠可,二便调,舌淡,苔白,脉弦细。血常规:白细胞 $4.92 \times 10^9/L$,红细胞 $1.67 \times 10^{12}/L$,血红蛋白46g/L,血小板 $336 \times 10^9/L$。

患者乏力症状改善不明显,汗多,自汗明显,上午觉周身潮热,午后自觉周身冷,口干、口苦,考虑往来寒热,调整为小柴胡汤为基础方加减以和解少阳。

方药:小柴胡汤加减。

| | | | |
|---|---|---|---|
| 柴胡10g | 半夏9g | 人参破壁饮片4g | 炙甘草15g |
| 黄芩10g | 干姜10g | 浮小麦30g | 煅龙骨30g<sup>先煎</sup> |
| 巴戟天10g | 桑寄生20g | 杜仲10g | 牛膝15g |
| 川芎10g | 煅牡蛎30g<sup>先煎</sup> | | |

14剂,水煎服,每日1剂,早晚分服。西药同前。

三诊(2022年7月18日):患者汗多明显好转,自觉无寒热变化。乏力好转。周身无明显瘀点瘀斑,无齿鼻衄血,纳食可,夜间易醒,大便偶见不成形,舌淡暗,苔白,脉弦细。血常规:白细胞 $4.53 \times 10^9/L$,红细胞 $1.76 \times 10^{12}/L$,血红蛋白 52g/L,血小板 323×10⁹/L。

效不更方,继续服上方 14 剂。西药同前。

四诊(2022 年 8 月 1 日):患者乏力明显减轻,自汗减轻,两胁肋胀满不适较前明显好转,偶觉双下肢酸软,口干,纳可,眠可,二便调,舌淡暗,苔白,脉沉细。血常规:白细胞 $4.34×10^9$/L,红细胞 $1.92×10^{12}$/L,血红蛋白 62g/L,血小板 $323×10^9$/L。输血周期较前延长,2U/30d。

患者自汗减轻,故上方去浮小麦,仍觉两胁肋胀满不适,加香附、郁金以疏肝,考虑久病则瘀,酌加三七以活血,加当归养血,加陈皮、枳壳理气,具体方药如下:

| | | | |
|---|---|---|---|
| 柴胡 10g | 半夏 9g | 人参破壁饮片 4g | 炙甘草 15g |
| 当归 10g | 香附 10g | 郁金 10g | 川芎 10g |
| 陈皮 10g | 枳壳 10g | 三七粉 3g<sup>冲服</sup> | 黄芩 10g |
| 干姜 10g | 煅龙骨 30g<sup>先煎</sup> | 巴戟天 10g | 桑寄生 20g |
| 杜仲 10g | 牛膝 15g | 煅牡蛎 30g<sup>先煎</sup> | |

30 剂,水煎服,每日 1 剂,早晚分服。

西药同前。

月余后电话随诊,前症皆除,未再输血,未诉其他特殊不适。

【心得体会】患者贫血症状明显,复查骨髓细胞形态、骨髓活检,结合理化检查考虑骨髓增殖性肿瘤之骨髓纤维化。中医辨证属气虚血瘀证。患者老年男性,肾精匮乏,肾为先天之本,主骨生髓,藏精气,精可化血;正气亏虚,外感邪毒,气血生化乏源,致精气亏虚,可见周身乏力。血行无力,虚久必瘀,可见面色晦暗;气机郁结,加重瘀血阻滞,使瘀血结于胁下,可见两胁肋胀满不适,血脉瘀阻,气血不通,不通则痛,可见腰膝疼痛;瘀血不去,新血不生,心脉失养可见心慌。治以益气养血、活血化瘀,方用四君子汤合膈下逐瘀汤加减。方中党参、黄芪、白术补气扶正,以达气旺则血行,桃仁、红花破血逐瘀,川芎、赤芍养血活血,与逐瘀药同用可使瘀血祛而阴血不伤,柴胡、香附、郁金、枳壳疏肝理气,巴戟天、桑寄生、杜仲、牛膝补肾填精,鳖甲搜邪软坚,白芍、甘草缓急止痛。服药后患者诉腰膝酸软、疼痛较前好转,乏力症状改善不明显,汗多,自汗明显,上午觉周身潮热,午后自觉周身冷,口干、口苦,调整思路,考虑往来寒热、口干、口苦、脉弦为少阳枢机不利。《伤寒论》第 96 条:“伤寒五六日中风,往来寒热,胸胁苦满,嘿嘿不欲饮食,心烦喜呕,或胸中烦而不呕,或渴,或腹中痛,或胁下痞硬,或心下悸、小便不利,或不渴、身有微热,或咳者,小柴胡汤主之。”故调整为小柴胡汤为基础方加减以和解少阳枢机,继续益气养血、补肾填精,服药后患者症状逐渐好转,输血周期逐渐延长至不再输血。全方相辅相成,枢机得利,全身得以畅达,气精得补,则疾病得愈。患者病久,需详细询问,结合脏腑、阴阳、五行等辨证,及时调整方药,临证施治,方可获效。

本病发病大多隐匿,进展缓慢,常于症状出现数月或数年后确诊。其病源于骨髓,涉及多脏,有气虚血瘀、毒瘀互结、阴阳虚损等不同的侧重。本病以脏腑虚损为本,毒瘀结聚为标,培本固元贯穿始终。患者兼症可见汗多,自汗明显,上午觉周身潮热,午后自觉周身冷,口干、口苦,考虑邪犯少阳,加以小柴胡汤引经,继续以益气养血、填精活血,收效显著。

### 案2 行气化瘀、活血除积治疗原发性血小板增多症

患者王某,男,66岁,农民,河北省三河市人,主因血小板增多1周就诊。患者1周前体检发现血小板增多(未见化验单),偶有头涨,故来院就诊。既往身体健康,无高血压、糖尿病、冠心病等病史。

首诊(2023年5月23日):患者诉偶有头涨,面色暗而无华,口唇青紫,偶有胸胁痞闷,无发热,无咳嗽咳痰,无腹胀腹痛腹泻,无出血,纳可,夜寐欠安,失眠多梦,二便调,舌质稍红,舌苔薄黄,脉弦。血常规:白细胞 $5.25 \times 10^9$/L,血红蛋白 126g/L,血小板 $1\,043 \times 10^9$/L;BCR/ABL(P190、P210、P230)阴性;MPN基因:CALR(+),JAK2(-),MPL(-);骨髓病理活检:骨髓部分区域为骨质,余区域骨髓增生活跃(约50%),粒红比例减低,粒系各阶段细胞可见,以中幼及以下阶段细胞为主,嗜酸性粒细胞易见,红系各阶段细胞可见,以中晚幼红细胞为主,巨核细胞多见,分叶核为主,偶见胞体大、分叶多的巨核细胞,淋巴细胞散在分布,可见少量泡沫样细胞,网状纤维染色(MF-1级)。

中医诊断:髓癥 气滞血瘀证。

西医诊断:原发性血小板增多症。

治则:行气化瘀,活血除积。

方药:血府逐瘀汤加减。

| | | | |
|---|---|---|---|
| 当归15g | 生地黄15g | 桃仁15g | 红花10g |
| 枳壳10g | 赤芍15g | 郁金10g | 柴胡10g |
| 炙甘草6g | 川芎15g | 地龙10g | 木香10g |
| 蒲黄10g<sup>包煎</sup> | 延胡索10g | 酸枣仁20g | 夜交藤15g |

蒲黄10g(包煎) 延胡索10g 酸枣仁20g 夜交藤15g

7剂,水煎服,每日1剂。

西药：羟基脲每次 0.5g，每日 3 次，口服。重组人干扰素 α-2b 注射液 300 万 IU，皮下注射，隔日 1 次。

二诊（2023 年 5 月 29 日）：患者头部闷涨、胸胁痞闷等症状悉除，夜寐欠安，多梦。血常规：白细胞 $6.39 \times 10^9$/L，血红蛋白 131g/L，血小板 $898 \times 10^9$/L。

上方减蒲黄、延胡索，加白花蛇舌草 20g，半枝莲 20g，丹参 30g。西药同前。

三诊（2023 年 6 月 12 日）：患者失眠多梦症状消失，面色暗、口唇青紫较前改善。血常规：白细胞 $3.1 \times 10^9$/L，血红蛋白 110g/L，血小板 $578 \times 10^9$/L。

停用羟基脲，上方减酸枣仁、夜交藤，加党参 15g，白术 10g，茯苓 15g 健脾益气以固后天之本，防攻伐太过。

【心得体会】本患者因发现血小板增多，胸胁痞闷而就医，原发性血小板增多症诊断明确。笔者结合中医四诊，辨证为气滞血瘀证，故给予行气化瘀、活血除积之血府逐瘀汤加减。活血、破血药物可耗伤正气，临证时可结合患者情况按需配合益气扶正药物同用，如人参、黄芪、山药、白术等。此外，"气为血之帅，血为气之母"，活血散结与理气药物同用方可事半功倍，可结合患者情况辨证选用枳实、枳壳、香附、川楝子、乌药、延胡索等药物行气以活血。

此患者胸胁痞闷，故加蒲黄、延胡索行气化瘀；失眠多梦故加酸枣仁、夜交藤以养心安神；胸胁痞闷、失眠多梦症状缓解后停用上述药品，加用白花蛇舌草、半枝莲、丹参以求清热解毒、养血活血、防栓防变。患者用羟基脲，以求急则治其标，迅速降低血小板数量。后期注重顾护脾胃之气。中西结合，取长补短，攻补兼施，标本兼治，攻防兼备，疗效满意。

### 案3　利湿清热、活血化瘀治疗原发性血小板增多症

患者李某，男，74 岁，河北省保定市人，主因原发性血小板增多症 6 年余就诊。患者 6 年前体检时发现血小板增多，就诊于河北省某医院，被诊断为原发性血小板增多症，给予干扰素、阿司匹林肠溶片治疗 4 年余，血小板波动在（300~400）$\times 10^9$/L，血红蛋白逐渐下降，最低 80g/L。2022 年 8 月转诊天津市某医院，给予干扰素联合羟基脲片每天 0.5g，治疗 1 年余，血红蛋白波动在 100g/L 左右，血小板波动在 $400 \times 10^9$/L 左右。2023 年 1 月复查骨髓提示骨髓纤维化，口服磷酸芦可替尼片每次 5mg，每日 2 次。为求进一步治疗，来本院门诊就诊。既往脑梗死多年；2 型糖尿病多年。

首诊（2023 年 5 月 29 日）：患者右胁肋胀满不适，头晕、头痛，自汗，口苦，

皮肤瘙痒,困倦,纳食差,大便 3 日 1 行,舌质暗淡,苔黄腻,脉弦。血常规:白细胞 $3.8 \times 10^9/L$,血红蛋白 92g/L,血小板 $223 \times 10^9/L$。

中医诊断:髓癥 气滞血瘀,湿邪内阻。

西医诊断:1. 原发性血小板增多症。

2. 骨髓纤维化。

3. 脑梗死。

4. 2 型糖尿病。

治则:理气化瘀,清热化湿。

方药:柴芩温胆汤加减。

| | | | |
|---|---|---|---|
| 柴胡 15g | 黄芩 10g | 竹茹 15g | 当归 10g |
| 木香 10g | 香附 20g | 煅龙骨 20g<sup>先煎</sup> | 清半夏 12g |
| 枳实 10g | 火麻仁 20g | 川牛膝 10g | 蝉蜕 10g |
| 地龙 10g | 丹参 10g | 砂仁 6g<sup>后下</sup> | 黄芪 15g |
| 胆南星 9g | 桔梗 6g | 煅牡蛎 20g<sup>先煎</sup> | |

30 剂,水煎服,每日 1 剂。

二诊(2023 年 6 月 29 日):患者自诉头晕、头痛、胁肋胀痛明显减轻,困倦症状改善,气短,仍诉口苦,胸背部自汗明显,手足寒凉,纳少,二便调。舌质暗淡,苔黄腻,脉弦。

血常规:白细胞 $4.57 \times 10^9/L$,血红蛋白 98g/L,血小板 $277 \times 10^9/L$。

上方去清半夏、枳实、火麻仁、蝉蜕、黄芪、胆南星等药物,加葛根、水蛭、川芎活血通络;鳖甲软坚散结;太子参、红景天 焦山楂、炒薏苡仁健脾益气养心,焦山楂消积散瘀。

方药:柴芩温胆汤加减。

| | | | |
|---|---|---|---|
| 柴胡 15g | 黄芩 10g | 葛根 30g | 当归 15g |
| 木香 10g | 香附 20g | 煅龙骨 20g<sup>先煎</sup> | 焦山楂 15g |
| 水蛭 3g | 炒薏苡仁 30g | 红景天 15g | 川芎 10g |
| 地龙 10g | 丹参 10g | 砂仁 10g<sup>后下</sup> | 竹茹 10g |
| 鳖甲 15g<sup>先煎</sup> | 太子参 10g | 川牛膝 10g | 桔梗 10g |
| 煅牡蛎 20g<sup>先煎</sup> | | | |

30 剂,水煎服,每日 1 剂。

【心得体会】无论何种疾病的发生,基本都存在气血阴阳失调,治疗疾病最终目标是为了达到"阴平阳秘,精神乃治"。故疾病治疗过程也是寻求气血阴阳不断平衡的过程。杨教授在治疗疾病过程中重视气血条畅、疏达,并多次强调"辨病与辨证的结合",而不拘泥于疾病本身。此患者被诊断为原发性血小板增多症后期转化骨髓纤维化,其治疗过程并非一律应用活血通络药物,而是根据目前患者舌、脉、症,辨证论治。患者主症为头晕、口苦、食欲缺乏、胁肋胀满,符合少阳总纲"少阳之为病,口苦、咽干、目眩也","伤寒五六日,中风,往来寒热,胸胁苦满,嘿嘿不欲饮食,心烦喜呕,或胸中烦而不呕,或渴,或腹中痛,或胁下痞硬,或心下悸、小便不利,或不渴、身有微热,或咳者,小柴胡汤主之。"

笔者选用柴胡类方加减,根据皮肤瘙痒、困倦、舌暗淡、苔黄腻考虑患者兼有瘀血、湿邪内阻,故加地龙、砂仁、丹参等活血化湿药物,同时注重扶助正气,加用黄芪、牛膝、桔梗,仿血府逐瘀汤之意,一升一降调畅气机,使人体气的升、降、出、入运动协调平衡,则阴阳调和。

### 案4 疏肝清热、活血化瘀治疗原发性血小板增多症

患者崔某,女,49岁,河北省廊坊市人,主因原发性血小板增多症15年,胸闷气短2个月就诊。患者15年前体检时查血常规示:血小板 $810 \times 10^9$/L,就诊于我院,经骨髓穿刺等相关检查,被诊断为原发性血小板增多症,先后给予干扰素、羟基脲治疗,并长期应用阿司匹林,血小板控制在 $600 \sim 800 \times 10^9$/L之间,后因干扰素及羟基脲不良反应而停药。2个月前患者出现胸闷、气短,偶有头晕,欲寻求中医治疗,故来我院门诊就诊。既往身体健康,无高血压、糖尿病、冠心病等病史。

首诊(2023年2月27日):患者神清,精神可,烦躁易怒,时有胸闷,气短,夜不能寐,胁肋胀满,口苦咽干,偶有头晕、头痛,无发热,无手足心热,纳食可,夜寐安,小便调,大便干,口唇紫暗,舌淡暗,苔黄,脉弦。血常规:白细胞 $8.56 \times 10^9$/L,红细胞 $3.82 \times 10^{12}$/L,血红蛋白128g/L,血小板 $804 \times 10^9$/L。

中医诊断:髓毒血实 肝郁化火,气滞血瘀证。

西医诊断:原发性血小板增多症。

治则:疏肝清热,活血化瘀。

方药:柴胡加龙骨牡蛎汤合桃红四物汤加减。

| | | | |
|---|---|---|---|
| 北柴胡15g | 黄芩10g | 清半夏10g | 川芎10g |
| 葛根20g | 当归15g | 水蛭5g | 地龙10g |
| 全蝎3g | 龙骨30g<sup>先煎</sup> | 牡蛎30g<sup>先煎</sup> | 丹参20g |
| 桃仁10g | 赤芍10g | 红花10g | 炙甘草6g |

30剂,水煎服,每日1剂。

二诊（2022年3月30日）：患者胸闷气短减轻，胁肋部胀满改善，仍诉心烦，失眠难以入睡，口苦咽干，偶有头晕，纳食可，夜寐安，小便调，大便干，口唇紫暗，舌质淡暗，苔薄黄，脉弦。血常规：白细胞 $7.62 \times 10^9/L$，红细胞 $3.42 \times 10^{12}/L$，血红蛋白 121g/L，血小板 $632 \times 10^9/L$。

患者心烦不寐、口苦咽干、头晕，为肝胆火旺，热扰心神之症，故减葛根，予龙胆草清泻肝胆，炒酸枣仁养心安神，丹参增至30g，合淡竹叶清心除烦，川牛膝、白茅根引火下行。并嘱患者平素可适量增加户外活动，如练习八段锦、太极拳，以舒筋活络。

| | | | |
|---|---|---|---|
| 北柴胡 15g | 黄芩 10g | 清半夏 12g | 川芎 10g |
| 龙胆草 9g | 当归 15g | 水蛭 6g | 地龙 10g |
| 全蝎 3g | 龙骨 20g<sup>先煎</sup> | 牡蛎 20g<sup>先煎</sup> | 丹参 30g |
| 桃仁 10g | 赤芍 10g | 红花 10g | 炙甘草 6g |
| 炒酸枣仁 20g | 川牛膝 10g | 淡竹叶 10g | 白茅根 15g |

30剂，水煎服，每日1剂。

三诊（2023年4月27日）：患者咽干明显，睡眠质量明显改善，夜间连续睡眠时间约6小时，情绪较前明显可控，胸闷气短缓解，无胁肋胀满，口苦减轻，无头晕头痛，纳食可，夜寐安，二便调，舌红略暗，苔薄少，脉沉弦。血常规：白细胞 $5.82 \times 10^9/L$，红细胞 $3.42 \times 10^{12}/L$，血红蛋白 119g/L，血小板 $547 \times 10^9/L$。

患者咽干口燥，为内热伤阴，津不上承，故减川牛膝、淡竹叶、白茅根等，给予生地黄、麦冬滋阴清热，乌梅生津、白芍滋阴敛肝。

| | | | |
|---|---|---|---|
| 北柴胡 15g | 黄芩 10g | 清半夏 12g | 川芎 10g |
| 龙胆草 9g | 当归 15g | 水蛭 6g | 地龙 10g |
| 全蝎 3g | 龙骨 20g<sup>先煎</sup> | 牡蛎 20g<sup>先煎</sup> | 丹参 30g |
| 桃仁 10g | 赤芍 10g | 红花 10g | 炙甘草 6g |
| 炒酸枣仁 20g | 乌梅 10g | 生地黄 15g | 麦冬 10g |
| 白芍 15g | | | |

30剂，水煎服，每日1剂，取汁200ml，早晚分服。

四诊（2023年5月25日）：患者精神佳，睡眠质量明显改善，夜间连续睡眠时间约6~7小时，情绪稳定开朗，无胸闷气短，咽干明显改善，无口苦腹胀，无头晕头痛，纳食可，夜寐安，二便调，舌红略暗，苔薄白，脉沉弦。血常规：白细胞 $5.42 \times 10^9/L$，红细胞 $3.44 \times 10^{12}/L$，血红蛋白 122g/L，血小板 $524 \times 10^9/L$。

原方继续巩固1个月，随访。

【心得体会】原发性血小板增多症古代文献中并无记载，目前多归属于"癥瘕""血证""积聚"等范畴。如《素问·举痛论》中记载："血泣不得注于大经，血气稽留不得行，故宿昔而成积矣。"《诸病源候论》云："瘀久不消，则变成积聚癥瘕也。"

杨淑莲教授结合多年临床经验，指出本病病因包括内因和外因两个方面。内因与先天不足、七情内伤、久病体虚有关，外因与外感邪毒、房劳过度等因素有关。上述因素可致脏腑功能失调，气机郁滞，气滞而血瘀。初期邪盛而正虚不显，故以气滞、血瘀等实证为主。中晚期由于疾病或药物耗伤人体气血津液，多出现气血亏虚、阴阳失衡等病机转变。由于邪愈盛而正愈虚，本虚标实更加明显，病变错综复杂，故病势日益严重。本病病变部位在骨髓，但由于肝主疏泄，调畅气机，肾主骨生髓，内藏元阴元阳，故疾病的发生发展与肝、肾关系较为密切。

本病总体以"血实"为病理基础，《素问·阴阳应象大论》曰："血实宜决之"，《血证论》云："故凡血证总以祛瘀为要。"故临证以活血化瘀贯穿始终，用川芎、当归、桃仁、红花、赤芍、丹参、莪术等活血化瘀药物治疗。本病患者多因旧病缠绵，伤其正气，而呈肝肾阴虚之象。活血药多辛温性燥，故又有过用当归、川芎、莪术等药伤阴之虞，因此，杨淑莲教授提出在本病治疗中巧用虫类破血药，如全蝎、水蛭、地龙等。虫类药物多入血分，功专力宏，峻猛效捷，具善行走窜，攻逐疏利，搜风剔络、破坚散结、解毒攻毒、补益精血之功。且虫类药为血肉有情之品，活血之余又无耗伤阴精之虑，效果甚佳。

# 第五节　出凝血疾病验案

## 案1　益气、滋阴、摄血治疗混合型过敏性紫癜

患者张某，女，16岁，河北省廊坊市人，主因间断皮肤紫癜7个月余伴左膝关节疼痛3天就诊。患者7个月前在我院儿科被诊断为过敏性紫癜（肾型），间断口服氯雷他定、西替利嗪、维生素C片、肾炎康片及中药治疗，好转后出院。3天前活动后出现皮肤紫癜伴左膝关节疼痛，今为寻求中药治疗至我科门诊就医。既往身体健康，无高血压、糖尿病、冠心病等病史。

首诊（2022年9月1日）：患者神志清，精神可，乏力，无腹痛，间断左膝关节疼痛，局部无红肿，双下肢皮肤散在紫癜，色淡红，伴瘙痒，纳食可，二便

调,夜寐安,舌淡红,苔白燥,脉细数无力。尿常规:尿隐血(++),红细胞31个/μl,尿蛋白(+),白细胞(-)。

中医诊断:紫癜风 气不摄血。

西医诊断:过敏性紫癜(混合型)。

治则:益气摄血。

方药:补中益气汤加减。

| | | | |
|---|---|---|---|
| 太子参10g | 黄芪15g | 白术10g | 防风6g |
| 紫草10g | 芡实20g | 马鞭草10g | 地肤子15g |
| 白鲜皮20g | 蝉蜕10g | 桑螵蛸10g | 小蓟15g |
| 茅根炭20g | 黄柏炭9g | 乌梅10g | 炙甘草6g |
| 墨旱莲10g | | | |

7剂,水煎服,每日1剂。

患者证属气不摄血,但兼有舌淡红、苔白燥、脉细数等阴虚内热表现,因此在益气摄血同时需注意滋阴凉血止血。方中太子参、黄芪、白术益气健脾;防风祛风解表,止痛;紫草配伍蝉蜕解毒透疹。此外紫草还可清热凉血、活血散血,促进紫癜吸收。患者皮肤瘙痒,加地肤子、白鲜皮祛风止痒;尿血加小蓟、茅根炭、黄柏炭凉血、收敛止血;芡实、墨旱莲益肾固精;马鞭草活血祛瘀,以消散离经之血;桑螵蛸补肾固摄,以防精微物质外泄,改善蛋白尿;乌梅生津止渴,药理研究提示其可抗过敏;炙甘草补脾益气,调和诸药。

二诊(2022年9月8日):患者双下肢皮肤紫癜明显吸收,无腹痛,左膝关节轻微疼痛,夜寐安,纳可,二便调,舌尖红,苔白,脉细数。尿常规:尿隐血(+-),尿蛋白(+)。

患者症状改善明显,效不更方,原方继服1周。

三诊(2022年9月15日):患者1周前体育活动后出现腹痛,服中药至今,自觉腹痛较前减轻,皮肤紫癜进一步吸收,左膝关节疼痛如前、无红肿,乏力,夜寐安,纳可,二便调,舌红,苔薄白,脉细数。尿常规:尿隐血(++),尿蛋白(+),白细胞(-)。

患者皮肤紫癜吸收,原方去马鞭草、地肤子、乌梅、墨旱莲、甘草;乏力明显,黄芪加量以增强补气作用;白鲜皮加量以祛风解毒;桑螵蛸加量以补肾固摄;茅根炭、黄柏炭加量,加白花蛇舌草以增强清热凉血止血之功;左膝关节仍疼痛,加牛膝活血通经,补益肝肾,强筋健骨;土茯苓通利关节;腹痛,加木香、焦三仙疏肝行气,散瘀止痛;加仙鹤草以收敛止血,兼以补虚。

| | | | |
|---|---|---|---|
| 太子参10g | 黄芪20g | 白术10g | 防风6g |

| | | | |
|---|---|---|---|
| 紫草 10g | 芡实 20g | 白鲜皮 30g | 蝉蜕 10g |
| 桑螵蛸 15g | 木香 6g | 茅根炭 30g | 小蓟 15g |
| 黄柏炭 12g | 牛膝 10g | 土茯苓 20g | 白花蛇舌草 15g |
| 焦三仙<sub>各</sub>10g | 仙鹤草 15g | | |

7剂,水煎服,每日1剂。

四诊(2022年10月13日):患者偶有腹胀、腹痛,左膝关节疼痛减轻,周身皮肤未见紫癜,夜寐安,纳可,大便干,小便调,舌质淡红,苔薄白,脉细。尿常规:尿隐血(++),尿蛋白(-),白细胞(-)。

患者尿蛋白转阴,腹痛、关节疼痛好转,上方去太子参、芡实、桑螵蛸、焦三仙;尿隐血仍阳性,予防风、仙鹤草加量,以增强疏风清热,收敛止血之功;偶有腹痛、关节痛,木香加量,配白芍以行气柔肝止痛;加茜草炭配合茅根炭、小蓟等凉血止血;偶有腹胀,大便干,加枳实破气消积,郁李仁润肠通便。

| | | | |
|---|---|---|---|
| 黄芪 20g | 白术 10g | 防风 10g | 紫草 10g |
| 白鲜皮 15g | 蝉蜕 10g | 茅根炭 30g | 小蓟 10g |
| 仙鹤草 20g | 黄柏炭 12g | 白芍 10g | 木香 10g |
| 茜草炭 15g | 牛膝 10g | 土茯苓 20g | 白花蛇舌草 15g |
| 枳实 10g | 郁李仁 20g | | |

14剂,水煎服,每日1剂。

五诊(2022年10月26日):患者腹痛,左膝关节疼痛较前明显好转,周身皮肤未见紫癜,夜寐安,纳可,二便调。尿常规:尿隐血(+),尿蛋白(-),白细胞(-)。

患者症状好转,左膝关节疼痛明显好转,土茯苓减量至15g,14剂,水煎服,每日1剂。

六诊(2022年11月21日):患者无腹痛、关节疼痛,周身皮肤未见紫癜,夜寐安,纳可,二便调,舌红,苔薄白,脉细。尿常规:尿隐血(+),尿蛋白(-),白细胞(-)。

患者诸症皆除,原方去防风、白芍、木香、郁李仁、牛膝、枳实。尿隐血仍阳性,茅根炭换为白茅根,加石韦以凉血止血;加乌梅抗过敏,防止疾病复发;加生地黄滋阴润燥;炙甘草调和诸药。

| | | | |
|---|---|---|---|
| 黄芪 20g | 白术 15g | 生地黄 15g | 紫草 10g |
| 白鲜皮 30g | 蝉蜕 10g | 白茅根 30g | 小蓟 15g |
| 仙鹤草 20g | 黄柏炭 12g | 茜草炭 15g | 白花蛇舌草 15g |
| 土茯苓 15g | 乌梅 10g | 石韦 10g | 炙甘草 6g |

14剂,水煎服,每日1剂。

2周后复查尿隐血(+-)。门诊随诊,尿隐血波动在(+-)至(+),无明显自觉不适。

【心得体会】本案例中医诊断为紫癜风,就诊时已治疗7个月余。辨证属气不摄血证,需切记健脾益肾,重在固摄,切不可一味攻伐,再伤正气。当分清虚耗之脏腑,治以健脾益肾,并酌加收敛固涩之品。益精收敛固涩之品常重用桑螵蛸、海螵蛸、芡实等以提高疗效。此外还需注意止血消斑,不留瘀滞。过敏性紫癜以皮肤紫斑为主症,并可伴见尿血、便血等出血症状。离经之血即为瘀血,并成为疾病迁延不愈的病机之一,故在止血消斑之时需注重不留瘀滞。

### 案2 益气摄血、养阴清热治疗混合型过敏性紫癜

患者许某,男,19岁,河北省秦皇岛市人,主因间断腹痛伴皮肤紫癜、痤疮、尿隐血及尿蛋白阳性5个月就诊。患者5个月前因腹痛、双下肢皮肤紫癜就诊于安徽某医院,被诊断为混合型过敏性紫癜。给予糖皮质激素、抗过敏药物等治疗(具体用药不详),腹痛、皮肤紫癜症状好转,但多次复查尿常规仍提示尿隐血、尿蛋白阳性,面部及躯干部皮肤出现大量痤疮,先后口服泼尼松片每日5mg,肾炎康颗粒、碳酸钙、维生素C等药物治疗,尿隐血及尿蛋白持续阳性,皮肤痤疮无消退,疗效不佳。为求进一步诊治至我院门诊就诊。既往身体健康,无高血压、糖尿病、冠心病等病史。

首诊(2022年7月17日):患者神清,精神可,自汗,口干,面部及躯干皮肤见大量痤疮,伴白色脓头,无腹痛,无关节疼痛,双下肢皮肤无紫癜,纳食可,寐差,二便调,舌质暗,苔白,脉细。血常规:白细胞$14.13 \times 10^9$/L,红细胞$4.77 \times 10^{12}$/L,血红蛋白143g/L,血小板$318 \times 10^9$/L;尿常规:尿隐血(++),尿蛋白(+);肾功能:尿素氮5.28mmol/L,肌酐78.7mmol/L,尿酸448 mmol/L。

中医诊断:紫癜风 气阴两虚证。

西医诊断:1.混合型过敏性紫癜。2.痤疮。

治则:益气摄血,滋阴清热。

方药:玉屏风散加减。

| | | | |
|---|---|---|---|
| 黄芪20g | 生白术10g | 防风6g | 芡实15g |
| 马鞭草10g | 枇杷叶10g | 木贼10g | 白鲜皮30g |
| 黄柏炭12g | 蝉蜕10g | 茅根炭20g | 地龙6g |
| 小蓟15g | 炙甘草6g | 乌梅10g | 薏苡仁20g |

紫草 10g　　　　土茯苓 20g　　　　白花蛇舌草 15g

14剂，水煎服，每日1剂。

二诊（2023年7月31日）：患者自汗、口干好转，偶有头晕头痛，无视物旋转，皮肤痤疮无改善，无腹痛，无关节疼痛，双下肢皮肤无紫癜，纳食可，夜寐改善，二便调，舌质暗，苔白，脉细。尿常规：尿隐血（＋），尿蛋白（－）。

患者头面痤疮为重，伴有头晕头痛，考虑邪热壅于上焦，上方加金银花、地肤子、苦参增强清热解毒、祛风止痒之功。

黄芪 20g　　　　生白术 10g　　　　防风 6g　　　　芡实 15g
马鞭草 10g　　　枇杷叶 10g　　　　木贼 10g　　　　白鲜皮 30g
黄柏炭 12g　　　蝉蜕 10g　　　　　茅根炭 20g　　　地龙 6g
小蓟 15g　　　　炙甘草 6g　　　　乌梅 10g　　　　薏苡仁 20g
紫草 10g　　　　土茯苓 20g　　　　白花蛇舌草 15g　金银花 10g
地肤子 15g　　　苦参 10g

14剂，水煎服，每日1剂。

三诊（2022年8月21日）：患者自汗、口干消失，偶有头晕头痛，无视物旋转，皮肤痤疮较前好转，白色脓头减少，无腹痛，无关节疼痛，双下肢皮肤无紫癜，纳食差，夜寐安，二便调，舌质紫红，苔薄黄，脉细数。尿常规：尿隐血（＋），尿蛋白（－）。

上方诸多清热解毒药物，药性寒凉，易损伤胃气，故致食欲缺乏。但余热未清，故酌情去枇杷叶。

黄芪 20g　　　　生白术 10g　　　　防风 6g　　　　芡实 15g
马鞭草 10g　　　苦参 10g　　　　　木贼 10g　　　　白鲜皮 30g
黄柏炭 12g　　　蝉蜕 10g　　　　　茅根炭 20g　　　地龙 6g
小蓟 15g　　　　炙甘草 6g　　　　乌梅 10g　　　　薏苡仁 20g
紫草 10g　　　　土茯苓 20g　　　　白花蛇舌草 15g　金银花 10g
地肤子 15g

30剂，水煎服，每日1剂。

后随访，诸症消失。

【心得体会】本例为皮肤、肾损害同时存在的混合型过敏性紫癜，但其中最缠绵难愈者为肾损害，即紫癜性肾炎，常表现为持续性蛋白尿、血尿，即使紫癜症状全消，亦可持续在尿液检查中发现尿蛋白、隐血阳性。本例患者即属于此类。患者青少年男性，以间断皮肤紫癜、尿隐血及尿蛋白阳性为主要表现，中医辨证属气阴两虚证。患者平素饮食失节，起居失常，卫气亏虚，易感外邪,邪留于内,日久生热,损伤阴液,终致气阴两虚,出现皮肤紫癜,伤及肾脏出现尿隐血、尿蛋白,治以益气养阴,清热化瘀,方用玉屏风散加减。方中黄芪甘温,内补脾肺之气,外可固表;生白术、芡实、薏苡仁健脾利湿,助黄芪增强益气固表之功;防风、木贼、蝉蜕疏风走表,散邪清热;马鞭草、枇杷叶清热解毒;白鲜皮、黄柏炭清热燥湿,祛风止痒;茅根炭、小蓟、紫草清热凉血止血;地龙清热通络;土茯苓、白花蛇舌草解毒除湿;乌梅生津止渴以防清热伤阴;甘草调和诸药。二诊尿蛋白消失,夜寐转安,皮肤痤疮无显著变化,加金银花、地肤子、苦参以增强清热解毒,祛风止痒之功。三诊皮肤痤疮较前好转,白色脓头减少,出现食欲缺乏,考虑前方诸多清热解毒药物,药性寒凉损伤胃气,致食欲缺乏,若大幅删减此类药物可能致上焦热邪不清,故酌情去枇杷叶顾护胃气。患者见自汗、口干等气阴两虚症状,治以益气摄血,养阴清热,但谨记不可一味攻伐,以防进一步损伤正气。本例患者加乌梅以防清热伤津。

### 案3 补阴助阳、益气摄血治疗原发免疫性血小板减少症

患者王某,男,73岁,河北省霸州市人,主因发现血小板减少2个月余就诊。患者2个月前体检发现血小板减少,血常规提示:血红蛋白114g/L,血小板 $82 \times 10^9$/L,当时未予治疗。1个月前于当地医院复查血常规:血红蛋白111g/L,血小板 $78 \times 10^9$/L,予利可君口服治疗,未见明显上升。今为求进一步治疗就诊于我院专家门诊。既往身体健康,无高血压、糖尿病、冠心病等病史。

首诊(2022年8月1日):患者周身乏力,盗汗,周身皮肤无明显瘀点瘀斑,无头晕头痛,食欲缺乏,不思饮食,夜寐不安,小便可,大便溏,舌暗红,苔黄,脉沉细弱。血常规:白细胞 $4.87 \times 10^9$/L,血红蛋白112g/L,血小板 $75 \times 10^9$/L;血清铁、铁蛋白、叶酸、维生素 $B_{12}$ 测定正常。

中医诊断:紫癜病 阴阳两虚证。

西医诊断:原发免疫性血小板减少症。

治则:补阴助阳,益气摄血。

方药:参芪仙补方加减。

| | | | |
|---|---|---|---|
| 太子参15g | 生黄芪20g | 炒白术10g | 当归10g |
| 陈皮10g | 仙鹤草20g | 女贞子15g | 马鞭草10g |
| 枸杞子10g | 牡丹皮6g | 苦参10g | 炙甘草6g |
| 鸡内金10g | 丹参10g | 合欢皮10g | 首乌藤15g |

30 剂,水煎服,每日 1 剂。

二诊(2022 年 9 月 15 日):患者周身乏力,偶有盗汗,双下肢偶有出血点,口干眼干,无头晕头痛,食欲缺乏,不思饮食,寐可,小便可,大便稀,舌暗,苔黄腻,脉沉细。血常规:白细胞 5.77×10⁹/L,血红蛋白 105g/L,血小板 52×10⁹/L。

上方去当归、陈皮、牡丹皮、苦参、炙甘草、丹参、首乌藤等药,加生地黄、熟地黄、天门冬、麦门冬等药滋养肺肾之阴;砂仁化湿;黄柏清热除蒸;加酒黄精、酒萸肉补益肝肾;酸枣仁、百合以解郁养心安神;阿胶养血止血;三七粉化瘀止血,有止血不留瘀之功;鸡内金消食开胃。

| | | | |
|---|---|---|---|
| 太子参 15g | 生黄芪 20g | 炒白术 10g | 生地黄 15g |
| 熟地黄 15g | 仙鹤草 20g | 女贞子 15g | 马鞭草 10g |
| 枸杞子 10g | 天门冬 10g | 麦门冬 10g | 砂仁 6g<sup>后下</sup> |
| 鸡内金 10g | 黄柏 10g | 合欢皮 10g | 酒黄精 15g |
| 酒萸肉 15g | 酸枣仁 15g | 百合 10g | 三七粉 3g<sup>冲</sup> |
| 阿胶 10g<sup>烊化</sup> | | | |

30 剂,水煎服,每日 1 剂。

三诊(2022 年 10 月 20 日):患者仍乏力,以双下肢为主,偶有皮肤出血点,盗汗减轻,间断腰背酸痛,口干眼干较前好转,无头晕头痛,纳食可,寐可,二便调,舌淡暗,苔黄腻,脉沉。血常规:白细胞 5.68×10⁹/L,血红蛋白 100g/L,血小板 48×10⁹/L。

上方加木瓜 10g 以和胃化湿,舒筋活络,余不变。30 剂,水煎服,每日 1 剂。

四诊(2023 年 1 月 12 日):患者乏力仍以双下肢为主,间断咳嗽,咳白痰,痰易咳出,无明显盗汗,间断腰背酸痛,四肢皮肤散在皮疹伴瘙痒,口干明显,眼干减轻,无头晕头痛,纳食差,夜寐欠安,二便调,舌淡暗,苔黄腻,脉弦细。血常规:白细胞 4.58×10⁹/L,血红蛋白 108g/L,血小板 78×10⁹/L。

上方去天冬、麦冬、女贞子、黄柏、酸枣仁、合欢皮、木瓜等药;加柴胡、黄芩、半夏、桔梗取小柴胡汤之意以和解少阳,畅达上下气机,半夏、桔梗又可宣肺祛痰;加蝉蜕、白鲜皮以祛风止痒;焦三仙以消食和胃;加龙骨、牡蛎重镇安神。

| | | | |
|---|---|---|---|
| 太子参 15g | 生黄芪 20g | 炒白术 10g | 生地黄 15g |
| 熟地黄 15g | 仙鹤草 20g | 马鞭草 10g | 清半夏 9g |
| 枸杞子 10g | 柴胡 9g | 黄芩 9g | 砂仁 6g<sup>后下</sup> |

| | | | |
|---|---|---|---|
| 鸡内金 10g | 桔梗 9g | 酒黄精 15g | 蝉蜕 6g |
| 酒萸肉 15g | 白鲜皮 15g | 百合 10g | 三七粉 3g<sup>冲</sup> |
| 阿胶 10g<sup>烊化</sup> | 焦三仙<sub>各</sub>10g | 龙骨 30g<sup>先煎</sup> | 牡蛎 30g<sup>先煎</sup> |

30剂,水煎服,每日1剂。

五诊(2023年3月13日):患者乏力明显减轻,咳嗽好转,少痰,腰背酸痛较前明显减轻,四肢皮肤皮疹不明显,瘙痒减轻,无口干眼干,无头晕头痛,纳食可,夜寐欠安,二便调,舌淡,苔薄黄,脉弦。血常规:白细胞 $6.37×10^9$/L,血红蛋白118g/L,血小板 $96×10^9$/L。

上方去太子参、百合、马鞭草、生地黄、熟地黄、酒萸肉、酒黄精、炒白术、蝉蜕、白鲜皮、焦三仙等药物;加竹茹辅以祛痰;合欢皮、首乌藤解郁安神助睡眠;加苦参燥湿杀虫止痒;加红参大补元气;加红景天、丹参、羚羊角粉等益气凉血活血;加枳壳、茯苓行气祛湿;以少量炙甘草调和诸药。

| | | | |
|---|---|---|---|
| 生黄芪 20g | 仙鹤草 20g | 清半夏 9g | 竹茹 9g |
| 枸杞子 10g | 柴胡 9g | 黄芩 9g | 砂仁 6g<sup>后下</sup> |
| 鸡内金 10g | 桔梗 9g | 合欢皮 10g | 首乌藤 15g |
| 三七粉 3g<sup>冲</sup> | 苦参 9g | 红参 10g<sup>先</sup> | 红景天 15g |
| 阿胶 10g<sup>烊化</sup> | 丹参 10g | 龙骨 30g<sup>先煎</sup> | 牡蛎 30g<sup>先煎</sup> |
| 羚羊角粉 0.6g<sup>冲</sup> | 枳壳 9g | 茯苓 15g | 炙甘草 6g |

30剂,水煎服,每日1剂。

月余后电话随诊,前症尽除,当地复查血常规:白细胞 $6.12×10^9$/L,血红蛋白124g/L,血小板 $108×10^9$/L。未诉其他特殊不适。

【心得体会】患者老年男性,以周身乏力、盗汗、便溏为主症,中医辨证属阴阳两虚。患者平素劳倦过度,伤及正气,饮食不节,伤及脾胃,脾胃虚衰,失其统摄之职,血溢脉外而出血。久病之后脏腑受损,气血阴阳亏虚而发病。气血亏虚日久则乏力,精血同源,血亏日久则伤及阴液,阴亏日久则出现盗汗症状;阴阳互用,阴液亏损损及阳,阳虚则肢冷便溏。故治以补阴助阳,益气摄血为本,方用参芪仙补汤加减。诊疗过程中,以太子参、生黄芪、炒白术健脾益气养血,以女贞子、生地黄、酒黄精等药滋阴填精;以熟地黄、菟丝子、阿胶等药补阳益气养血;以枸杞子、山萸肉补益肝肾;以仙鹤草、马鞭草、牡丹皮、丹参清热凉血活血;以三七粉化瘀止血而不留瘀;以酸枣仁、合欢皮、百合、龙骨、牡蛎以解郁养心安神;黄柏清热除蒸;佐以当归养血活血。诸药搭配,共奏全方补阴助阳,益气摄血之功。离经之血即为瘀,在治疗过程中,一定要注重在止血的过程中不留瘀,以防后患。

### 案4 疏肝清热、健脾止血治疗原发免疫性血小板减少症

患者刘某,女,63岁,北京市人,主因间断皮肤瘀点瘀斑13年就诊。患者13年前因皮肤瘀点瘀斑于北京某医院被诊断为原发免疫性血小板减少症,先后应用过糖皮质激素、丙种球蛋白、羟基氯喹、达那唑、环孢素、艾曲泊帕、重组人血小板生成素等,多次血小板输注,血小板一般维持在(10~20)×10⁹/L,间断皮肤瘀斑瘀点,偶尔口腔血疱。1周前血小板持续下降至4×10⁹/L,口服甲泼尼龙片每日16mg,效果不佳。今日到我院就诊。既往身体健康,无高血压、糖尿病、冠心病等病史。

首诊(2022年7月17日):患者神清,精神可,皮肤散在瘀点瘀斑,无齿鼻衄血,乏力,自汗盗汗,手足心热,偶尔口苦,无口干,无头晕心悸,纳食可,夜寐安,大便2~3日1行。舌质暗,苔白,脉弦。

中医诊断:紫癜病 肝郁脾虚证。

西医诊断:原发免疫性血小板减少症。

治则:疏肝清热,健脾止血。

方药:柴胡木贼汤合补中益气汤加减。

| | | | |
|---|---|---|---|
| 柴胡15g | 黄芩10g | 木香10g | 马鞭草10g |
| 黄芪20g | 白术10g | 陈皮10g | 女贞子20g |
| 墨旱莲10g | 藕节15g | 白茅根15g | 地骨皮20g |
| 浮小麦30g | 仙鹤草30g | 枳壳10g | 香附10g |
| 三七粉3g<sup>冲服</sup> | 阿胶珠5g<sup>烊化</sup> | 太子参15g | 炙甘草6g |

30剂,水煎服,每日1剂。

二诊(2022年8月10日):患者皮肤瘀斑较前减少,自汗盗汗、手足心热明显减轻,仍有乏力,偶有口苦,无口干,无头晕心慌,纳食可,困倦易睡,二便调,舌质略暗,苔白,脉弦。患者服用阿胶珠后牙龈肿痛,自行停药后好转,故减去阿胶珠,加煅龙骨、煅牡蛎固精敛汗,木贼、羚羊角粉清热凉血止血。

| | | | |
|---|---|---|---|
| 柴胡15g | 黄芩10g | 仙鹤草30g | 马鞭草10g |
| 太子参15g | 黄芪20g | 白术10g | 陈皮10g |
| 女贞子20g | 墨旱莲10g | 藕节15g | 白茅根15g |
| 地骨皮20g | 浮小麦30g | 木香10g | 枳壳10g |
| 香附10g | 炙甘草6g | 三七粉3g<sup>冲服</sup> | 羚羊角粉0.6g<sup>冲服</sup> |
| 煅龙骨20g<sup>先煎</sup> | 木贼15g | 煅牡蛎20g<sup>先煎</sup> | |

30剂,水煎服,每日1剂。

三诊（2022年9月15日）：患者面色如常，皮肤瘀斑基本吸收，腹胀，无腹痛，大便可，口干涩，双下肢乏力，颜面水肿，无头晕心慌，小便调，舌暗，苔白，脉弦。血常规：血小板$42×10^9$/L。

患者皮肤瘀斑消失，故减去马鞭草、藕节、白茅根、木贼、煅龙骨、煅牡蛎等，加茯苓、猪苓以利水，麦冬、乌梅以养阴。

| | | | |
|---|---|---|---|
| 柴胡12g | 黄芩8g | 麦冬15g | 太子参10g |
| 黄芪30g | 白术10g | 茯苓15g | 乌梅10g |
| 陈皮10g | 猪苓20g | 枳壳10g | 桔梗10g |
| 木香10g | 浮小麦30g | 仙鹤草30g | 香附10g |
| 地骨皮15g | 炙甘草6g | 三七粉3g<sup>冲服</sup> | 羚羊角粉0.6g<sup>冲服</sup> |
| 女贞子15g | 墨旱莲10g | | |

30剂，水煎服，每日1剂。

继续随访中。

【心得体会】紫癜病是临床常见病症，以不同部位出血为特点。患者老年女性，以间断皮肤瘀点瘀斑为主要表现。中医辨证属肝郁脾虚证。患者平素情志不舒，加之饮食失节，致肝气郁滞，横逆犯脾。脾气虚弱，运化失常，无力摄血，加之肝郁日久生热，血不循常道，溢于脉外，出现皮肤紫癜。治以疏肝清热，健脾止血。方用柴胡木贼汤合补中益气汤加减。方中以柴胡、香附疏肝理气；陈皮、枳壳、木香理气行滞；黄芩、马鞭草、藕节、白茅根、仙鹤草清热凉血止血；女贞子、墨旱莲、地骨皮滋阴清虚热；黄芪味甘微温，入脾肺经，补中益气，配伍太子参、白术补气健脾；阿胶珠养血止血；三七粉化瘀止血，止血不留瘀；浮小麦敛汗；甘草调和诸药。二诊皮肤瘀斑较前减少，自汗盗汗、手足心热明显减轻，仍有口苦，无口干，舌质略暗，苔白，脉弦，且患者服用阿胶珠后生内热，故前方减阿胶珠，加煅龙骨、煅牡蛎固精敛汗，木贼、羚羊角粉清热凉血止血。三诊患者皮肤瘀斑基本吸收，考虑患者内热已消，前方减马鞭草、藕节、白茅根、煅龙骨、煅牡蛎、木贼，但新生水湿内停，津液不能上乘，故加麦冬、茯苓、乌梅、猪苓以健脾利水，滋阴生津。本例患者病程日久，表现为肝郁脾虚的虚实错杂证，应用疏肝清热，健脾止血之方获良效，值得反复学习体会。

## 案5 益气活血法分期治疗周期性血小板减少症

患者刘某，男，51岁，农民，河北省河间市人，主因间断皮肤瘀点瘀斑7年余就诊。7年前患者周身皮肤散在出现瘀点瘀斑，当时查血小板$7×10^9$/L，就诊于我院,经骨髓穿刺等相关检查,被诊断为周期性血小板减少症,予中药口服后血小板逐渐升至 $30×10^9$/L,自行停药。2016 年 11 月就诊于天津市某医院,经骨髓穿刺等相关检查,仍考虑周期性血小板减少症,予环孢素(25mg,1 次 /12h)及中药口服后症状缓解,自行停药。3 个月前周身皮肤再次出现瘀点瘀斑,查血常规示血小板 $5×10^9$/L,1 个月前就诊于天津市某医院,经骨髓穿刺等相关检查,仍考虑为周期性血小板减少症,血小板波动在(5~490)×$10^9$/L,周期 28~30 天。发作时周身皮肤可见瘀点瘀斑,周身皮肤温热,皮肤瘙痒,烦躁,口干。为求进一步诊治就诊于我院,目前为无症状期。既往身体健康,无高血压、糖尿病、冠心病等病史。

首诊(2023 年 8 月 24 日):患者神清,倦怠懒言,偶觉周身乏力,活动后加重,无发热,无骨痛,腹胀,纳呆,夜寐差,梦多,二便调,舌淡暗,苔白,脉细。
辅助检查:抗核抗体谱、免疫固定电泳、CD55/CD59、狼疮抗凝物、库姆斯试验、血小板抗 GPⅡb/Ⅲa 抗体、抗 GPⅠb/Ⅱa 抗体阴性;血管性假性血友病因子抗原 165.2%;血管性血友病因子活性 178.6%;病态巨核:双核巨 1(正常巨核 27);中性粒细胞碱性磷酸酶阳性率 40%;铁粒幼红细胞阳性率 94%,未见环形铁粒幼红细胞;流式细胞术:B 淋巴细胞减低,表型未见异常,粒系比例增高,红系比例减低,各系表型未见明显异常;血常规:血小板 $275×10^9$/L。

中医诊断:紫癜病 气虚血瘀证。

西医诊断:周期性血小板减少症。

治则:益气养血,活血化瘀。

方药:补阳还五汤加减。

| | | | |
|---|---|---|---|
| 黄芪 30g | 白术 10g | 当归 10g | 白芍 10g |
| 地榆 15g | 蝉蜕 10g | 白鲜皮 30g | 刺蒺藜 30g |
| 葛根 30g | 柴胡 10g | 煅龙骨 20g先煎 | 酸枣仁 20g |
| 合欢皮 10g | 首乌藤 15g | 白茅根 15g | 丹参 15g |
| 地龙 10g | 甘草 6g | 女贞子 15g | 墨旱莲 10g |
| 薏苡仁 15g | 煅牡蛎 20g先煎 | | |

14 剂,水煎服,每日 1 剂,早晚分服。

二诊(2023 年 9 月 7 日):患者诉发作时出血症状较前减轻,口干舌燥明显,倦怠乏力,睡眠差,夜梦多,持续时间约 3~5 天,恢复期未诉不适。现面色少华,舌淡苔白,脉细。

方药:效不更方,上方继服 14 剂。发作时加我院羚黄凉血颗粒,每次 15g,每日 3 次,继观。

【心得体会】周期性血小板减少症是一种原因不明的周期性血小板减少所致的出血性疾病。此病比较少见，国内有个别案例报道，病因不明。西医治疗可按 ITP 治疗，临床效果欠佳。结合患者临床所见，符合紫癜病范畴。患者久病体虚，气血不足，可见倦怠乏力；气虚不摄血可见皮肤瘀点瘀斑；气虚不能推动血液运行，可见舌淡暗等血瘀症状，以补阳还五汤加减益气活血治疗。方中重用黄芪甘温，大补元气，使气旺以促血行，当归活血通络不伤血，首乌藤、丹参活血，地龙通经活络力专、善走，并引诸药之力直达络中，女贞子、墨旱莲补益肝肾，白茅根、地榆凉血止血，白芍、白术、薏苡仁补益后天之本，葛根、蝉蜕解肌透疹。患者周期性发作，符合少阳"往来寒热"之意，酌加柴胡引药入少阳；患者发作时口干、皮肤瘙痒，以白鲜皮、刺蒺藜清热燥湿；患者眠差，酌加酸枣仁、合欢皮养心安神，煅龙骨、煅牡蛎重镇安神，甘草调和诸药。

服药后患者症状逐渐好转，发病时热象明显，加服我院院内制剂羚黄凉血颗粒以清热解毒、凉血止血，全方相辅相成，枢机得利，全身得以畅达，气精得补，则疾病得愈。

# 第六节 内科杂病验案

## 案1 温中祛寒法治疗肺癌患者周身冷痛

患者徐某，男，61 岁，河北省廊坊市人。主因肺癌术后 4 年，周身冷痛 6 个月加重 1 个月就诊。患者 4 年前行"左肺肿物切除术"，术后病理报告：肺腺癌；基因检测：表皮生长因子受体基因敏感突变，术后未行治疗。3 年前因脑转移开始间断服用 TKI（吉非替尼、埃克替尼和奥希替尼）和血管靶向药物（安罗替尼和阿法替尼）治疗。6 个月前出现周身冷痛，睡眠时尤甚，自服止痛药疗效不佳；近 1 个月症状加重，甚至无法入眠，伴盗汗，汗出以背部为甚。既往史：脑梗死病史 7 年；高血压病史 4 年；冠脉支架植入术后和左髂动脉支架植入术后 1 年；肠穿孔行"右半结肠切除术 + 末端回肠造瘘术" 1 个月。

首诊（2020 年 8 月 26 日）：患者面色㿠白，少气懒言，喜暖蜷卧，夏日须覆被取暖，食少，口淡不渴，小便清冷，舌淡、苔薄白，脉沉细。

中医诊断：肺癌 正虚毒结。痹证 阳虚寒凝。

西医诊断：1. 肺恶性肿瘤（脑继发恶性肿瘤）。2. 高血压病 3 级（极高危）。3. 陈旧性脑梗死。4. 冠状动脉粥样硬化性心脏病（冠状动脉支架植入后状态）。5. 髂动脉支架植入术后状态。

治则：温中补虚，消癥散结。

方药：黄芪桂枝五物汤合附子理中汤加减。

| | | | |
|---|---|---|---|
| 桂枝 15g | 黄芪 30g | 炙甘草 9g | 生白术 15g |
| 干姜 10g | 牛膝 10g | 浮小麦 30g | 附子 15g<sup>先煎</sup> |
| 煅牡蛎 20g<sup>先煎</sup> | 白芍 20g | 青蒿 20g | 巴戟天 10g |
| 当归 20g | 水蛭 5g | 威灵仙 20g | 醋鳖甲 30g<sup>先煎</sup> |
| 蜈蚣 2 条 | 络石藤 30g | 山慈菇 20g | 熊胆粉 1g<sup>冲服</sup> |

7剂，水煎服，每日1剂。

二诊（2020年9月1日）：患者自诉周身冷痛及汗出症状基本消失，但腹中冷，喜暖，呃逆频频，心下痞满不舒。仔细询问病史，患者因时值夏日，口渴贪食冷饮，遂见上述诸症。

中医诊断：呃逆　脾胃中寒。

治则：温中散寒，理气降逆。

方药：良附丸加减。

| | | | |
|---|---|---|---|
| 丁香 10g | 高良姜 10g | 干姜 10g | 醋香附 10g |
| 木香 5g | 炒枳壳 10g | 沉香 5g | 槟榔 5g |
| 人参 10g | 黄芪 10g | 旋覆花 10g<sup>包煎</sup> | 姜厚朴 10g |

5剂，水煎服，每日1剂。

1周后患者门诊取靶向药，自述上述诸症皆消。

【心得体会】首诊患者以周身冷痛伴汗出为主症，总括病机为阴盛生寒，寒主痛，阴盛则阳病，《素问·调经论》曰"经言阳虚则外寒，阴虚则内热，阳盛则外热，阴盛则内寒"。TKI抑制肿瘤细胞生长，血管靶向药物抑制血管生长，按中医阴阳理论性属阴，是寒凉之品，长期口服致阴偏盛，故可见身冷。《素问·痹论》云："痛者，寒气多也，有寒故痛。"因寒性凝滞，不通则痛。《素问·阴阳别论》曰："阳加于阴谓之汗。"患者身冷却自汗出，有悖常识，实乃阴壅盛于内，格阳于外，虚阳外越之象。《素问·至真要大论》云："寒者热之"，故方选温里剂。方中黄芪、桂枝益气温经，和血通痹，附子、干姜、白术温中散寒，合以浮小麦敛汗，青蒿清虚热，白芍调和营卫，巴戟天、牛膝补肾阳，威灵仙、络石藤祛风通络，水蛭、当归和蜈蚣活血散结，山慈菇、鳖甲抗癌消癥，煅牡蛎敛阴潜阳，止汗涩精，化痰软坚，再佐以熊胆粉，苦寒反制温热以防止伤阴，炙甘草调和诸药。诸药共奏温阳补虚止痛、活血消癥散结之功。二诊因贪食寒凉出现腹中冷，喜暖，呃逆，属脾胃中寒，予丁香、沉香温中降逆，高良姜、醋香附散寒止痛、理气宽中，人参、黄芪、干姜温中补气，辅以旋覆花降逆，姜厚朴、木香、枳壳和槟榔通腑理气、消痞除满。胃气以降为顺，胃气降，气机畅，则诸症消。

### 案2　清热化痰、养血安神治疗不寐

患者李某，女，47岁，河北省廊坊市人。主因失眠反复发作5年，加重1周。患者5年前因工作和生活压力较重致夜间入睡困难，睡时易惊醒，多梦，就诊于当地诊所，予中药、西药口服均未达明显效果。每因情绪变化、精神紧张而加重。近1周因情绪波动再次出现入睡困难，易惊醒，多梦，口服氯硝西泮后效果不佳，今为求系统诊治来院就诊。

首诊（2022年9月3日）：患者精神状态不佳，自诉夜间入睡困难，易惊醒，多梦，心烦，健忘，腹部胀满，偶有心慌、胸闷，食欲欠佳，小便尚可，大便偏干，舌红，苔黄腻，脉滑数。

中医诊断：不寐　痰热内扰。

西医诊断：神经性失眠。

治则：清热化痰，养血安神。

方药：温胆汤加减。

| | | | |
|---|---|---|---|
| 半夏10g | 竹茹12g | 茯苓10g | 枳实10g |
| 陈皮10g | 首乌藤30g | 柏子仁10g | 黄芩10g |
| 生甘草6g | 合欢皮20g | | |

14剂，水煎服，每日1剂。

二诊（2023年9月18日）：患者诉睡眠稍有好转，脘腹仍觉胀满，舌红、苔薄黄，脉弦滑。予前方去柏子仁，加厚朴、大腹皮各10g。再进7剂。

三诊（2023年9月26日）：患者诉脘腹胀满较前好转，深度睡眠达5~6小时。继续予原方服用2周，未再复诊。

【心得体会】不寐是以经常不能获得正常睡眠为特征的一类病症，多由情志所伤、饮食不节、劳逸失调、久病体虚等因素引起脏腑功能紊乱，致气血失和、阴阳失调，阳不入阴而发。其病位主要在心，涉及肝、胆、脾、胃、肾，病性分虚实，且虚多实少。治疗上以补虚泻实，调整脏腑阴阳为原则。该患者虽以不寐为主要表现，但伴有纳呆脘胀、心中烦乱、舌淡苔腻、脉滑数等症状，当是中焦病变，痰热中阻、脾胃不和，周身气机因失脾胃之斡旋而失条达，从而影响了阳入于阴的正常功能，故而失眠。

温胆汤出自《三因极一病证方论》，由半夏、竹茹、茯苓、枳实、陈皮、生

姜、大枣、甘草组成,具有燥湿化痰、清胆和胃之功。方名虽然是温胆,但治疗实际上是清胆。《成方便读》曰:"此方纯以二陈、竹茹、枳实、生姜和胃豁痰,破气开郁之品,内中并无温胆之药,而以温胆名方者,亦以胆为甲木,常欲其得春气温和之意耳。"故临床辨证胆胃不和,痰热内扰失眠时应用。《成方切用》言温胆汤治"胆虚痰热不眠,虚烦惊悸,口苦呕涎"。温胆汤证病机为胆胃不和,痰热内扰,治疗上应理气化痰、清胆和胃,以恢复胆的正常生理功能。方中半夏主降,可燥湿化痰,和降胃气,为君药。竹茹,其药材的性状"青而中空,与胆为清净之府,无出无入相似",其性味"甘而微寒,又与胆喜温和相宜",专入胆、胃两经,可清热、化痰、除烦,为臣药。治痰当理气,故方中佐以枳实、陈皮,入脾、胃经,理气化痰;茯苓甘淡健脾利湿,以杜绝生痰之源,三药共为佐药。生姜、大枣、甘草益脾和胃,协调诸药为使。诸药相和,共奏理气化痰、清胆和胃之功,而诸症得除。故临床上只要谨守胆胃不和、痰热内扰之病机,就可以灵活运用。

### 案3 滋补肝肾、和解少阳治疗郁证

患者刘某,女,18岁,北京市人。主因周身关节疼痛1年余就诊。患者近1年来无明显诱因出现间断周身关节疼痛,腰膝胀痛,颈肩背酸痛,劳累后加重,口服数种活血通络、止痛药物。上述症状缓解不明显,平素性情急躁易怒。

首诊(2023年7月17日):患者头涨,腰膝胀痛,休息后稍缓解,双手、双足无处安放,视物模糊,烘热汗出,自觉周身烦热,测体温正常,口干舌燥,善叹息,胃脘部不适,食欲缺乏,眠差,入睡困难,易惊醒,二便调。舌淡暗胖大、苔腻微黄,脉弦。

中医诊断:郁证 肝肾阴虚。

西医诊断:焦虑症。

治则:滋补肝肾,和解少阳。

方药:柴胡龙骨牡蛎汤加减。

| | | | |
|---|---|---|---|
| 柴胡 15g | 黄芩 10g | 法半夏 9g | 葛根 30g |
| 当归 15g | 白芍 20g | 牛膝 15g | 煅龙骨 20g[先煎] |
| 合欢皮 10g | 首乌藤 15g | 地骨皮 20g | 青蒿 10g |
| 桑寄生 10g | 杜仲 10g | 浮小麦 30g | 炙甘草 6g |
| 郁金 10g | 木香 10g | 煅牡蛎 20g[先煎] | |

14剂,水煎服,每日1剂。

患者服用后电话回访，自诉"身轻如燕"，症状明显好转。

【心得体会】患者诉周身不适，自诉不清，焦虑烦躁，四诊合参属郁证范畴。伤寒论第107条："伤寒八九日，下之，胸满烦惊，小便不利，谵语，一身尽重，不可转侧者，柴胡加龙骨牡蛎汤主之。"柴胡、黄芩解少阳之邪、舒展气机、清热，配煅龙骨、煅牡蛎，镇静安神，法半夏和胃，白芍、木香健脾，合欢皮解郁安神，首乌藤养心安神，郁金解郁行气。患者老年女性，肝肾亏虚，加牛膝、桑寄生、杜仲补益肝肾，当归益气养血，浮小麦敛汗除热。患者自觉发热，加葛根解肌退热，地骨皮、青蒿清热除蒸，甘草调和诸药。辨证精准，药到病除。

### 案4　清肝泻火、镇静安神治疗更年期综合征

患者张某，女，54岁，河北省廊坊市人。主因间断气短10余年就诊。患者10余年前无明显诱因走路时出现间断气短，喜嗳气，伴后背疼痛，无胸闷，偶有心悸，夜寐轻浅，未予重视及治疗。7年前为此行冠脉CT未见异常，3个月前感染新型冠状病毒，康复后气短频繁发作。1个月前于北京某医院服用中药治疗，上述症状未见明显缓解。为求进一步治疗，故来我院门诊就诊。

首诊（2023年3月9日）：患者间断气短，情绪时急躁，手足心热不能盖衣被，口干、口苦、口酸，偶有烘热汗出，双上肢自觉酸凉，纳食可，夜寐浅，二便调。舌红、苔黄腻，脉弦细。辅助检查：心电图、冠脉CT未见明显异常。

中医诊断：脏躁　心肝火旺。

西医诊断：更年期综合征。

治则：清肝泻火，镇静安神。

方药：柴胡加龙骨牡蛎汤加减。

| | | | |
|---|---|---|---|
| 北柴胡15g | 黄芩10g | 黄连10g | 清半夏12g |
| 龙骨20g<sup>先煎</sup> | 牡蛎20g<sup>先煎</sup> | 丹参20g | 麸炒枳壳10g |
| 浙贝母10g | 青蒿10g | 薄荷3g<sup>后下</sup> | 吴茱萸3g |
| 桔梗10g | 夏枯草10g | 合欢皮10g | 黄芪15g |
| 白术10g | 防风6g | 白鲜皮15g | 金樱子肉15g |
| 益智仁10g | | | |

4剂，水煎服，每日1剂。

二诊（2023年3月13日）：患者诉间断气短、手心热不能盖衣被如前，口

干、口苦、口酸较前好转，偶有烘热汗出，双上肢自觉酸凉如前，服药后自觉有饥饿感，纳食可，夜寐安，二便调，舌质红、苔黄腻，脉弦细。前方龙骨、牡蛎加量至30g以加强酸涩收敛、重镇安神之功，加淡竹叶10g、知母10g以滋阴清热，加红参10g、红景天20g益气，牡丹皮10g凉血活血，葛根20g疏通经络。再进7剂。

三诊（2023年3月20日）：患者诉烘热汗出减少，药后饥饿感缓解，余大致同前。予前方去半夏、知母，红参加量至20g以加强益气活血之力，加麦冬20g、醋五味子10g滋阴收涩，夏枯草10g清肝泻火，地骨皮15g以清虚热。再进7剂。

四诊（2023年3月30日）：患者诉气短、手心热及双上肢酸凉症状明显好转，稍口干，无口酸、口苦，纳食可，夜寐安，二便调。予前方去丹参，加石决明10g以平肝潜阳。再进7剂。

上方随症加减1个月余，患者情绪较前明显平稳，气短、手心热、烘热汗出及双上肢酸凉症状消失，稍口干，无口酸、口苦。随访至今仍病情平稳。

【心得体会】患者中年女性，绝经期前后，属于中医绝经期前后诸证范畴。根据患者自觉间断气短，情绪急躁，手心热，烘热汗出，口干口苦，夜寐浅等辨证为心肝火旺之证，治疗应以清肝火、泻心火为原则，方用柴胡加龙骨牡蛎汤加减以和解少阳枢机、清心肝之火，兼镇静安神。柴胡加龙骨牡蛎汤，主烦惊、谵语，皆神志不宁之症，结合患者双上肢酸凉感，亦有阳气虚弱、脉络不通之嫌，故方中加用玉屏风补气固表及活血通络之品。

## 案5 和调肝脾治疗腹胀

患者王某，女，57岁，河北省廊坊市人。主因间断腹胀3年余就诊。患者3年前无明显诱因出现进食凉物后腹胀，不排气，不排便，腹部坠胀感明显，热敷排气后可缓解，偶有胃脘部疼痛，无嗳气、反酸，无黑便，间断口服中药治疗，至今未规范诊治，今为求系统诊治来院就诊。

首诊（2023年7月27日）：患者面色萎黄，进食凉物后腹部胀满，排气、排便减少，热敷后稍缓解，周身乏力，气短，白天活动后出汗多，下肢发凉，纳食差，夜寐不佳，二便尚可。舌淡红略暗、苔薄白，脉沉弦。

中医诊断：腹胀　肝郁脾虚

西医诊断：功能性消化不良。

治则：益气健脾，养血调肝。

方药：小柴胡汤加减。

| 柴胡 12g | 黄芩 6g | 清半夏 9g | 陈皮 10g |
| 炒白术 10g | 丹参 15g | 木香 10g | 炒枳壳 6g |
| 香附 10g | 砂仁 6g<sub>后下</sub> | 炒酸枣仁 15g | 合欢皮 10g |
| 夜交藤 10g | 焦三仙<sub>各</sub>10g | 干姜 5g | 木贼 10g |
| 葛根 30g | 炙甘草 6g | 火麻仁 15g | 鸡内金 6g |

7剂,水煎服,每日1剂。

二诊(2023年8月7日):患者未进食寒凉之物,腹胀减轻,排气、排便正常,腹部坠胀感如前,无胃脘部疼痛、嗳气、反酸、黑便。晨起咽部有痰,白天易汗出情况如前,后背前胸汗出明显。膝盖发凉,晨起双手指、眼睑肿胀,自觉面部发热,寐差如前,小便色黄,大便稍干,舌质淡红略暗,苔薄黄,脉沉细。此次予前方加杏仁10g,竹茹15g,车前子20g(包煎),白茅根15g,煅龙骨、煅牡蛎各20g(先煎),巴戟天6g,桂枝6g,再进10剂。

三诊(2023年8月21日):患者腹胀较前明显减轻,排气、排便正常,腹部坠胀感如前,汗出较前好转,咽部异物感减轻,膝盖发凉,晨起双手指、眼睑肿胀减轻,自觉脸热,无胃脘部疼痛、嗳气、反酸、黑便,纳食可,寐仍欠佳,小便色黄,大便尚可。舌质淡红略暗,苔薄黄,脉沉细。

上方减黄芩、清半夏、陈皮、炒枳壳、香附、火麻仁、杏仁、竹茹、车前子、白茅根等,煅龙骨、煅牡蛎改生龙骨、牡蛎增强其填精重镇安神之效。加当归、杭芍、茯苓合方中柴胡、薄荷为逍遥散以疏肝理脾,加巴戟天温补肾阳、强筋健骨,木蝴蝶、莪术疏肝和胃活血。

| 柴胡 10g | 当归 10g | 杭芍 10g | 茯苓 15g |
| 白术 10g | 干姜 10g | 薄荷 6g<sub>后下</sub> | 木香 10g |
| 砂仁 10g | 鸡内金 10g | 木贼 10g | 焦三仙<sub>各</sub>10g |
| 炒酸枣仁 20g | 合欢皮 10g | 夜交藤 15g | 生龙骨 20g |
| 巴戟天 10g | 葛根 30g | 木蝴蝶 10g | 丹参 15g |
| 莪术 15g | 炙甘草 6g | 生牡蛎 20g | |

5剂,水煎服,每日1剂。

四诊(2023年8月28日):患者腹胀减轻,排气、排便正常,腹部坠胀感明显减轻,汗出好转,膝盖发凉减轻,晨起双手指、眼睑肿胀好转,食欲好转,夜寐改善,小便黄,大便可。舌质淡红略暗,苔薄白,脉沉细。此次予前方加刺五加15g,白茅根10g,再进7剂。

【心得体会】首诊患者诉腹胀,不排气、不排便,小腹坠胀,主要以胃肠道症状为主,结合"伤寒五六日中风,往来寒热,胸胁苦满,嘿嘿不欲饮食,心烦喜呕,或胸中烦而不呕,或渴,或腹中痛,或胁下痞硬,或心下悸,小便不利,或不渴,身有微热,或咳者,小柴胡汤主之"及"少阳证,但见一证便是,不必悉具"。故用小柴胡汤加减治疗,以调达肝胆枢机。本案加陈皮、白术、木香、砂仁、焦三仙、鸡内金、枳壳,共奏醒脾化湿、健运脾胃之功,炒酸枣仁、合欢皮、夜交藤、丹参针对失眠以达养心补肝、宁心安神之功。患者肝郁化火,便加入香附疏肝理气,木贼疏风清热、安神镇静;双膝发凉,加干姜、葛根以温阳散寒,振奋阳气;排气、排便减少,加火麻仁润肠通便,使肠道上下通达。二诊时患者腹胀减轻,排气、排便正常,腹部坠胀感如前,晨起咽部有痰,易汗出如前,后背、前胸汗出明显,膝盖发凉,晨起双手指、眼睑肿胀,于是加杏仁、竹茹以祛痰止咳,润肠通便;加车前子以淡渗利湿,补肾利水,改善晨起手指、眼睑肿胀症状;加白茅根以清利湿热,利尿通淋;加煅龙骨、煅牡蛎以收敛固涩,止汗安神,加巴戟天、桂枝以温阳补肾、散寒通络,改善双膝发凉的症状。三诊考虑患者情绪焦虑,予逍遥散加减,以疏肝解郁、健脾和胃为原则,改生龙骨、生牡蛎安神定志,加木蝴蝶、莪术疏肝和胃活血。四诊加刺五加、白茅根补肾安神、利水渗湿。3个月后回访,患者诉痊愈,未再复发。

## 案6 行气、消积、破瘀治疗肠结

患者孟某,男,16岁,河北省霸州市人。主因间断腹部胀痛10天,加重3天就诊。患者10天前无明显诱因出现腹部疼痛,就诊于当地医院,被诊断为急性化脓性阑尾炎,考虑穿孔可能,即行腹腔镜下阑尾切除术,术后伤口愈合良好,患者于3天前无明显诱因再次出现腹部胀痛不适,呈持续性疼痛,伴恶心、呕吐,停止排气、排便,无呃逆、嗳气,无黑便,纳食差,睡眠欠佳,自服止痛药物后效果不佳。

首诊(2022年11月6日):患者自觉腹部胀痛不适,呈持续性,有坠胀感,伴有恶心、呕吐,无排气、排便,无呃逆、嗳气,食欲不佳,夜间睡眠差,舌苔黄腻,脉滑数。血常规:白细胞$11.73 \times 10^9$/L,余未见异常。

中医诊断:肠结 湿热蕴结,气机壅滞。

西医诊断:肠梗阻。

治则:泄热除湿,行气导滞。

方药:大黄牡丹汤合四磨汤加减。

| 木香 10g | 枳壳 15g | 焦槟榔 15g | 乌药 10g |
| 白术 30g | 熟大黄 10g | 牡丹皮 12g | 桃仁 10g |
| 冬瓜仁 20g | 大血藤 15g | 败酱草 15g | 芒硝 10g<sup>冲服</sup> |

延胡索 30g　　　　通草 10g　　　　炒莱菔子 15g

5 剂,水煎服,每日 1 剂。

二诊(2022 年 11 月 11 日):患者自诉服药 3 天后排出稀水样便 4 次,腹胀好转,眠可,舌淡暗,舌苔薄黄腻,脉滑数。

方药:上方加减。

| 熟大黄 10g | 芒硝 10g<sup>冲服</sup> | 桃仁 10g | 牡丹皮 12g |

熟大黄 10g　　　芒硝 10g<sup>冲服</sup>　　桃仁 10g　　　　牡丹皮 12g

赤芍 12g　　　　冬瓜仁 20g　　　枳实 15g　　　　青皮 12g

厚朴 10g　　　　延胡索 30g　　　大血藤 15g　　　忍冬藤 15g

薏苡仁 30g　　　败酱草 15g　　　蒲公英 20g　　　连翘 12g

防风 12g　　　　川楝子 10g

5 剂,水煎服,每日 1 剂。

三诊(2022 年 11 月 16 日):患者自诉无腹痛、腹胀,食欲较前明显好转,无发热,睡眠情况得到改善,大便每日 1~2 次,质偏软,舌质淡、苔薄白,脉缓。

方药:香砂六君子汤加减。

木香 10g　　　　党参 15g　　　　茯苓 20g　　　　砂仁 6g<sup>后下</sup>

白术 20g　　　　枳壳 15g　　　　陈皮 10g　　　　姜半夏 10g

红藤 15g　　　　忍冬藤 15g

14 剂,水煎服,每日 1 剂。

患者半个月后回访,自诉未再发生腹痛、腹胀,饮食正常,睡眠可,大便调,疗效满意。

【心得体会】本病治疗针对基本病机,结合证候虚实、相关脏腑及症状急缓而辨证论治。患者于 10 天前患急性化脓性阑尾炎,行腹腔镜下阑尾切除术,术后肠粘连,形成肠梗阻。肠道功能失调,气机失司,湿热蕴结肠腑而导致肠道通降无权,传化失职而发为本病。方用大黄牡丹皮汤合四磨汤治疗,大黄泻热逐瘀,牡丹皮清热凉血,桃仁活血散瘀;芒硝具有泻热通便,润燥软坚,清火消肿的功效;重用生白术健脾通便;木香、枳壳、炒莱菔子降气和胃;延胡索活血止痛;冬瓜仁化痰,消痈,通草利水;乌药、槟榔行气降逆,宽胸散结,消积止痛,结合大血藤、败酱草清热解毒,消痈排脓,祛瘀止痛。诸药合用共奏泄肠中湿热之郁结,祛肠中稽留之瘀血的作用。二诊,患者服药 3 天后排出稀水样便 4 次,腹胀好转,舌苔薄黄腻,脉滑数。患者病情稳定,症状好转,减木香、焦槟榔、乌药、白术、败酱草、通草、炒莱菔子等。加入青皮、川楝子疏肝破气止痛;加赤芍以清热凉血,活血祛瘀;加入忍冬藤、蒲公英、连翘清热解毒,防风祛风除湿止痉,厚朴温中行气,薏苡仁健脾祛除。三诊,患者无腹痛、腹胀、进食可,无发热,睡眠可,大便调,舌苔薄白,脉缓。考虑患者经过泻热逐瘀,清肠利湿,消积理气治疗后,症状基本缓解,清热祛瘀之药损伤脾胃之气,故应用香砂六君子汤加减顾护胃气,维护正气以善后,加入少量红藤、忍冬藤清解余热。经过三诊治疗,回访患者预后良好,嘱患者规律作息,适当运动,增强体质,戒除不良嗜好。

### 案7 益气通便之大剂量生白术治疗虚型便秘

患者李某,男,55岁,河北省大厂回族自治县人。主因间断便秘2年,加重5天就诊。患者2年前无明显诱因出现排便困难,大便次数减少,排便时间延长,口服通便药物后可缓解,但易反复,偶有腹胀、腹痛,白天活动后出汗量大,口不渴,无呃逆、嗳气,无恶心、呕吐,无黑便,就诊于当地医院查胃肠镜未见明显异常。5天前患者再次出现排便困难,口服药物效果不佳,今为求系统诊治来院就诊。

首诊(2022年4月8日):患者近5天未解大便,精神欠佳,体倦乏力,易出汗,口不渴,无腹胀、腹痛,无恶心、呕吐,大便略干硬,虽有便意,但排便困难,便后乏力,肛门有坠胀感,睡眠差,舌淡、苔白,脉弱。

中医诊断:便秘 气虚。

西医诊断:习惯性便秘。

治则:益气健脾,润肠通便。

方药:白术汤加减。

| | | | |
|---|---|---|---|
| 生白术 60g | 火麻仁 30g | 生地黄 15g | 玄参 30g |
| 厚朴 10g | 当归 30g | 藿香 6g 后下 | 桃仁 10g |
| 肉苁蓉 10g | | | |

10剂,水煎服,每日1剂。

二诊(2022年4月25日):患者自诉用药7日后,大便易解,一周3次,曾自行停药后,再次出现大便3天未解,继续服用药物后,大便可,仍出汗。原方加黄芪15g,酒大黄10g,再进14剂。

三诊(2022年5月10日):患者自诉大便一周5次,出汗症状有缓解,乏力症状减轻,睡眠可,精神可,嘱继续服用,可逐渐减量,改为两日1剂。

【心得体会】老年人便秘多数属于虚证,中医辨证可分为气、血、阴、阳亏虚型。不同于实证便秘,以腹部硬满,口干口苦,有异味,舌红,苔黄,脉弦数为主,气虚型便秘临床常见乏力、出汗、倦怠、精神、食欲差,舌淡、苔白、脉弱,病机为中气不足致肠道推动无力,应当给予补气治疗,以调节脏腑功能、调动机体内在因素为主。白术用于通便一说，见于《伤寒论》中第179条原文记载"若其人大便硬，小便自利者，去桂加白术汤主之。"陈修园《长沙药解》中说："白术……补中燥湿，止渴生津，最益脾精，大养胃气，降浊阴而进饮食……升清阳而消水谷"，所以，重用白术补益中州，健脾胃，运化水湿，通肠道，配伍当归、肉苁蓉温润多汁，用之通中有补，攻邪不伤正，临床常重用白术生津液通便。本案中患者中老年男性，有习惯性便秘史，平素排便无力，肛门坠胀感，体倦乏力，易出汗，睡眠差，精神差，舌淡，苔白，脉弱，说话声音低微，体质较差，脉象无力，通过四诊合参，考虑气虚型便秘，中气不足。给予中药生白术60g，以补虚通便；火麻仁、桃仁、当归润肠通便；玄参、生地黄滋阴通便；肉苁蓉补阳气、益精血、润肠通便；厚朴理气通便，藿香醒脾化湿。复诊加用黄芪、酒大黄，黄芪配以白术，增加益气通便的功效，酒大黄配厚朴增强理气通便功效。

### 案8　降气通腑、调畅气机治疗胃癌伴腹茧症

患者黄某，男，21岁，天津市人。主因胃癌1年，伴恶心呕吐1个月加重2周就诊。患者1年前因上腹部不适行胃镜检查，提示胃底、胃体巨大溃疡型占位；活检病理报告为低分化腺癌，幽门螺杆菌(+)，幽门螺杆菌抗体(+)。PET-CT回报提示腹部多发转移。自2022年8月27日开始行8周期化疗治疗，继而行免疫治疗维持5周期治疗。1个月前患者出现进食后呕吐，予经鼻空肠营养管和胃管引流治疗，2周前空肠营养管无法使用，只能全静脉营养维持。现为求中医治疗来院就诊。

首诊(2023年7月24日)：患者神清，精神差，虚弱，恶心，呕吐，空肠营养管注射营养液后完全通过胃管引流至体外，每日经胃管引流出液体约1 000ml，无咳嗽、咳痰，1个月无大便。舌体形态小，舌质红、苔少。脉细数。胃镜：进展期胃癌，皮革胃；上消化道造影：考虑胃癌伴腹茧症。

中医诊断：呕吐　阴虚血瘀。

西医诊断：1.恶性肿瘤终末期。2.下腔静脉血栓形成。3.下肢静脉血栓形成。4.上消化道出血。5.胃恶性肿瘤(多部位继发恶性肿瘤、腹膜继发恶性肿瘤、淋巴结继发恶性肿瘤)。6.贫血。7.腹茧症。

治则：降气通腑，调畅气机。

中成药：经空肠营养管少量多次注射四磨汤口服液。

西药：①静脉营养支持；②低分子量肝素钙注射液抗凝；③凝血酶散止血；④醋酸奥曲肽注射液和盐酸甲氧氯普胺注射液止呕等。

患者初起腹痛隐隐,继而肠鸣辘辘,再到矢气频频,最后大便顺利排出(黄色果冻状),每日2~3次,患者及家属惊喜不已。

【心得体会】腹茧症伴肠梗阻是少见症和疑难症,外科手术是有效手段,但患者病情危重无法手术,似唯有束手待毙。患者1个月来无大便,痛苦不堪,综合考虑后选择四磨汤口服液治疗,疗效满意。分析如下:①通腑而不伤正:患者病情危重,正虚将脱,选择行气轻剂四磨汤而非峻下剂如承气汤类。②根据实际需要选择剂型和剂量。《济生方》之四磨汤(含人参)补气降气,理论上更符合病情,但患者无法大量给药,更不能口服,而四磨汤口服液的剂型和剂量更具有可执行性。③四磨汤口服液中乌药疏肝理气、调畅气机,木香和枳壳顺降腑气,槟榔行气导滞,四药合用,降气通腑而大便出。

### 案9 疏肝解郁、理气化瘀治疗慢性胃炎

患者海某,女,40岁,河北廊坊市人。主因胃脘部胀痛伴食欲差2个月余就诊。患者2个月前无明显诱因出现胃脘部胀痛,每因情志变化而加重,面色晦暗,形体消瘦,精神差、食欲差,乏力,心烦,胸闷,睡眠差,偶有呃逆、嗳气,无反酸,无黑便,小便可,大便干,自服止痛药物治疗,缓解后易反复,今为求系统诊治来诊。

首诊(2023年3月9日):患者胃脘部胀痛,情绪激动时可加重,周身乏力,心烦,胸闷,呃逆、嗳气,无反酸,无黑便,无心慌,舌质淡红、苔黄腻,脉沉弦。

中医诊断:胃脘痛 肝气犯胃,气滞血瘀。

西医诊断:慢性胃炎。

治则:疏肝解郁,理气化瘀。

方药:三棱莪术汤合枳术丸加减。

| | | | |
|---|---|---|---|
| 枳实 12g | 白术 20g | 钩藤 20g后下 | 三棱 10g |
| 莪术 10g | 大腹皮 20g | 炒鸡内金 15g | 焦槟榔 15g |
| 旋覆花 15g | 火麻仁 15g | 栀子 8g | 广藿香 8g后下 |
| 首乌藤 20g | 太子参 10g | 淡豆豉 10g | 煅瓦楞子 20g先煎 |

14剂,水煎服,每日1剂。

二诊(2023年3月24日):患者面色光亮,体重增加,食欲增加,睡眠改善,呃逆、嗳气症状明显好转,仍觉胃脘胀痛。予前方去枳实,加枳壳12g,改大腹皮为30g,藿香10g后下,去栀子加焦麦芽10g。再进14剂。

三诊(2023年4月7日):患者诉胃脘部胀痛较之前好转,正值经期,颜色

呈褐色,腰痛明显,怕冷,易怒,舌红、苔黄,脉沉弦。前方改钩藤为柴胡,去鸡内金,加淫羊藿10g,土茯苓20g,麸炒苍术10g。再进14剂。

四诊(2023年5月6日):患者4月份外出,未就诊。今日来诊,诉失眠得到改善,食欲好转,精神可,劳累后偶有乏力,饮食规律,胃脘未见明显胀痛,下颌可见3个粉刺,舌淡、苔薄白,脉沉。前方去淫羊藿、土茯苓,加夏枯草18g,通草3g,改苍术为8g。再进7剂。

【心得体会】临床上胃痛患者属肝郁气滞型最多,多见胃脘部胀痛、胁肋部疼痛,患者亦可出现焦虑情绪,每因情志因素发作或加重病情等。在临床治疗时,辨病位不单纯是治胃,更多在于治肝,或肝脾同治,也说明肝、脾、胃三脏关系密切。本案中患者为中青年女性,饮食不规律,胃脘部胀痛2个月余,每因情志变化,胃脘部胀痛症状加重,平素月经量小,颜色呈褐色,考虑肝郁气滞合并瘀血,给予三棱莪术汤配合枳术丸。三棱、莪术具有较强的活血祛瘀功效,起效迅速,在活血化瘀药的现代药理研究中,二者发挥药效强度位居前列,广泛应用于心脑血管疾病、肿瘤及妇科各类疾病中。张锡纯善用三棱、莪术,在《医学衷中参西录》中写道"三棱气味俱淡,微有辛意。莪术味微苦,气微香,亦微有辛意,性皆微温,为化瘀血之要药"。钩藤、旋覆花平肝降逆,解肝气之郁滞;加焦槟榔、大腹皮、鸡内金下气破积;枳实、白术消积破气、散痞化痰;火麻仁润肠通便;栀子、豆豉清热除烦;太子参配伍三棱、莪术能防破血伤气;煅瓦楞子止痛制酸止呕;首乌藤养血安神;藿香醒脾和胃。半个月后复诊,患者临床症状较之前好转,去寒凉的栀子,改枳实为枳壳缓其破气之功,大腹皮、藿香略加量增强其下气宽中和胃之功,加用焦麦芽健脾益胃、消食导滞、疏肝理气。三诊复诊时患者正值经期,调药缓解腰痛,以补肾阳,强筋骨,改钩藤为柴胡,疏肝解郁,加淫羊藿、土茯苓、麸炒苍术温阳化湿。四诊时,患者胃脘胀痛症状基本消失,继续巩固治疗,去淫羊藿、土茯苓,加用通草、夏枯草,散结解毒祛湿。

# 主要参考文献

1. 黄帝内经素问[M].北京:人民卫生出版社,1963.

2. 黄帝内经灵枢[M].北京:人民卫生出版社,2015.

3. 张仲景.伤寒论[M].上海:上海人民出版社,1964.

4. 张仲景.金匮要略[M].上海:上海人民出版社,1963.

5. 唐宗海.血证论[M].北京:人民卫生出版社,2005.

6. 蓝海,侯丽,郎海燕,等.常见血液病的中医分类与命名[J].中医杂志,2019,60(9): 750-753+778.

7. 陈信义,麻柔,李冬云.规范常见血液病中医病名建议[J].中国中西医结合杂志,2009, 29(11):1040-1041.

8. 世界中医药学会联合会血液病专业委员会,中华中医药学会血液病分会,中国民族医药学会血液病分会,等.真性红细胞增多症中西医结合诊疗专家共识(2022年)[J].中国中西医结合杂志:2023,43(12):1413-1419.

9. 杨淑莲,王茂生.血液病中医治验心悟[M].北京:人民军医出版社,2014.

10. 杨淑莲,王茂生,邸海侠,等.杨淑莲中医血液病学术集验[M].哈尔滨:黑龙江科学技术出版社,2020.

52检